中药制剂检测技术

（供中药学、药学、中药制药、中药材生产与加工专业用）

主　编　马丽虹　穆春旭

副主编　焦豪妍　孙　静　王　莹　秦　雯

编　者　（以姓氏笔画为序）

马丽虹（山东医药技师学院）

王　莹（通辽职业学院）

王国栋（山东药品食品职业学院）

朱天碧（长沙卫生职业学院）

刘英慧（湖南食品药品职业学院）

孙　静（铁岭卫生职业学院）

李　越（山东医药技师学院）

张　明（楚雄医药高等专科学校）

张府君（山西药科职业学院）

秦　雯（北京城市学院）

焦豪妍（广东食品药品职业学院）

穆春旭（辽宁医药职业学院）

中国健康传媒集团

中国医药科技出版社

内 容 提 要

本教材是"全国高职高专院校药学类专业核心教材"之一。本书基于药品检验工作岗位流程，针对中药制剂的复杂性、多样性，对中药制剂检测要求进行梳理和概括，全书围绕每个单元的知识目标、技能目标和素质目标构建课程结构，结合《中国药典》2020 年版对于药品检验操作的基本要求，设立了 6 个单元，33 个项目，配套 18 个教学实训，覆盖了中药制剂检测工作的基本岗位，对中药制剂检测的基本要求、常规检测技术、鉴别技术、杂质检测技术和定量检测技术都有知识和技能相结合的讲述。本教材为书网融合教材，即纸质教材有机融合电子教材、教学配套资源（PPT、微课、视频等）、题库系统、数字化教学服务（在线教学、在线作业、在线考试），使教学资源更加多样化、立体化。

本教材供高职高专院校中药学、药学、中药制药、中药材生产与加工专业用。

图书在版编目（CIP）数据

中药制剂检测技术/马丽虹，穆春旭主编．—北京：中国医药科技出版社，2022.7

全国高职高专院校药学类专业核心教材

ISBN 978 - 7 - 5214 - 3249 - 7

Ⅰ.①中…　Ⅱ.①马…②穆…　Ⅲ.①中药制剂学 - 检验 - 高等职业教育 - 教材　Ⅳ.①R283

中国版本图书馆 CIP 数据核字（2022）第 086158 号

美术编辑　陈君杞

版式设计　友全图文

出版　**中国健康传媒集团** | 中国医药科技出版社

地址　北京市海淀区文慧园北路甲 22 号

邮编　100082

电话　发行：010 - 62227427　邮购：010 - 62236938

网址　www.cmstp.com

规格　889mm×1194mm $\frac{1}{16}$

印张　17 $\frac{1}{2}$

字数　517 千字

版次　2022 年 7 月第 1 版

印次　2023 年 6 月第 2 次印刷

印刷　北京市密东印刷有限公司

经销　全国各地新华书店

书号　ISBN 978 - 7 - 5214 - 3249 - 7

定价　**49.00 元**

获取新书信息、投稿、为图书纠错，请扫码联系我们。

出版说明

　　为了贯彻党的十九大精神，落实国务院《国家职业教育改革实施方案》文件精神，将"落实立德树人根本任务，发展素质教育"的战略部署要求贯穿教材编写全过程，充分体现教材育人功能，深入推动教学教材改革，中国医药科技出版社在院校调研的基础上，于2020年启动"全国高职高专院校护理类、药学类专业核心教材"的编写工作。

　　党的二十大报告指出，要办好人民满意的教育，全面贯彻党的教育方针，落实立德树人根本任务，培养德智体美劳全面发展的社会主义建设者和接班人。教材是教学的载体，高质量教材在传播知识和技能的同时，对于践行社会主义核心价值观，深化爱国主义、集体主义、社会主义教育，着力培养担当民族复兴大任的时代新人发挥巨大作用。在教育部、国家药品监督管理局的领导和指导下，在本套教材建设指导委员会和评审委员会等专家的指导和顶层设计下，根据教育部《职业教育专业目录（2021年）》要求，中国医药科技出版社组织全国高职高专院校及其附属机构历时1年精心编撰，现该套教材即将付梓出版。

　　本套教材包括护理类专业教材共计32门，主要供全国高职高专院校护理、助产专业教学使用；药学类专业教材33门，主要供药学类、中药学类、药品与医疗器械类专业师生教学使用。其中，为适应教学改革需要，部分教材建设为活页式教材。本套教材定位清晰、特色鲜明，主要体现在以下几个方面。

1. 体现职业核心能力培养，落实立德树人

　　教材应将价值塑造、知识传授和能力培养三者融为一体，融入思想道德教育、文化知识教育、社会实践教育，落实思想政治工作贯穿教育教学全过程。通过优化模块，精选内容，着力培养学生职业核心能力，同时融入企业忠诚度、责任心、执行力、积极适应、主动学习、创新能力、沟通交流、团队合作能力等方面的理念，培养具有职业核心能力的高素质技能型人才。

2. 体现高职教育核心特点，明确教材定位

　　坚持"以就业为导向，以全面素质为基础，以能力为本位"的现代职业教育教学改革方向，体现高职教育的核心特点，根据《高等职业学校专业教学标准》要求，培养满足岗位需求、教学需求和社会需求的高素质技术技能型人才，同时做到有序衔接中职、高职、高职本科，对接产业体系，服务产业基础高级化、产业链现代化。

3. 体现核心课程核心内容，突出必需够用

教材编写应能促进职业教育教学的科学化、标准化、规范化，以满足经济社会发展、产业升级对职业人才培养的需求，做到科学规划教材标准体系、准确定位教材核心内容，精炼基础理论知识，内容适度；突出技术应用能力，体现岗位需求；紧密结合各类职业资格认证要求。

4. 体现数字资源核心价值，丰富教学资源

提倡校企"双元"合作开发教材，积极吸纳企业、行业人员加入编写团队，引入一些岗位微课或者视频，实现岗位情景再现；提升知识性内容数字资源的含金量，激发学生学习兴趣。免费配套的"医药大学堂"数字平台，可展现数字教材、教学课件、视频、动画及习题库等丰富多样、立体化的教学资源，帮助老师提升教学手段，促进师生互动，满足教学管理需要，为提高教育教学水平和质量提供支撑。

编写出版本套高质量教材，得到了全国知名专家的精心指导和各有关院校领导与编者的大力支持，在此一并表示衷心感谢。出版发行本套教材，希望得到广大师生的欢迎，对促进我国高等职业教育护理类和药学类相关专业教学改革和人才培养做出积极贡献。希望广大师生在教学中积极使用本套教材并提出宝贵意见，以便修订完善，共同打造精品教材。

数字化教材编委会

主　编　马丽虹　穆春旭
副主编　焦豪妍　孙　静　王　莹　秦　雯
编　者　（以姓氏笔画为序）
　　　　马丽虹（山东医药技师学院）
　　　　王　莹（通辽职业学院）
　　　　王国栋（山东药品食品职业学院）
　　　　朱天碧（长沙卫生职业学院）
　　　　刘英慧（湖南食品药品职业学院）
　　　　孙　静（铁岭卫生职业学院）
　　　　李　越（山东医药技师学院）
　　　　张　明（楚雄医药高等专科学校）
　　　　张府君（山西药科职业学院）
　　　　秦　雯（北京城市学院）
　　　　焦豪妍（广东食品药品职业学院）
　　　　穆春旭（辽宁医药职业学院）

前　言

中药制剂是中药产品的重要品类，是中医药守护人民健康的关键产品。中药制剂的安全性和有效性，依赖于健全的生产管理质量体系，同时也需要严密的质量监控过程。由于中药制剂的来源繁多，引入杂质和其他影响物质的概率远远大于化学药品和生物制品，这使得中药制剂的检测方法较为复杂，程序较为繁多。目前中药制剂检测技术作为中药及相关专业的重要专业课，版本众多，基于本课程知识性和操作性双密集的特点，较多教材均以知识介绍为主，比较侧重于理论讲解方面。

基于目前职业学校教学改革的现状，凸显提高培养学生综合能力的要求，更好贯彻工作目标和教学实际相结合的理念，通过调研药检机构和药品生产企业对中药制剂检测的主要工作内容，结合本课程在中药类专业中的地位，确定了本教材理论和实训结合，互相印证训练的编写方案，内容上注重对学生职业能力和职业素养的启发和培养，以达到综合素质培育养成的目的。

教材编写过程中，对编写原则和编写内容有如下侧重。

1. 以项目教学法为编排体例，运用"导学情景"引入相关知识内容，便于初学者进入相应情景。每个单元设立包含知识目标、技能目标和素质目标的学习目标；根据学科特点，每个单元中引入"看一看""想一想""练一练"等丰富场景；配合知识目标的学习，每个单元后附有目标检测，以便练习和回顾重点内容。

2. 按照"理论够用，技能保证"的原则，在每个单元后编入相关的实训内容，实训内容涉及该单元的核心环节，目的在于促进学生对理论知识的理解程度，锻炼动手能力，逐渐培养良好的实验习惯和行为习惯。

3. 本教材根据《中华人民共和国药典》（简称《中国药典》）2020 年版通则的常规检测项目编写了主要内容，主要分为六个单元，分别是中药制剂检测的依据和基本要求、检验通用技术、鉴别技术、杂质检测技术、常规检查技术和定量检测技术。正文后收录了制剂检测工作的常用试液等及记录表格，方便教学和实际检测工作对接。

本教材适用于中药学、药学、中药制药等专业高职高专全日制教学，也可用于同类培训教学工作，对质量控制工作岗位的日常检测实施也能满足部分需要。

本教材的编写人员来自于全国各地职校，均为多年从事本课程教学的专业教师，其中焦豪妍、张府君编写第一单元，马丽虹、秦雯编写第二单元，刘英慧、张明编写第三单元，孙静、王国栋编写第四单元，穆春旭、朱天碧编写第五单元，王莹、李越编写第六单元，附录和全书统稿由马丽虹、穆春旭负责。

本教材中若存在疏漏之处，恳请读者批评指教，以便修订时改正。

编　者
2022 年 3 月

目 录

第一单元 基本要求

学习目标

知识目标：

1. 掌握 中药制剂检测和药品标准的基本概念；《中国药典》的结构和凡例的有关规定；中药制剂检测的依据和程序。

2. 熟悉 中药制剂检测的分类和特点；主要的国外药典；检验原始记录和检验报告书的书写要求。

3. 了解 影响中药制剂质量的因素；中药制剂检测前处理的原理和意义。

技能目标：

1. 熟练掌握《中国药典》的查阅方法。

2. 学会中药制剂前处理的基本操作。

素质目标：

培养依规操作、实事求是、科学严谨的工作作风。

导学情景

情景描述： 中医药在新型冠状病毒肺炎的临床救治中发挥了重要作用，尤其是各种中药经方验方制剂。常用中药制剂常见剂型有胶囊剂和颗粒剂。有人在服用颗粒剂时发现，药物溶解后底层会有一些白色不溶解的物质，对此不解。

情景分析： 中药制剂的剂型种类多样，制备方法各异，工艺较为复杂，很多化学成分经过制备工艺处理后结构会发生变化，有些成分在中药制剂的运输储藏过程中也会发生变化，因此，需要针对各种剂型，采用多种检测方法控制质量。

讨论： 白色不溶解的物质是什么？有什么中药制剂还会有类似现象？存在不溶物质是否说明药品质量存在问题？

学前导语： 中药品种繁多，来源复杂，化学成分多样，对中药及其制剂进行质量控制，需要进行中药质量控制体系和方法研究，建立完善的质量标准，采用定性鉴别、杂质及毒性成分限量检查、有效成分及指标成分定量研究等方法对中药及其制剂进行质量评价，以保证中药质量稳定、疗效可靠和使用安全。

中药制剂是在中医药理论指导下，以中药为原料，按规定的处方和方法加工成一定的剂型，用于预防、治疗疾病的药品。中药制剂检测是以中医药理论为指导，运用多学科的理论和技术，研究中药制剂质量的一门应用学科，是中药科学领域中一个重要的组成部分。

项目一 简 述

PPT

一、中药制剂检测的分类

中药制剂检测的任务是运用现代分析手段和方法（包括物理学、化学、生物学和微生物学等），对中药制剂的各个环节（原料、中间体及成品）进行质量分析，如原料药材是否合格，在制剂中是否可以检出，有效成分含量是否符合规定，有毒成分是否超过限量等，从而全面保证中药制剂质量。为了保证中药临床用药的安全、合理和有效，在中药制剂的研究、生产、保管、供应和临床使用全过程中，都应进行严格的分析检测。因此，中药制剂检测分为研发过程中的检测、生产过程中的检测、药品经营和使用中的检测以及药品监督管理中的检测。

（一）研发过程中的检测

中药制剂的研发是创新药物研究的重要手段，由于中药成分极其复杂，中药制剂的研发是一项较为复杂的系统工程。中药创新药物研发过程中，检测技术发挥着举足轻重的作用，是新药研发的重要技术保障。中药检测技术通过对药材和活性成分进行鉴定、对杂质进行鉴别和控制、对指标成分的体内过程进行研究，从而对创新药物的质量进行控制，也可促进中药制剂的进一步发展。

（二）生产过程中的检测

中药制剂的质量与生产过程密切相关，因此，中药制剂检测要深入到药品生产的实际，对生产过程进行全面的质量分析和控制。在中药制剂的生产过程中，需要对原料药材、炮制品、中间体和成品进行质量检测，检验合格方可出厂。

（三）药品经营和使用中的检测

中药制剂受温度、湿度和光照等外界环境的影响，其质量会发生变化。因此，中药制剂在流通、贮藏和经营过程中，需要遵照药品规定的贮藏条件；同时药品经营企业需要对中药制剂进行质量检测，对易失效中药制剂做定期检测，保证中药制剂的安全性和有效性。

医疗机构需对购进的中药制剂进行必要的验收和检查，是保证中药制剂安全有效的最后一关。医院制剂也应按照药品监督管理部门批准的质量标准进行检测。

（四）药品监督管理中的检测

药品监督管理部门负责对中药制剂的研制、生产、经营和使用全过程进行监督检验。执行中药制剂检测任务的机构有中国食品药品检定研究院以及各省（自治区、直辖市）、地市（自治州）和县（县级市、旗）级药品检验所。

♥ 药爱生命

药学人员应共同遵守的药学职业道德称为药德。药物检验人员应具备的职业道德有如下四点：第一，扎实全面地掌握药物检验的知识和技能，是对药品质量进行控制的前提；第二，始终把患者的健康和安全放在首位，全心全意为人民服务，急患者之所急，想患者之所想；第三，牢固树立依法检验的观念，严格遵照《中华人民共和国药品管理法》《药品生产质量管理规范》（GMP）、《药品非临床研究质量管理规范》（GLP）、《药品临床研究质量管理规范》（GCP）、《药品经营质量管理规范》（GSP）、《中华人民共和国药典》等相关的法律法规以及药品标准对药品进行检验，保证药品安全和有效；第四，诚实守信，如实记录检验过程和原始数据，原始记录真实可信，内容完整、齐全，书写清晰，本着严肃负责的态度填写检验报告书，对个人负责，对企业负责，对患者负责，对社会负责。药德既是社会主义道德规范的一部分，也是约束药学人员职业行为的道德准则，每个药物检验人员都应当自觉遵守。

二、中药制剂检测的特点

中药制剂多由复方组成，成分复杂、剂型种类繁多、杂质来源多样是其特点。除此之外，中药材的种植、采收、加工、炮制以及贮藏都会对中药的质量产生影响。

（一）中药制剂成分复杂

中药制剂由多种单味药材组成，每一味药材中均含有多种化学成分，所含成分之间相互影响，使得中药制剂的检测更加复杂和困难。

中药制剂的药味组成是以中医理论和用药原则为指导，在进行质量检测时要进行组方分析，按照功能主治区分君臣佐使各药味，选择合适的化学成分为指标来表征其与制剂质量的关系。例如，在进行中药制剂含量测定时，要首选中药制剂处方中的君药、臣药、贵重药、毒性药中的有效成分进行含量测定；为了更全面控制中药制剂质量，可对多味药多成分进行定量分析。

（二）中药剂型种类繁多

中药制剂既包括传统的丸剂、散剂、膏药、酒剂和搽剂，也有现代的口服液、片剂、胶囊剂、颗粒剂、滴丸剂、气雾剂、喷雾剂、注射剂等各种剂型。因制备方法不一，特点各不相同，在进行质量检测时，需结合处方工艺和剂型特点，选择恰当的方法进行质量控制。例如，进行含量测定时，除了考虑专属性、重现性、灵敏度外，还需注意各种辅料对测定的干扰。

（三）中药杂质来源多样

中药杂质来源复杂，包括种植和制备过程中的污染，也包括变质后生成的杂质。如药材中的非药用部位及未除净的泥沙，药材中含有的重金属及残留农药，包装、保管不当发生霉变、泛糖和虫蛀等产生的杂质，这些杂质都要加以控制。

总之，中药制剂成分复杂，干扰较多，被测成分含量偏低，具有不稳定性，因此，中药制剂检测比化学药物检测难度大，要求仪器的灵敏度更高，最好还能结合药理学研究和临床试验对中药制剂的药效进行再评价，将化学成分、分析方法和不同剂型三者紧密联系，对中药质量进行检测和控制。

？ 想一想1

中药制剂检测与化学药物检测有何异同？

答案解析

三、影响中药制剂质量的因素

中药制剂的质量首先取决于其中有效成分的生理活性和药理作用，而质量的优劣取决于有效成分的含量，影响中药制剂有效成分含量的因素很多，主要包括原料药材、炮制、生产工艺、包装和贮藏等方面。

（一）原料药材的影响

原料药材的品种、规格、产地、药用部位、采收季节均会对质量产生影响。中药品种繁多，常会出现同名异物或同科不同种的情况。例如，《中国药典》2020 年版规定，石斛为兰科植物金钗石斛 *Dendrobium nobile* Lindi.、霍山石斛 *Dendrobium huoshanense* C. Z. Tang et S. J. Cheng、鼓槌石斛 *Dendrobium chrysotoxum* Lindi. 的栽培品及其同属植物近似种的新鲜或干燥茎。但是三种石斛主要有效成分及含量各不相同，金钗石斛含石斛碱不得少于 0.40%，霍山石斛含无水葡萄糖不得少于 17%，鼓槌石斛含毛兰素不得少于 0.030%。而中药材药用部位不同时，质量也有差异。例如，《中国药典》2020 年版规定，槐花为豆科植物槐 *Sophora japonica* L. 的干燥花及花蕾。夏季花开放或花蕾形成时采收，及时干燥，除去枝、梗及杂质。前者习称"槐花"，后者习称"槐米"。槐花和槐米中有效成分总黄酮和芦丁的含量各不相同，槐花含总黄酮不得少于 8.0%，含芦丁不得少于 6.0%；而槐米含总黄酮不得少于 20.0%，含芦丁不得少于 15.0%，含量差异超过一倍。

（二）炮制方法的影响

中药材在应用或制成剂型前，需要进行必要加工处理，即称为炮制。经过炮制后，其化学成分、性味、药理作用等方面会发生一定的变化。因此，为保证中药及其制剂的质量，应严格遵守炮制规范，对炮制工艺和成品质量严格把关，才能保证中药及其制剂质量稳定、可控。例如大黄为蓼科植物掌叶大黄 *Rheum palmatum* L.、唐古特大黄 *Rheum tanguticum* Maxim. ex Balf. 或药用大黄 *Rheum officinale* Baill. 的干燥根和根茎，《中国药典》2020 年版规定其有效成分游离蒽醌含量不得少于 0.20%。酒大黄为大黄片经酒炙而得，《中国药典》2020 年版规定酒大黄中游离蒽醌含量不得少于 0.50%，说明炮制前后有效成分的含量发生了变化，且酒炙前后的功能与主治也有所不同。

（三）生产工艺的影响

中药制剂生产过程中，应设计合理的制备工艺，并在生产过程中严格遵守操作规程，才能尽可能保留有效成分，从而保证制剂质量可控。例如复方丹参注射液，可因厂家不同，制剂技术的差别，导致杂质的除去率不同，从而影响不良反应的发生率。含鞣质的复方丹参注射液在一定浓度下能使血浆蛋白产生沉淀，使红细胞变性、变形或破裂呈絮状沉淀，而经提纯的不含鞣质的复方丹参注射液则无上述反应。又如，大豆提取物中的有效成分为大豆异黄酮，国际通行标准规定总异黄酮含量为 40%，主要由大豆苷、大豆苷元等 6 个成分组成。由于产品在提取过程中原材料的处理和提取工艺不同，造成不同厂家产品 6 个功效成分的含量比例明显不同，且溶解性也有差异。

（四）包装和贮藏的影响

中药制剂的包装材料直接影响制剂质量，特别是对于水分敏感的药物，合理选择中药制剂包装材料，可提升防潮效果，常用的包装材料有塑料、玻璃、橡胶、金属、纤维制品。同时，选择包装材料要考虑药物与包装材料的相互作用。如塑料既具吸附性，也有透气性；能使某些液体药物溶剂挥发，又能使含挥发性成分改变，加速药物的氧化分解。质劣的包装材料会有过多有害物质渗出。

中药制剂贮藏应符合药品标准规定的条件，以防药品产生霉变、虫蛀、返潮和粘结等变质现象。通常要避免高温、潮湿、光照等不良因素的影响。

👁 **看一看**

重金属污染

重金属及有害元素广泛存在于自然生态环境之中。中药材在生长过程中如从土壤、大气、水源中富集过量的重金属及有害元素，或受到工业"三废"等因素的污染，均易造成中药饮片重金属及有害元素限量超标的问题。这是什么样的危害呢？重金属及有害元素（铅、镉、汞、铜、砷）通过抑制酶系统的活性在人体发挥毒性作用。其在水中不能被分解，与水中的其他毒素结合生成毒性更大的有机物或无机物，可能造成严重中毒反应。长期使用重金属及有害元素限量超标的中药会导致慢性中毒，损害人的身体健康。

除上述影响因素外，中药制剂杂质和辅料也是影响中药制剂质量的因素。中药制剂的杂质来源要比化学药物复杂许多，中药制剂含有较多的重金属、砷盐及农药残留，会影响其质量。辅料使用前需进行质量检验，合格方可使用，中药制剂质量检测时，需考虑辅料带来的干扰。

项目二 药品标准

一、药品标准概述

药品标准是根据药物自身的性质、来源与制备工艺、储存等各个环节制定的，用以检测药品质量是否达到标准的技术规定，其内容包括质量指标、检验方法以及生产工艺等技术要求。

药品标准分为国家标准和企业标准，其中国家标准属于强制标准，即在一定范围内药品进行生产、销售、使用和监督管理的各个环节均需遵守，具有法律属性和强制性。企业标准属于推荐性标准，即非强制性或自愿性标准。

二、中药制剂质量标准的主要内容

中药制剂质量标准内容包括：名称、处方、制法、性状、鉴别、检查、浸出物、含量测定、功能与主治、用法与用量、注意、规格、贮藏等。

名称：包括中文名和汉语拼音，名称应符合《中药及天然药物命名原则》。

处方：详细列出处方药味及用量，包括主要辅料。处方中的药味根据中医理论的"君、臣、佐、使"顺序排列。处方中药味的量应用法定计量单位，质量以"g"为单位，体积以"ml"为单位，全处方量通常以制成1000个制剂单位为准。药引应作为药味列入处方量。

制法：不等同于生产工艺，主要记载规定工艺中的主要步骤和必要的技术参数，一般应明确提取溶剂的名称和提取、分离、浓缩、干燥等步骤及必要的条件。

性状：性状项下一般应写明品种的颜色、形状、形态、臭、味等，这些通常是除去包装后的直观情况。外用药及剧毒药不描述味。

鉴别：常用的鉴别方法有显微鉴别和理化鉴别，目的是确定制剂中各药味存在、真伪及纯度。

检查：包括制剂通则检查和杂质检查，制剂通则检查按照该制剂通则规定的检查项目进行检查；杂质检查是为了控制中药制剂在生产、贮藏过程中可能引入并需要控制的物质，如炽灼残渣、重金属及有害元素、农药残留量、有毒有害物质、有机溶剂残留量、树脂降解产物检查等。

浸出物测定：采用水、乙醇或其他适宜溶剂，有针对性地对药材及制剂中可溶性物质进行测定的方法。适用于有效成分尚不清楚无法建立含量测定项目的情况，是控制药品质量的指标之一。

含量测定：采用化学、物理或生物学方法，以临床功效为导向，对中药制剂处方中的药效物质进行测定，以评价和控制制剂工艺的稳定性与成品质量。包括测定的方法和限度标准。

功能与主治：一般是按中医或民族医学的理论和临床用药经验对饮片和制剂所作的概括性描述；天然药物以适应证形式表述。此项内容作为临床用药的指导。

用法与用量：包括药品的服用和使用方法、每次用药剂量、每日用药次数和疗程、患者服用时间等。

注意：包括主要的禁忌和不良反应，若为剧毒药，需注明。

规格：中药制剂的规格包括两种情况，一种为单位制剂的重量或装量规格，如丸剂、片剂、胶囊剂、栓剂等剂型品种的规格；另一种为制剂的装量规格，如散剂、颗粒剂、合剂、酒剂等剂型品种的规格。为方便临床用药，规格通常要考虑药品的常用剂量。

贮藏：药品贮藏和保管条件的基本要求。

三、国家药品标准

国家药品标准，是指国家为保证药品质量所制定的质量指标、检验方法以及生产工艺等的技术要求，包括国家药品监督管理局颁布的《中华人民共和国药典》和局（部）颁标准。

（一）《中国药典》

《中华人民共和国药典》（简称《中国药典》）（Pharmacopoeia of the People's Republic of China，英文简称 Chinese Pharmacopoeia，缩写为 ChP），是由国家药典委员会依据《中华人民共和国药品管理法》组织制定，由国家药品监督管理局颁布实施，具有国家法律效力，是记载药品标准及规格的法典。

1.《中国药典》沿革 从中华人民共和国成立到 2020 年，《中国药典》已颁布十一版，分别为 1953 年版、1963 年版、1977 年版、1985 年版、1990 年版、1995 年版、2000 年版、2005 年版、2010 年版、2015 年版和 2020 年版。

2020 年版（第十一版）：分一、二、三、四部，本版药典收载品种 5911 种，一部中药收载 2711 种，二部化学药收载 2712 种，三部生物制品收载 153 种，四部收载通用技术要求 361 个，其中制剂通则 38 个、检测方法及其他通则 281 个、指导原则 42 个；药用辅料收载 335 种。本版药典持续完善了以凡例为基本要求、通则为总体规定、指导原则为技术引导、品种正文为具体要求的药典架构，不断健全以《中国药典》为核心的国家药品标准体系。

2.《中国药典》2020 年版一部简介 《中国药典》2020 年版一部收载药材和饮片、植物油脂和提取物、成方制剂和单位制剂共计 2711 种，其中新增 117 种、修订 452 种。

（1）《中国药典》2020 年版一部特点 稳步推进药典品种收载：《中国药典》品种收载以临床应用为导向，不断满足国家基本药物目录和基本医疗保险用药目录收录品种的需求，进一步保障临床用药质量。及时收载新上市药品标准，充分体现我国医药创新研发最新成果。

（2）《中国药典》2020 年版一部基本结构 分为凡例、品名目次、正文和索引。

凡例：凡例是解释和正确使用《中国药典》进行药品质量检定的基本原则，是对《中国药典》正文、通则与质量检定有关的共性问题的统一规定，以帮助理解和掌握《中国药典》正文。凡例中的有关规定具有法律约束力。

品名目次：品名目次位于凡例之后，品种正文的药材和饮片、植物油脂和提取物、成方制剂和单味制剂三个部分分别按中文名笔画顺序排列，同笔画数的字按起笔笔形一丨丿、一的顺序排列。

正文：正文构成了药典的主要内容，收载不同药品的质量标准。品种正文分为药材和饮片、植物油脂和提取物、成方制剂和单味制剂三部分。正文主要包括：品名、来源、处方、制法、性状、鉴别、检查、浸出物、特征图谱或指纹图谱、含量测定、炮制、性味与归经、功能与主治、用法与用量、注意、规格、贮藏、制剂、附注等。

索引：索引按照中文索引、汉语拼音索引、拉丁名索引和拉丁学名索引的顺序排列。

3.《中国药典》2020 年版凡例简介

（1）通则 主要包括制剂通则、其他通则、通用检测方法。制剂通则系为按照药物剂型分类，针对剂型特点所规定的基本技术要求。通用检测方法系为各品种进行相同项目检验时所应采用的统一规定的设备、程序、方法及限度等。指导原则系为规范药典执行，指导药品标准制定和修订，提高药品质量控制水平所规定的非强制性、推荐性技术要求。

（2）溶解度 是药品的一种物理性质。各品种项下选用的部分溶剂及其在该溶剂中的溶解性能，可供精制或制备溶液时参考。药品的溶解度以表 1-1 中的名词术语表示。

表 1 - 1　药品溶解度的表示

溶解度	释义
极易溶解	系指溶质 1g（ml）能在溶剂不到 1ml 中溶解
易溶	系指溶质 1g（ml）能在溶剂 1～不到 10ml 中溶解
溶解	系指溶质 1g（ml）能在溶剂 10～不到 30ml 中溶解
略溶	系指溶质 1g（ml）能在溶剂 30～不到 100ml 中溶解
微溶	系指溶质 1g（ml）能在溶剂 100～不到 1000ml 中溶解
极微溶解	系指溶质 1g（ml）能在溶剂 1000～不到 10000ml 中溶解
几乎不溶或不溶	系指溶质 1g（ml）在溶剂 10000ml 中不能完全溶解

试验法：除另有规定外，称取研成细粉的供试品或量取液体供试品，置于 25℃ ±2℃ 一定容量的溶剂中，每隔 5 分钟强力振摇 30 秒钟；观察 30 分钟内的溶解情况，如无目视可见的溶质颗粒或液滴时，即视为完全溶解。

（3）物理常数　包括相对密度、馏程、熔点、凝点、比旋度、折光率、黏度、吸收系数、碘值、皂化值和酸值等；其测定结果不仅对药品具有鉴别意义，也可反映药品的纯度，是评价药品质量的主要指标之一。

（4）［贮藏］下的规定　系对药品贮藏与保管的基本要求，除矿物药应置干燥洁净处不作具体规定外，一般以表 1 - 2 中的名词术语表示。

表 1 - 2　［贮藏］项下名词术语

名词术语	释义
遮光	系指用不透光的容器包装，例如棕色容器或黑色包装材料包裹的无色透明、半透明容器
避光	系指避免日光直射
密闭	系指将容器密闭，以防止尘土及异物进入
密封	系指将容器密封，以防止风化、吸潮、挥发或异物进入
熔封或严封	系指将容器熔封或用适宜的材料严封，以防止空气与水分的侵入并防止污染
阴凉处	系指不超过 20℃
凉暗处	系指避光并不超过 20℃
冷处	系指 2～10℃
常温	系指 10～30℃

除另有规定外，［贮藏］项未规定贮存温度的一般系指常温。

（5）检验方法和限度　本版药典正文收载的所有品种，均应按规定的方法进行检验。采用本版药典规定的方法进行检验时，应对方法的适用性进行确认。如采用其他方法，应进行方法学验证，并与规定的方法比对，根据试验结果选择使用，但应以本版药典规定的方法为准。

本版药典中规定的各种纯度和限度数值以及制剂的重（装）量差异，系包括上限和下限两个数值本身及中间数值。规定的这些数值不论是百分数还是绝对数字，其最后一位数字都是有效位。

试验结果在运算过程中，可比规定的有效数字多保留一位数，而后根据有效数字的修约规定进舍至规定有效位。计算所得的最后数值或测定读数值均可按修约规则进舍至规定的有效位，取此数值与标准中规定的限度数值比较，以判断是否符合规定的限度。

药材和饮片、植物油脂和提取物的含量（%）均按重量计。成方制剂与单味药制剂的含量，除另有规定外，一般按每一计量单位（1 片、1 丸、1 袋、1ml 等）的重量计；单一成分制剂如规定上限为 100% 以上时，系指用本版药典规定的分析方法测定时可能达到的数值，它为药典规定的限度或允许偏差，并非真实含量；如未规定上限时，系指不超过101.0%。

制剂的含量限度范围，是根据该药味含量的多少、测定方法、生产过程和贮存期间可能产生的偏差或变化而制定的，生产中应按处方最或成分标示量的100%投料。

（6）对照品、对照药材、对照提取物、标准品　对照品、对照药材、对照提取物、标准品系指用于鉴别、检查、含量测定的标准物质。对照品应按其使用说明书上规定的方法处理后按标示含量使用。

对照品与标准品的建立或变更批号，应与国际对照品、国际标准品或原批号对照品、标准品进行对比，并经过一定的工作程序进行标定和技术审定。

对照品、对照药材、对照提取物和标准品均应附有使用说明书，标明批号、用途、使用期限、贮存条件和装量等。

（7）计量　滴定液和试液的浓度：以mol/L（摩尔/升）表示者，其浓度要求需精密标定的滴定液用"XXX滴定液（YYYmol/L）"表示；作其他用途不需精密标定其浓度时用"YYYmol/L XXX溶液"表示，以示区别。

温度描述，一般以表1-3中的名词术语表示。

表1-3　温度描述名词术语

名词术语	释义
水浴温度	另有规定外，均指98~100℃
热水	系指70~80℃
微温或温水	系指40~50℃
室温（常温）	系指10~30℃
冷水	系指2~10℃
冰浴	系指约0℃
放冷	系指放冷至室温

符号"%"表示百分比，系指重量的比例；但溶液的百分比，除另有规定外，系指溶液100ml中含有溶质若干克；乙醇的百分比，系指在20℃时容量的比例。此外，根据需要可采用下列符号:%（g/g）表示溶液100g中含有溶质若干克;%（ml/ml）表示溶液100ml中含有溶质若干毫升;%（ml/g）表示溶液100g中含有溶质若干毫升;%（g/ml）表示溶液100ml中含有溶质若干克。

缩写"ppm"表示百万分比，系指重量或体积的比例。

缩写"ppb"表示十亿分比，系指重量或体积的比例。

液体的滴，系指在20℃时，以1.0ml水为20滴进行换算。

溶液后标示的"（1→10）"等符号，系指固体溶质1.0g或液体溶质1.0ml加溶剂使成10ml的溶液；未指明用何种溶剂时，均系指水溶液；两种或两种以上液体的混合物，名称间用半字线"-"隔开，其后括号内所示的"："符号，系指各液体混合时的体积（重量）比例。

药典所用药筛，选用国家标准的R 40/3系列，药筛分等见表1-4，粉末分等见表1-5。

表1-4　药筛分等

筛号	筛孔内径（平均值）/μm	目号
一号筛	2000±70	10目
二号筛	850±29	24目
三号筛	355±13	50目
四号筛	250±9.9	65目

续表

筛号	筛孔内径（平均值）/μm	目号
五号筛	180 ± 7.6	80 目
六号筛	150 ± 6.6	100 目
七号筛	125 ± 5.8	120 目
八号筛	90 ± 4.6	150 目
九号筛	75 ± 4.1	200 目

表 1-5　粉末分等

粉末等级	筛号
最粗粉	指能全部通过一号筛，但混有能通过三号筛不超过20%的粉末
粗粉	指能全部通过二号筛，但混有能通过四号筛不超过40%的粉末
中粉	指能全部通过四号筛，但混有能通过五号筛不超过60%的粉末
细粉	指能全部通过五号筛，并含能通过六号筛不少于95%的粉末
最细粉	指能全部通过六号筛，并含能通过七号筛不少于95%的粉末
极细粉	指能全部通过八号筛，并含能通过九号筛不少于95%的粉末

乙醇未指明浓度时，均系指95%（ml/ml）的乙醇。

（8）精确度 **e** 微课1-1　试验中供试品与试药等"称重"或"量取"的量，均以阿拉伯数字表示，精确度可根据数值的有效数位来确定，如称取"0.1g"系指称取重量可为0.06~0.14g；取"2g"系指称取重量可为1.5~2.5g；称取"2.0g"系指称取重量可为1.95~2.05g；称取"2.00g"系指称取重量可为1.995~2.005g。

"精密称定"系指称取重量应准确至所取重量的千分之一；"称定"系指称取重量应准确至所取重量的百分之一；"精密量取"系指量取体积的准确度应符合国家标准中对该体积移液管的精密度要求；"量取"系指可用量筒或按照量取体积的有效数位选用量具。取用量为"约"若干时，系指取用量不得超过规定量的 ±10%。

练一练1-1

称取供试品0.5g，则取样范围是（　　）g
A. 0.45~0.54　　　　B. 0.46~0.54　　　　C. 0.45~0.55
D. 0.44~0.55　　　　E. 0.44~0.56

答案解析

恒重：除另有规定外，系指供试品连续两次干燥或炽灼后称重的差异在0.3mg以下的重量；干燥至恒重的第二次及以后各次称重均应在规定条件下继续干燥1小时后进行；炽灼至恒重的第二次称重应在继续炽灼30分钟后进行。

试验中规定"干燥品（或无水物，或无溶剂）计算"时，除另有规定外，应取未经干燥（或未去水，或未去溶剂）的供试品进行试验，并将计算中的取用量按［检查］项下测得的干燥失重（或水分，或溶剂）扣除。

试验中的"空白试验"，系指在不加供试品或以等量溶剂替代供试液的情况下，按同法操作所得的结果；［含量测定］中的"将滴定的结果用空白试验校正"，系指按供试品所耗滴定液的量（ml）与空白试验中所耗滴定液的量（ml）之差进行计算。

试验时的温度，未注明者，系指在室温下进行；温度高低对试验结果有显著影响者，除另有规定外，应以25℃±2℃为准。

（9）试药　除另有规定外，均应根据通则试药项下的规定，选用不同等级并符合国家标准或国务院有关行政主管部门规定的试剂标准。试液、缓冲液、指示剂与指示液、滴定液等，均应符合通则的规定或按照通则的规定制备。

（10）实验用水　除另有规定外，均系指纯化水。酸碱度检查所用的水，均系指新沸并放冷至室温的水。

（11）酸碱试纸　酸碱性试验时，如未指明用何种指示剂，均系指石蕊试纸。

练一练1-2

取供试品约1.0g，精密称定，请问取样范围是多少，称取重量应准确到小数点后哪一位？

答案解析

（二）局（部）颁标准

除《中国药典》外，国家药品标准还包括国家药品监督管理局标准（局颁标准），原称《中华人民共和国卫生部药品标准》（简称部颁标准），主要收载来源清楚、疗效确切、《中国药典》未收载的常用药品。

四、企业药品标准

企业药品标准是由药品生产企业研究制定用于企业药品质量控制的标准，也称为企业内部标准。企业标准仅在企业内部使用，属于非法定标准。企业药品标准规格需高于国家法定标准的要求，否则其生产的产品安全性、有效性和质量可控性不能得到保障，产品不得销售和使用。企业标准在提高产品的质量、增加产品竞争力、优质产品自身保护等方面发挥重要作用。

五、国外药典

（一）《美国药典》

《美国药典/国家处方集》（U. S. Pharmacopeia/National Formulary，简称USP/NF）由美国药典委员会（The United States Pharmacopeial Convention）编辑出版。USP于1820年出版第一版，主要收载原料药和制剂，而NF于1883年出版第一版，主要收载制剂中的附加剂。自1980年起NF并入USP，出版了第一部合订本（USP20-NF15）。目前最新版本为USP-NF2021（USP44-NF39），于2020年11月出版，并于2021年5月1日起正式生效。

USP收载一定数量的传统植物药，称为食品补充剂，列在食品补充剂卷（Dietary Supplement Compendium，DSC）。2013年5月20日USP草药卷（Herbal Medicines Compendium，HMC）正式发布，主要收载草药制剂中各单味药及其相关提取物或制剂的标准。

（二）《日本药局方》

《日本药局方》（Japanese Pharmacopoeia，简称JP）由日本药局方编辑委员会编辑，日本厚生省颁布执行，有日文和英文两种文本，分两部出版。第一部收载原料药及其制剂，第二部收载生药、家庭制剂和制剂原料。JP每五年更新一次，中间还会对版本进行修订，同时还会发行2个增补版。现行版本为JP18，于2021年6月7日生效。

JP 收载的生药包括药材、粉末生药、复方散剂、提取物、酊剂、糖浆、精油和油脂等。质量标准的内容一般包括品名、来源及成分含量测定、性状、鉴别、纯度、干燥失重、灰分、浸出物和含量测定等。

（三）《英国药典》

《英国药典》（British Pharmacopoeia，简称 BP）是英国药典委员会编辑出版。自 1816 年开始编辑《伦敦药典》，后出版《爱丁堡药典》，1864 年合并为 BP。BP 每年更新一版，目前其最新版本为 BP2021，于 2020 年 10 月出版，2021 年 1 月生效，共六卷，BP2021 还全面收录了《欧洲药典》的所有标准。

BP2021 收载有草药及草药制剂标准，其质量控制项目包括有定义（来源与有效成分含量）、特性（气味及鉴别项下的性状与显微特征）、鉴别（性状、粉末显微特征、化学反应与检查项下的 TLC）、检查（TLC、外来物、干燥失重、总灰分与酸不溶性灰分）、含量测定、贮藏、作用与用途、制剂等。

（四）《欧洲药典》

《欧洲药典》（European Pharmacopeia，简称 EP 或 Ph. Eur.），由欧洲药品质量管理局负责出版和发行。EP 第一版第一卷于 1969 年出版发行，从 2002 年第四版开始，每三年更新一次，现行版本为 EP10.0，于 2019 年 7 月出版发行，2020 年 1 月生效。EP10.0 包括三个基本卷和 8 个增补本，每年出三个增补本。

EP 收录草药及其制剂的质量标准，质量标准内容包括定义、鉴别、检查和含量测定四个方面，其中检查项中根据项目不同分别选择外来杂质、干燥失重、总灰分、酸不溶性灰分等内容。

（五）《国际药典》

《国际药典》（The International Pharmacopeia，简称为 Ph. Int.）由世界卫生组织（WHO）编纂出版，供 WHO 成员国免费使用。许多国家，尤其是非洲各成员国将《国际药典》作为本国或地区的认可标准，即具有法律效力。《国际药典》第一版出版于 1951 年，现行版为 2015 年出版的第五版，同步发行网络版和光盘版。

《国际药典》由凡例、正文品种、分析方法、对照红外光谱集、试剂、试液、滴定液及补充信息组成。正文品种分原料药、辅料、制剂和放射药品，《国际药典》第五版共收载原料药及辅料 443 个、制剂 145 个、放射药品 27 个。

《国际药典》不仅提供各品种质量标准，还提供了大量信息供质量研究参考。《国际药典》着眼于药品质量控制中最基础的方面，为使标准适用于不同来源的样品，对制剂性状、残留溶剂等个体特定的检验项目未作规定。在正文品种中只列出主要质量控制指标，部分限度设定较宽泛。此外，《国际药典》注重药品生产过程控制，在补充信息中详细阐述了关键工艺过程中常用的质量控制方法，并在各论中给出了部分品种的关键质量属性供用户参考。

♥ 药爱生命

我国高度重视食品、药品安全，药害、食品安全事件严重影响民众身心健康。作为检验工作人员，在生产检验过程中，应秉承"修合虽无人见，存心自有天知"的精神，具有守法意识、工匠精神、职业道德和社会责任感。从事药品检验相关岗位的工作时，必须在药物生产、检验各个环节遵法守德，精益求精，严谨求实，不断提升药品质量检验水准，为保障我国居民的药品供应，增强我国药品安全防控能力做出自己的贡献。

PPT

项目三　中药制剂检测的依据和程序

一、中药制剂检测的依据

药品检测是按照药品标准对检品（包括原辅料、中间产品、产品等）进行检测、比较和判定的过程。

国内生产的中药制剂进行常规检测时，以国家药品标准为依据；生产企业为了保证产品质量，往往以自订的内控质量标准为依据，但在仲裁时应以国家药品标准为依据。医疗单位自制的制剂按卫生行政部门批准的质量标准进行检测。进出口药品应由口岸药检所按有关质量标准或合同规定进行检测。

药品检测操作方法可参照《中国药品检验标准操作规范》的规定执行。

二、中药制剂检测的程序

中药制剂检测是中药制剂质量控制的一个重要组成部分，其检验程序一般为取样、样品预处理、性状、鉴别、检查、含量测定和书写检验报告书。

样品系指为了检验药品的质量，从整批产品中取足够检测用量的部分。

批号系指用于识别某个特定批次的具有唯一性的数字和（或）字母的组合。

最小包装系指直接接触药品的最小包装单位，对于 20ml 以下（含 20ml）安瓿、口服液、小瓶固体注射剂等，可将放置此类包装的包装单位（如：盒）视为"最小包装"。

（一）取样

取样系指从一批产品（进厂原料、中间产品及成品）中，按取样规则抽取一定数量具有代表性的样品。药品检验贯穿于药品生产的整个过程。中药制剂检验对中药制剂质量既起着把关作用，又起着预防的作用，即对上一过程进行严格检验，把好质量关，同时也是下一过程的预防，防止将不合格品转入下一流通环节。

1. 取样要求　取样前，应核对品名、产地、批号、规格等级及包件式样，进行检查并详细记录。凡有异常情况的包件，应单独取样检验。

2. 取样原则　微课 1 - 2

（1）科学性　取样操作、贮运过程应科学合理，保证样品质量。

（2）规范性　取样程序应规范、有序，不得随意更改。

（3）合法性　取样工作应符合《中华人民共和国药品管理法》《中华人民共和国药品管理法实施条例》和《药品质量抽查检验管理办法》等法律法规和规范性文件的要求。

（4）公正性　在取样过程中，取样人员应客观公正。

（5）代表性　抽取的样品应能够真实地反映全部样品的质地、构成等总体性质。

3. 取样数目　编制抽检计划或取样方案时，应当根据检验标准、补充检验方法和（或）探索性研究的检验需求确定取样量。

中药材和中药饮片应当依据《中国药典》2020 年版四部通则"0211 药材和饮片取样法"中规定的方法取样。除特殊情况外，应从未拆封的完整包装的样品中抽取，并对包装情况留存相关证据。

（1）药材和饮片　总数不足 5 件的，逐件取样；5 ~ 99 件，随机抽 5 件取样；100 ~ 1000 件，按 5% 比例取样；超过 1000 件的，超过部分按 1% 比例取样。

（2）贵重药材和饮片　均逐件取样。

（3）成品、中间产品　按批抽取。设总件数为 n，$n \leqslant 3$，逐件取样；$3 < n \leqslant 300$，取样数为 $\sqrt{n}$ + 1，随机取样；$n > 300$，取样数为 $\dfrac{\sqrt{n}}{2}$ + 1，随机取样。

同品种存在不同制剂规格和包装规格时，应当以不同规格计算制剂单位，然后分别折算所抽取样品的最小包装数量（如：注射用无菌粉末以克为单位计算后再折算为瓶，液体制剂以毫升为单位计算后再折算为支或瓶等），同时应满足特殊检验项目（如：微生物限度等）对最小独立包装数量的要求。

4. 取样量　取样量一般为最少可供 3 次全检用量。1/3 供检验用；1/3 供复核用；1/3 供留样保存，保存至产品失效后一年。

5. 安全防护　对放射性、毒性、腐蚀性或者易燃易爆等样品取样时，取样人员在实施现场抽样时应配戴必要的防护用具（如：防护衣、防护套、防护镜或者防护口罩等），并做到轻取轻放，同时应当在样品外包装加注危险品标识，防止发生意外事故。易燃易爆样品应当远离热源。

6. 人员要求　取样人员应当熟悉《中华人民共和国药品管理法》《中华人民共和国药品管理法实施条例》《药品生产质量管理规范》《药品经营质量管理规范》和《药品质量抽查检验管理办法》等法律法规和规范性文件，了解《中国药典》等药品标准的要求，熟悉药品的外观状态、常用标识、贮藏条件等要求，并能对异常情况作出基本判断。

取样人员应当正确掌握各类抽样方法，熟练使用采样器具。

取样队伍应当相对稳定，定期接受法律法规和专业技术培训。

7. 取样工具　直接接触药品的取样工具，使用前后应当及时清洁干燥，不与药品发生化学反应，不对抽取样品及剩余药品产生污染。

抽取粉末状固体样品和半固体样品时，一般使用单侧开槽、前端尖锐的不锈钢抽样棒取样，也可使用瓷质或者不锈钢质药匙取样。

抽取低黏度液体样品时，根据不同情形分别使用吸管、烧杯、勺、漏斗等取样；抽取腐蚀性或者毒性液体样品时，需配用吸管辅助器；抽取高黏度液体样品时，可用玻璃棒蘸取。

抽取无菌样品或者需做微生物检查、细菌内毒素检查等项的样品时，取样工具须经灭菌或除热原处理。

8. 记录　取样人员应当完整、准确、规范填写专门的《药品抽样记录及凭证》及《药品抽样告知及反馈单》。

9. 贮藏运输　样品在贮藏运输过程中，应当按照贮藏运输条件的要求，采取相应措施并记录，确保全程符合药品贮藏条件，保证样品不变质、不破损、不污染。特殊药品的贮藏运输，应当按照国家有关规定执行。

（二）样品预处理

中药制剂检测通常需要将供试品按照药品标准制成供试液后按规定的方法进行检测。

供试品溶液制备是根据待测成分的性质，选择合适的方法，除去干扰成分和其他非待测成分，保留或尽可能全量保留供试品中待测成分的过程。检测方法不同，供试品溶液制备方法也不同。由于中药制剂成分复杂、剂型多样且多为固体，故一般供理化检验的供试品溶液的制备包括粉碎（或分散）、提取、分离和富集等操作。

1. 固体制剂的粉碎（或分散）　应用于临床的中药制剂多为固体，一般应进行粉碎，粉碎后比表面积增大，有利于待测成分的提取；粉碎的粒度应合适，可根据检验目的选择合适的粉碎器械；粉碎后如需过筛，则过筛时不能通过筛孔的颗粒必须反复粉碎或碾磨，使其全部通过筛网，保证样品的代表性。部分固体制剂的粉碎（或分散）方法如下。

丸剂　蜜丸通常剪碎或切碎，加硅藻土研磨分散；水蜜丸、水丸、糊丸直接粉碎或研碎；蜡丸切碎，置烧杯中，加水 50ml 煮沸后，保持微沸 10 分钟，置冰浴中 30 分钟，取出，除去蜡层；浓缩丸通常直接粉碎、切碎或研细。

片剂　研细；若包衣有干扰，则除去包衣后，研细。

锭剂　通常研细或研碎。

滴丸剂　通常研碎。

栓剂　通常剪碎、研碎或切碎。

颗粒剂、散剂、硬胶囊剂（内容物）　本身颗粒较小，一般不需粉碎，可直接提取。

2. 提取　中药制剂中待测成分的提取，通常是根据待测成分的性质，选择适当的方法，将待测成分尽可能提出。常用的提取方法有溶剂提取法、水蒸气蒸馏法和升华法等。

（1）溶剂提取法　溶剂提取法是根据中药制剂中各类成分的溶解性能，选择合适的溶剂将待测成分提出的方法。提取溶剂的选择遵循"相似相溶"的原则，即应选择对待测成分溶解度大、对非待测成分溶解度小、不与待测成分发生不良反应、低碳安全环保的溶剂。常用溶剂及其溶出成分见表 1-6。

表 1-6　常用溶剂及其溶出成分

溶剂类型	溶剂特点	溶出成分
水	强极性溶剂，溶解水溶性成分	盐类、糖类、氨基酸、鞣质、苷类等；生物碱（酸水）；有机酸、黄酮、蒽醌、香豆素等（碱水）
甲醇、乙醇、丙酮等	极性大，能与水混溶，穿透力强，溶解范围广泛	（除蛋白质、黏液质）多数亲水性成分及极性大的亲脂性成分
乙酸乙酯、三氯甲烷、乙醚、石油醚等	与水不相溶，选择性强，溶解脂溶性成分	挥发油、香豆素、游离态成分（生物碱、黄酮、蒽醌）、树脂、油脂、叶绿素

①浸渍提取法：取适量的样品置具塞容器中，加入一定量的溶剂，摇匀，密塞，在一定温度下放置浸泡提取，浸泡期间经常振摇。溶剂用量为样品重量的 6~20 倍，浸泡时间从几分钟至 48 小时不等。在中药制剂的常规检验中，取样量、溶剂种类和用量、浸泡时间、浸泡温度等均按各品种项下的规定执行。

②回流提取法：取一定量的样品置圆底烧瓶中，加入一定量的有机溶剂（溶剂需浸没药品），连接回流冷凝器，加热回流提取，放冷，过滤得到提取溶液。在中药制剂的常规检测中，溶剂种类和用量、提取时间等均按各品种项下的规定执行。本法操作简单、提取效率高，但提取杂质较多，适用于对热稳定的待测成分的提取。

③连续回流提取法：取一定量的样品置索氏提取器中，加入一定量的有机溶剂，连接回流冷凝器，加热连续回流至提取完全。本法操作简单、提取效率高、不需过滤且提取杂质少，适合于对热稳定的待测成分的提取。

④超声波提取法：取一定量的样品置具塞锥形瓶中，加入一定量的溶剂后，置超声波提取仪中进行提取，提取时间一般在 30 分钟内。超声功率和频率按各品种项下的规定执行。本法操作简单、时间短、提取效率高，《中国药典》2020 年版已广泛采用，绝大部分供试品溶液的制备均采用超声波提取。

（2）水蒸气蒸馏法　本法适用于能随水蒸气蒸馏而不被破坏、与水不发生反应、难溶或不溶于水的挥发性成分的提取，包括挥发油、某些小分子的生物碱（如麻黄碱、烟碱、槟榔碱等）和某些小分子的酚类物质（如丹皮酚等）。

（3）升华法　固体物质遇热不经液态直接变为气态的过程，称为升华。中药制剂中某些成分具有升华性，如冰片、樟脑、咖啡因、游离蒽醌类等。具有升华性的物质可用升华法提取。

注意事项：若为定量分析，需进行定量操作。在提取过程中如果提取溶剂有损失，则会引起误差，应在提取前加入溶剂后进行称重，提取完冷却后再称重，并用溶剂补足减失的重量。

3. 分离　固体中药制剂经提取得到的提取液仍然成分较复杂、杂质干扰大，还需进一步分离纯化。常用的分离纯化的方法主要有液-液萃取法、沉淀法、色谱法和盐析法等。

（1）液-液萃取法　为简单萃取法，通常在分液漏斗中进行。利用提取液中待测成分和非待测成分在两种互不相溶的溶剂中分配系数的不同进行分离，分配系数相差越大，则分离效果越好。其中一相为水相，另一相必须是与水互不相溶的有机溶剂，常用的有机溶剂有正丁醇、乙酸乙酯、三氯甲烷、乙醚等。若进行含量测定，则应提取完全，一般提取次数为 3~5 次，提取溶剂应为另一相的 2~5 倍。

（2）沉淀法　改变溶剂极性，过滤，得滤液或不溶物，除去提取液中的非待测成分，如水提醇沉法（去除沉淀多糖、蛋白质）、醇提水沉法（去除沉淀树脂、叶绿素）、酸提碱沉法（分离碱性成分）、碱提酸沉法（分离酸性成分）；利用某些试剂与提取液中的某些成分发生化学反应进行分离纯化，如雷氏铵盐沉淀法（分离水溶性生物碱）。

（3）色谱法　亦称为液-固萃取法。理化性质相似的混合物，用一般的化学方法很难分离，可用色谱法进行分离。《中国药典》2020 年版分离方法中常用的色谱柱有氧化铝柱（内径约 0.9cm，中性氧化铝 5g）、D101 型大孔吸附树脂柱（内径约为 1.5cm，柱高为 10cm）等。

（4）盐析法　在水提取液（或液体中药制剂）中加入无机盐（NaCl 或 Na_2SO_4 等）至一定浓度或达到饱和状态，使溶液中某些成分溶解度降低而分离。

（三）性状

药品性状内容包括其外观、质地、断面、臭、味、溶解度以及物理常数等，在一定程度上反映药品的质量特性。外观是指药品的色泽外表感官的描述。

制剂的性状包括剂型及内容物的色、臭、味，其外观性状与原料质量、制剂工艺、包装以及贮存等有关，是评价药品质量的主要指标之一。由于外观、臭、味属一般性描述，没有相对应的法定方法，因生产条件不同而有差异，但只要不影响药品的质量和疗效，一般是允许存在差异的。

（四）鉴别

【鉴别】项下包括经验鉴别、显微鉴别和理化鉴别。显微鉴别中的横切面、表面观及粉末鉴别，均指经过一定方法制备后在显微镜下观察的特征。理化鉴别包括物理、化学、光谱、色谱等鉴别方法。

（五）检查

【检查】项下规定的项目要求系指药品或在加工、生产和贮藏过程中可能含有并需要控制的物质或其限度指标，包括安全性、有效性、均一性与纯度等方面要求。

各类制剂，除另有规定外，均应符合各制剂通则项下有关的各项规定。制剂通则中的"单剂量包装"系指按规定一次服用的包装剂量。各品种【用法与用量】项下规定服用范围者，不超过一次服用最高剂量包装者也应按"单剂量包装"检查。

（六）含量测定

含量测定是控制中药制剂内在质量的重要方法。控制活性成分和毒性成分含量是保证中药制剂有效、安全的根本措施。当测定成分为活性成分时，可只规定下限；测定成分为有毒成分时，只规定上限；当有毒成分同时又是活性成分时，必须规定幅度，即上下限；某些制剂则以有效部分或总成分的含量来控制药品的质量，例如，总生物碱、总黄酮、总皂苷、挥发油、总氮量等的测定。

（七）检验记录和检验报告书

1. 检验记录 检验记录是出具检验报告书的原始依据。为保证药品检验工作的科学性和规范性，检验原始记录必须用蓝黑墨水或碳素笔书写，做到记录原始、数据真实、字迹清晰、资料完整。

检验原始记录按页编号，按规定归档保存，内容不得私自泄露。

（1）基本条件要求，包括规定的记录纸、各类专用检测记录表格、铅笔（显微绘图用）。

（2）检测人员在检测前，应注意检品标签与所填检测卡的内容是否相符，并将样品的编号与品名记录于检测记录纸上。

（3）检测记录中，应先写明检测的依据。

（4）检测过程中，可按检测顺序依次记录各检测项目及其内容，记录均应及时、完整地记录，严禁事后补记或转抄。如发现记录有误，可用单线划去并保持原有的字迹可辨，不得擦抹涂改；并应在修改处签名或盖章，以示负责。

（5）在整个检测工作完成之后，应将检测记录逐页顺序编号，根据各项检测结果认真填写"检测卡"，并对检品作出明确的结论。

2. 药品检验报告书 药品检验报告书是对药品质量作出的技术鉴定，是具有法律效力的技术文件；要求做到：依据准确、数据无误、结论明确、文字简洁、书写清晰、格式规范；每一张药品检验报告书只针对一个批号。

成品检验报告书为一式3份、中间产品为2份、物料为2份，分别交仓库或车间，另一份质量管理部门存档，仓库、车间也要设专人保存检验报告。检验原始记录、检验报告书须按批号保存至药品有效期后一年或三年后方可销毁。

（1）报告书编号 为8位数字，前4位为年号，后4位为流水号，如：19970009。

（2）检品名称 应按药品包装上的品名（中文名或外文名）填写。

（3）剂型 按检品的实际剂型填写。如片剂、胶囊剂、注射剂等。

（4）规格 按质量标准规定填写。没有规格的填"/"。

（5）包装 制剂包装应填药品的最小原包装的包装容器，如"塑料瓶"或"铝塑板及纸盒"等。

（6）批号 按药品包装实样上的批号填写。

（7）有效期 国内药品按药品包装所示填写有效期。

（8）报验数量 指检品所代表该批报验药品的总量。

（9）检测目的 填写"抽验""委托检测""复核检测""审核检测"之一或几项。

（10）检测项目 有"全检""部分检测"或"单项检测"。"单项检测"应直接填写检测项目名称，如"热原"或"无菌"等。

（11）药品检验报告书的结论 内容应包括检验依据和检验结论。

全检合格，结论写"本品按××检验，结果符合规定"。

全检中只要有一项不符合规定，即判为不符合规定；结论写"本品按××检验，结果不符合规定"。

如非全项检测，合格的写"本品按××检验上述项目，结果符合规定"；如有一项不合格时，则写"本品按××检验上述项目，结果不符合规定"。

👁 看一看

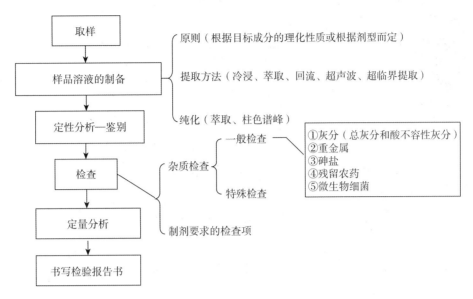

图1-1　中药制剂检验的一般程序

实训一　查阅《中国药典》

一、实训目的

1. 熟悉《中国药典》2020年版的基本结构和内容。
2. 熟悉《中国药典》2020年版"凡例"中相关内容和术语。
3. 学会查阅《中国药典》。

二、实训原理

1. 首先确定要查阅的内容在《中国药典》2020年版的哪一部，再确定是《中国药典》2020年版的哪部分，即凡例、正文或者通用技术要求。
2. 根据《中国药典》2020年版的索引或品名目次确定页码。
3. 找到所需内容。

三、实训材料

《中国药典》2020年版。

四、实训步骤

根据表1-7中各项要求查阅《中国药典》2020年版，并记录查询的结果。

表1-7　查阅药典记录表

序号	查阅内容	查阅位置（部、页码）	查阅结果
1	天冬的性状		
2	秦皮的检查		

续表

序号	查阅内容	查阅位置（部、页码）	查阅结果
3	红零散的处方		
4	驻车丸的制法		
5	一号筛		
6	冷水		
7	控释片的概念		
8	麸炒		
9	亚锡盐的鉴别方法		
10	砷盐检查法第一法的名称		
11	原子吸收分光光度法的光源		
12	药品晶型研究及晶型 质量控制指导原则的代码		
13	熔点测定第一法适用于哪些药品		
14	淀粉粒的显微鉴别方法		
15	乙基纤维素的鉴别方法		

五、注意事项

1. 中药可在《中国药典》2020 年版一部品名目次中，按药品名称首字笔画数查阅，同笔画数的字按起笔笔形一丨丿丶乛的顺序排列；也可查阅一部正文后面的中文索引或者汉语拼音索引。

2. 制剂通则、通用的检测方法、指导原则和药用辅料的相关内容，可查阅四部的中文索引；其中制剂通则、通用的检测方法、指导原则也可查阅通用技术要求目次，药用辅料也可查阅药用辅料品名目次。

六、实训思考

1. 《中国药典》2020 年版一部收载了哪些药品的质量标准？
2. 通用检测方法收录在《中国药典》2020 年版第几部？

七、实训报告

写出表 1-7 中要求查找的主要内容，通过查找表格中的内容，学会查阅《中国药典》2020 年版。

八、实训评价

表 1-8 实训评价表

序号	测试内容	技能要求	标准分	实得分
1	实验准备	准确选择最新版《中国药典》	10	
		准确选择表 1-7 中所查阅内容的关键词	10	
2	查阅药典	准确判断所查阅的关键词在药典哪一部	10	
		能够通过查阅品名、目次或者索引找到关键词	30	
		找到查阅内容所在页码，记录主要内容	20	
3	报告	原始记录和检验报告书填写规范、完整	20	
	合计		100	

实训二 中药制剂供试品溶液的制备

一、实训目的

1. 掌握鉴别项下中药制剂供试品溶液制备的方法。
2. 掌握含量测定项下中药制剂供试品溶液制备的方法。
3. 学会依据药品标准进行中药制剂供试品溶液的制备操作。

二、实训依据

1. 补中益气丸（水丸）

【处方】炙黄芪 200g　党参 60g　炙甘草 100g　炒白术 60g　当归 60g　升麻 60g　柴胡 60g　陈皮 60g

【鉴别】照薄层色谱法（通则 0502）试验，置紫外光灯（365nm）下检视，供试品色谱中，在与对照药材色谱相应的位置上，显相同颜色的荧光斑点。

【含量测定】本品每 1g 含炙黄芪以黄芪甲苷（$C_{41}H_{68}O_{14}$）计，不得少于 0.20mg。

2. 银翘解毒片

【处方】金银花 200g　连翘 200g　薄荷 120g　荆芥 80g　淡豆豉 100g　牛蒡子（炒）120g　桔梗 120g　淡竹叶 80g　甘草 100g

【鉴别】照薄层色谱法（通则 0502）试验，置紫外光灯（365nm）下检视，供试品色谱中，在与对照药材色谱相应的位置上，显相同颜色的荧光斑点。

【含量测定】本品每片含连翘以连翘苷（$C_{27}H_{34}O_{11}$）计，不得少于 0.10mg。

三、实训材料

1. 仪器　暗箱式紫外分析仪、超声提取仪、加热回流装置、索氏提取器、具塞锥形瓶、量筒等。

2. 试药　补中益气丸（水丸）、银翘解毒片。

四、实训步骤

1. 补中益气丸（水丸）

【鉴别】取本品 2g，研碎，加乙酸乙酯 25ml，超声处理 20 分钟，滤过，滤液挥散至约 1ml，作为供试品溶液。另取当归对照药材 0.3g，加乙酸乙酯 10ml，同法制成对照药材溶液。

【含量测定】供试品溶液的制备　取本品适量，研碎，取 4g，精密称定，置索氏提取器中，加入甲醇适量，加热回流提取 7 小时，提取液回收甲醇至干，残渣加水 25ml，微热使溶解，用乙醚轻摇洗涤 2 次，每次 20ml，水溶液再用水饱和的正丁醇振摇提取 6 次，每次 20ml，合并正丁醇提取液，用氨试液洗涤 3 次，每次 40ml，正丁醇液回收溶剂至干，残渣用甲醇溶解，转移至 10ml 量瓶中，加甲醇至刻度，摇匀，滤过，取续滤液，即得。

2. 银翘解毒片

【鉴别】取本品 10 片，薄膜衣片除去包衣，研细，加乙醇 20ml，加热回流 1 小时，放冷，滤过，滤液蒸干，残渣加乙醇 2ml 使溶解，滤过，滤液作为供试品溶液。再取连翘对照药材 1g，加水 40ml，置水浴中浸渍 1 小时，滤过，滤液蒸干，残渣加乙醇 20ml，加热回流 20 分钟，放冷，滤过，滤液蒸干，残渣加乙醇2ml使溶解，滤过，滤液作为对照药材溶液。

【含量测定】供试品溶液的制备 取本品10片，薄膜衣片除去包衣，精密称定，研细，取约2g，精密称定，置具塞锥形瓶中，精密加入甲醇50ml，密塞，称定重量，超声处理（功率250W，频率35kHz）30分钟，放冷，再称定重量，用甲醇补足减失的重量，摇匀，滤过，精密量取续滤液25ml，蒸至近干，加中性氧化铝0.5g拌匀，加在中性氧化铝柱（100~200目，1g，内径为1~1.5cm）上，用70%乙醇80ml洗脱，收集洗脱液，浓缩至干，残渣加50%甲醇适量使溶解，转移至10ml量瓶中，并稀释至刻度，摇匀，滤过，取续滤液，即得。

五、注意事项

1. 中药含量测定中供试品溶液的制备，不能省略"用溶剂补足减失的重量"这一过程。
2. 中性氧化铝装柱前应把柱子洗干净，防止管壁吸附。

六、实训思考

1. 中药制剂前处理中，其他药品质量项下还有哪些操作？操作要点是什么？
2. 中药制剂药品标准鉴别项与含量测定项前处理的异同点都有哪些？

七、实训报告

记录供试品溶液的制备过程。

八、实训评价

表1-9 实训评价表

序号	评价项目	评价内容	评价标准	分值	得分
1	实训预习（课前）	线上提交任务单完成情况（包括实训方案的制定、具体操作的预习视频等）	正确	5	
			齐全	5	
			合理	10	
2	实训过程（课中）	玻璃仪器洗涤	内壁应不挂水珠、干燥	5	
		供试品制备	研磨、称取、量取等操作应规范	35	
		温度控制	操作规范，现象观察仔细	5	
		数据读取	正确	5	
		检验原始记录	应符合要求	10	
3	实训结束（课后）	清场	干净、整洁	5	
		检验报告书	应符合要求	10	
		线上拓展	可以举一反三	5	
		合计		100	

实训三 中药制剂的取样操作

一、实训目的

1. 理解取样在中药制剂生产过程中的意义。

2. 掌握中药材、中药饮片、中药制剂的取样原则及方法。

3. 能够依据取样原则对中药制剂的进厂原料、中间产品及成品进行准确、科学地取样。

二、实训依据

药材和饮片取样法可参见《中国药典》2020 年版四部通则 0211 药材和饮片取样法。

三、实训材料

1. 仪器　采样器（探子）。

2. 试药　三七药材、丹参饮片、复方丹参颗粒、复方丹参片（成品）。

四、实训步骤

1. 抽取样品前，核对品名、产地、规格等级及包件式样，检查包装的完整性、清洁程度以及有无水迹、霉变或其他物质污染等情况，详细记录。凡有异常情况的包件，应单独检验并拍照。

2. 从同批药材和饮片包件中抽取供检验用样品的原则如下。

（1）总包件数不足 5 件的，逐件取样；

（2）5～99 件，随机抽 5 件取样；

（3）100～1000 件，按 5% 比例取样；

（4）超过 1000 件的，超过部分按 1% 比例取样；

（5）贵重药材和饮片，不论包件多少均逐件取样。

3. 每一包件至少在 2～3 个不同部位各取样品 1 份；包件大的应从 10cm 以下的深处在不同部位分别抽取；对破碎的、粉末状的或大小在 1cm 以下的药材和饮片，可用采样器（探子）抽取样品；对包件较大或个体较大的药材，可根据实际情况抽取有代表性的样品。

4. 每一包件的取样量

（1）一般药材和饮片抽取 100～500g；

（2）粉末状药材和饮片抽取 25～50g；

（3）贵重药材和饮片抽取 5～10g。

5. 成品、中间产品按批抽取。

6. 设总件数为 n，$n \leqslant 3$，逐件取样；$3 < n \leqslant 300$，取样数为 $\sqrt{n} + 1$，随机取样；$n > 300$，取样数为 $\dfrac{\sqrt{n}}{2} + 1$，随机取样。

7. 将抽取的样品混匀，即为抽取样品总量。若抽取样品总量超过检验用量数倍时，可按四分法再取样，即将所有样品摊成正方形，依对角线划"×"，使分为四等份，取用对角两份；再如上操作，反复数次，直至最后剩余量能满足供检验用样品量。

8. 最终抽取的供检验用样品量，一般不得少于检验所需用量的 3 倍，即 1/3 供实验室分析用，另 1/3 供复核用，其余 1/3 留样保存。

五、注意事项

1. 直接接触药品的取样工具和盛样器具，应不与药品发生化学作用，使用前应洗净并干燥。

2. 取样前核对品名、产地、批号、规格等级及包件式样，检查并详细记录。凡有异常情况的包件，应单独取样检验。

六、实训思考

1. 为何中药制剂的进厂原料、中间产品及成品均需进行取样？
2. 对于黏度较大、不易混匀的液体药品如糖浆剂应如何进行取样？

七、实训报告

记录取样结果于表 1 – 10。

表 1 – 10　数据记录表

样品	数量/件	取样量	实训器具	得分
三七药材	1200			
丹参饮片	900			
复方丹参颗粒	300			
复方丹参片（成品）	100			

八、实训评价

表 1 – 11　实训评价表

序号	评价项目	评价内容	评价标准	分值	得分
1	实训预习	取样原理	正确	5	
		装置	齐全	5	
		实训步骤	合理	10	
2	实训过程	操作方法	操作规范	20	
		数据计算	正确	20	
		检验原始记录	应符合要求	20	
3	实训结束	清场	规范、合理、完整	5	
		检验报告书	应符合要求	15	
	合计			100	

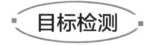 目标检测

答案解析

一、单项选择题

1. 《中国药典》现行的版本是（　　）

　　A. 2005 年版　　　　B. 2010 年版　　　　C. 2015 年版　　　　D. 2020 年版

2. 国家药品标准有（　　）

　　A. 《中国药典》　　B. 局（部）颁标准　　C. 企业标准　　　　D. A + B

3. 企业标准的规格需要（　　）国家法定标准

　　A. 高于　　　　　　B. 低于　　　　　　C. 等于　　　　　　D. 无相关性

4. 需要精密标定的氢氧化钠滴定液的正确表示方法是（ ）

    A. 0.1021mol/L 氢氧化钠滴定液   B. 氢氧化钠滴定液（0.1021mol/L）

    C. 氢氧化钠滴定液 0.1021mol/L   D. （0.1021mol/L）氢氧化钠滴定液

5. 阴凉处系指（ ）

    A. 不超过 20℃   B. 2～10℃   C. 10～30℃   D. 避光并不超过 20℃

6. 含量如未规定上限时，系指不超过（ ）

    A. 99.9%   B. 100.0%   C. 100.1%   D. 101.0%

7. 乙醇未指明浓度时，均系指（ ）的乙醇

    A. 100%（ml/ml）   B. 95%（ml/ml）   C. 75%（ml/ml）   D. 25%（ml/ml）

8. 恒重系指供试品连续两次干燥或炽灼后称重的差异在（ ）以下的重量

    A. 0.1mg   B. 0.3mg   C. 0.5mg   D. 0.03mg

9. 检验药品的根本目的是（ ）

    A. 保证药物的符合规定   B. 保证药物合格

    C. 保证药物安全   D. 保证药物安全、有效

10. 当两种成分的结构和性质非常接近时，一般采用的分离方法是（ ）

    A. 色谱法   B. 盐析法   C. 萃取法   D. 沉淀法

11. 称取供试品 0.5g，则取样范围为（ ）

    A. 0.40～0.50g   B. 0.45～0.55g   C. 0.46～0.54g   D. 0.44～0.55g

12. 液液萃取通常在（ ）进行

    A. 分液漏斗   B. 烧杯   C. 圆底烧瓶   D. 锥形瓶

13. 供试品制备时需加硅藻土研磨的剂型是（ ）

    A. 片剂   B. 颗粒剂   C. 水丸   D. 大蜜丸

14. 适于挥发油成分的提取方法是（ ）；提取效率高、所需溶剂少、无需加热的是（ ）

    A. 回流提取法、超声提取法   B. 回流提取法、浸渍提取法

    C. 水蒸气蒸馏法、浸渍提取法   D. 水蒸气蒸馏法、超声提取法

15. 生物碱的净化可用（ ）

    A. 回流提取法   B. 超声提取法   C. 浸渍提取法   D. 沉淀法

16. 下列关于取样数目的叙述正确的是（ ）

    A. 党参饮片总件数 4 件，逐件取样   B. 党参饮片总件数 30 件，逐件取样

    C. 党参饮片 800 件，取样 20 件   D. 牛黄共 10 件，取样 5 件

二、简答题

1. 什么是药品标准？

2. 简述中药制剂检测的任务。

3. 什么是浸出物测定？什么情况下需要测定浸出物？

三、实例分析

已知西青果颗粒的质量标准如下。

【处方】西青果 333.3g

【制法】取西青果，加水煎煮二次，每次 1.5 小时，合并煎液，滤过，滤液浓缩至相对密度为 1.23～1.24（75℃）的清膏，加乙醇 4 倍量，搅匀，静置 48 小时，滤过，滤液回收乙醇并浓缩至相对密度为 1.20～1.23（75℃）的清膏，加入蔗糖适量，混匀，制粒，干燥，制成颗粒 1000g，即得。

【性状】 本品为浅棕黄色至棕褐色颗粒；味甜，微酸涩。

【鉴别】 取本品5g，研细，加丙酮20ml，密塞，振摇1分钟，滤过，滤液作为供试品溶液。另取西青果对照药材2g，加丙酮20ml，密塞，振摇5分钟，滤过，滤液作为对照药材溶液。照薄层色谱法（通则0502）试验，吸取上述两种溶液各5μl，分别点于同一硅胶G薄层板上，以三氯甲烷－乙酸乙酯－丙酮－冰醋酸（5：2：2：1）为展开剂，展开，取出，晾干，喷以氨制硝酸银试液，在105℃加热至斑点显色清晰。供试品色谱中，在与对照药材色谱相应的位置上，显相同颜色的斑点。

【检查】 应符合颗粒剂项下有关的各项规定（通则0104）。

【含量测定】 照高效液相色谱法（通则0512）测定。

色谱条件与系统适用性试验　以十八烷基硅烷键合硅胶为填充剂；以甲醇－水－磷酸（15：85：0.5）为流动相；检测波长为215nm。理论板数按没食子酸峰计算应不低于2500。

对照品溶液的制备　取没食子酸对照品适量，精密称定，加50%甲醇制成每1ml含50μg的溶液，即得。

供试品溶液的制备　取装量差异项下的本品，研细，取约0.3g，精密称定，精密加入50%甲醇25ml，称定重量，超声处理（功率250W，频率40kHz）20分钟，放冷，再称定重量，用50%甲醇补足减失的重量，摇匀，滤过，取续滤液，即得。

测定法　分别精密吸取对照品溶液与供试品溶液各20μl，注入液相色谱仪，测定，即得。

本品每袋含西青果以没食子酸（$C_7H_6O_5$）计，不得少于40.0mg。

【功能与主治】 清热，利咽，生津。用于阴虚内热伤津所致咽干、咽痛、咽部充血；慢性咽炎、慢性扁桃体炎见上述证候者。

【用法与用量】 开水冲服。一次1袋，一日3次。

【注意】 忌食辛辣、油腻、厚味食物。

【规格】 每袋装15g。

【贮藏】 密封。

结合以上质量标准的要求，回答下列问题：

（1）"加乙醇4倍量"应加什么浓度的乙醇？

（2）"取本品5g"称样范围是什么？

（3）"加丙酮20ml"应用什么量器量取？

（4）如何查阅"颗粒剂项下有关的各项规定（通则0104）"？

（5）"取约0.3g，精密称定"取样范围是什么？称取重量准确至哪一位？

（6）"精密加入50%甲醇25ml"应用什么量器量取？

（7）"密封"的释义是什么？

书网融合……

重点回顾　　　　微课1－1　　　　微课1－2　　　　习题

第二单元　中药制剂检验通用技术

<table>
<tr><td rowspan="1">学习目标</td><td>

知识目标：

1. 掌握　常用玻璃仪器的种类，用途；化学瓷器的种类，用途；常用加热设备的种类和使用注意；制剂检测的安全用电注意，危险化学品的分类和特性，中药制剂检测中个人防护的方法；固体液体及气体样品的取样方法，样品的称量方法。

2. 熟悉　常用玻璃仪器的使用注意，化学瓷器的使用注意；液体的量取方法；中药制剂样品前处理的方法。

技能目标：

1. 掌握　玻璃仪器、化学瓷器的清洗方法；实验室废弃物质的处理方法。

2. 熟悉　容量仪器和称量仪器的校正方法；各类天平的使用；各种中药制剂成分提取的方法。

素质目标：

培养依规操作、实事求是、科学严谨的工作作风，安全第一、质量第一的责任意识，良好的实验习惯和职业素养。

</td></tr>
</table>

导学情景

情景描述： 在描写"科学"的场景中，经常可见身穿白色隔离衣的工作人员手持试管进行观察的宣传场景。试管是科学的一部分吗？在分析科学对应的研究中，除了试管还需要哪些仪器设备呢？

情景分析： 除试管之外，用于成分分析的仪器设备有多种，它们有承装用的，加热用的，提取用的，分析用的，材质也根据实际需要有多种分类，对中药制剂分析所使用的仪器设备进行学前归纳，可打下分析类课程的通用基础，能更好实现对科学场景的了解。

讨论： 各种分析用仪器设备作用是什么？材质有哪些种类？如何使用？

学前导语： 中药制剂检测分析属于化学分析大类，针对的成分复杂而多样，在运用定性和定量分析的过程中，对于各种固液气物质的分析，必然用到各种分析器具，对这些仪器设备的分类和用途，进行先导性了解，对整个分析过程的学习可以打下牢固的基础。

PPT

项目一　常用仪器设备

在药品检验分析中，需要使用各种各样的玻璃仪器、化学瓷器以及各种器具器材，因此，熟悉这些仪器、器具及器材的规格、性质和用途，了解它们在使用过程中的注意事项，能更好地开展制剂检测工作。

一、常用玻璃仪器

玻璃仪器由于具有透明、耐热、耐腐蚀、易清洗和便于实验观察等特点，是实验室常用的仪器。

玻璃仪器的种类繁多，用途广泛。常用的玻璃仪器见表2－1。

表2－1　常用玻璃仪器

类型	名称	规格	主要用途	注意事项
烧器类	烧杯 a. 格利芬式低型 b. 印标 c. 微量	容量（ml）： 50，100，150，200， 500，1000，2000 50，100，150，200， 500，1000，2000 5，10，15，25	配制溶液，溶解样品	1. 加热时要垫石棉网，不能干烧 2. 杯内的待加热液体，不要超过总容积的2/3 3. 加热腐蚀性液体时，杯口要盖表面皿
	锥形瓶（三角瓶） a. 无塞 b. 具塞	容量（ml）： 25，50，100，150， 250，500，1000 50，100，150，250， 500，1000	滴定分析，加热处理样品	1. 加热时要垫石棉网 2. 磨口具塞锥形瓶加热时要打开塞子 3. 非标准磨口的塞子要保持原配
	碘（量）瓶	容量（ml） 50，100，250，500	碘量法或其他挥发性物质的滴定分析	1. 为防止内容物挥发，瓶塞口处用水密封 2. 可垫石棉网加热
	烧瓶 a. 圆底烧瓶（又分长颈、短颈、细口、广口等） b 普通蒸馏烧瓶（支管在瓶颈的位置有上、中、下几种） c. 凯氏烧瓶（减压蒸馏烧瓶） d. 多口烧瓶（又分两口、三口、直口、斜口等）	容量（ml）： 50，100，250，500， 1000 50，100，250，500， 1000 50，100，250，500， 1000 50，100，250，500， 1000	加热条件下使用的反应器或蒸馏器，蒸馏，消化有机物	1. 不能直接加热，需加石棉网或油浴 2. 内容物不得超过容积的2/3 3. 如需安装冷凝器等，应选短颈厚口烧瓶。根据待蒸馏样品的沸点选取用低沸点（支管在上部），一般沸点（支管在中部），高沸点（支管在下部）。切勿直接加热，加热时瓶口不要对人。小瓶宜用斜口，以便安装温度计；大瓶宜用直口，便于安装搅拌器
	试管 a. 一般试管 b. 具支管试管 c. 刻度试管 d. 离心试管	管长（mm）： 70，100，120，150 管长（mm）： 100，160，200 容量（mm）： 10，15，20，25 容量（mm）： 5，10，15	一般化学反应，小量蒸馏，代替量筒，离心分离沉淀（定性分析）	1. 一般试管可干烧，但加热前要擦干外壁 2. 加热液体时，内容物不得超过容积的2/3；加热要均匀，试管应倾斜约45° 3. 加热固体时，应先小火预热；加热时管口稍向下 4. 离心试管不能直接加热
	蒸发皿 a. 圆底 b. 平底	上口直径（mm）： 42，60，75，105，120 上口直径（mm）： 40，60，80，115，120	蒸发、浓缩液体，干炒固体	加热需要垫石棉网
量器类	量筒 a. 无塞 b. 具塞	容量（ml）： 5，10，25，50，100， 250，500，1000（无塞、具塞的规格相同）	粗略量取一定体积的液体	1. 不能加热、烘烤，不能盛热溶液 2. 要认清分度值和起始分度
	量杯	容量（ml）： 50，100，250，500， 1000，2000	粗略量取液体，精度比量筒差	1. 不能加热 2. 要认清分度
	（容）量瓶	容量（ml）： 10，25，50，100，200， 250，500，1000，2000	专用于滴定分析的精密量器	

续表

类型	名称	规格	主要用途	注意事项
量器类	滴定管 a. 无阀（碱式） b. 具阀（酸式） c. 大肚型 d. 自动 e. 微量	容量（ml）： 25，50，100 25，50，100 50 10，25，50 1，2，5	用于化学分析中的滴定分析	1. 酸式管不能装碱性溶液 2. 碱式管不能装强氧化性或酸性溶液 3. 滴定管读数自上而下由小变大
	吸（量）管 a. 无分度 b. 直管式 c. 上小直管式	容量（ml）： 5，10，20，25，50 0.5，1，2，5，10 1，2，5，10		一般把无分度吸管叫作移液管，有分度的叫作吸量管
容器类	细口瓶（无色、棕色）	容量（ml）： 30，60，125，250，500，1000，2000	存放液体试剂	1. 见光分解变质的试剂用棕色瓶 2. 存放碱液时另配胶塞 3. 不要在瓶内直接配制溶液
	广口瓶（磨口、具塞、无塞、无色、棕色）	容量（ml）： 30，60，125，250，500，1000	存放固体或糊状试剂	1. 见光分解的用棕色瓶 2. 存放碱液时另配胶塞
	滴瓶（无色、棕色）	容量（ml）： 30，60，125	盛装按滴消耗的溶液	1. 滴管要保持原配 2. 滴管不要放在其他地方 3. 不要将溶液吸入胶头
	称量瓶 a. 高型 b. 低型	容量（ml）： 10，20，25，40，60 5，10，15，30，45	称量或烘干样品、基准物质，测定固体样品中的水分	1. 平时要洗净、烘干，存放于保干器中，以备随时使用 2. 称量时不要用手直接拿取，应戴手（指）套或用洁净纸条拿取
	水样瓶	容量（ml）：250	采集水样或其他液体样品	不要盛取热溶液
加液器和过滤器	漏斗 a. 短颈 b. 长颈 c. 波纹	上口直径（mm）： 45，55，60，80，100，120 45，55，60，80，100，120 45，55，60，80，100，120	加液、过滤 过滤沉淀 过滤	1. 选择漏斗大小应以沉淀量为依据 2. 滤纸铺好后应低于漏斗5mm 3. 倾入的溶液应低于滤纸3mm 4. 可过滤热溶液，但不能用水直接加热
	分液漏斗 a. 球形——长颈 b. 锥形——短颈 c. 筒形——长、短颈	容量（ml）： 50，100，250，500 50，100，250，500 50，100，250，500	加液、分开两种互不相溶的液体	1. 活塞上要涂凡士林，使之转动灵活，密合不漏 2. 旋塞、阀塞必须保持原配 3. 长期不用时，凡磨口处均需垫一纸条
	古氏过滤坩埚（微孔玻璃坩埚）	容量（ml）： 10，20，30	重量分析中过滤沉淀	1. 必须用抽滤 2. 用毕随时清洗 3. 砂芯滤板的孔径有不同的规格，应根据沉淀性质选用
	古氏漏斗	上口直径（mm）： 28，36，42		
	滤板漏斗	容量（ml）： 10，30，60，100，250，500		
	抽滤瓶	容量（ml）： 100，250，500，1000	抽滤时接收溶液	1. 能耐负压，不能加热 2. 安装时，漏斗颈口离抽气嘴尽量远
	抽气管（又名水流泵，俗称水抽子） a. 艾氏 b. 孟氏 c. 改良式	全长（mm）： 245 230 305	安装在水龙头上作为真空泵。真空度达130～400Pa。常用于抽滤、减压蒸馏	1. 用厚壁胶管接在水龙头上，用铅丝扎紧 2. 如用于减压蒸馏，应于抽气管与实验装置间串接安全瓶；瓶上有活塞 3. 停止抽气后，应先放水再关水

续表

类型	名称	规格	主要用途	注意事项
加液器和过滤器	干燥器（分有色、无色） a. 常压 b. 真空	上口直径（mm）： 160，210，240，300 160，210，240，300	内盛干燥剂如硅胶，用以保持物料、器皿的干燥	1. 盖子与器体的磨砂口上要涂凡士林，保证密封 2. 揭开或盖上盖子时，要沿水平方向推动。取下的盖子要仰放 3. 搬动时要用双手端，且要按住盖子
	表面皿 微表面皿	直径（mm）：45，65，75，90，100，125，150 直径（mm）：20	液体加热时可作为容器的盖子，也可直接作为容器	不能直接加热
	洗瓶 a. 玻璃 b. 塑料	容量（ml）： 250，500 250，500	喷注细股水流	1. 塑料洗瓶使用更方便、卫生 2. 也可用锥形瓶、平底烧瓶自制
	胶帽滴管	外径（mm）：8 长度（mm）：100	吸取、滴加少量液体	切忌将液体吸入胶帽中
	冷凝器 a. 直形 b. 球形 c. 蛇形 d. 直形回流	外套管有效冷凝长度（mm）： 150，200，300，400 200，300，400，500 300，400，500，600 200，300，400	将蒸气冷凝为液体 冷凝效率差 冷凝效率高 冷凝效率最高 回流	直形可直立、倾斜使用 球形宜直立使用 蛇形只能直立使用
	比色管	容量（ml）：50，100	比色分析	1. 不能加热，要保持管壁，尤其是管底的透明度 2. 每套有6支、12支两种

✎ **练一练2-1**

分开两种互不相溶的液体所使用的玻璃仪器是（　　）

A. 滴定管　　　　　　　　B. 吸管

C. 分液漏斗　　　　　　　D. 抽滤瓶

答案解析

二、常用化学瓷器

实验室除配置各种玻璃仪器外，还需配置各种化学瓷器，如蒸发皿、坩埚等，由于化学瓷器比玻璃仪器能耐高温、机械强度大、耐腐蚀、耐骤热骤冷，因此也属实验室常用器具。常用的化学瓷器见表2-2。

表2-2 常用化学瓷器

名称	常用规格	主要用途
蒸发皿 a. 无柄 b. 有柄	容量（ml）： 35，60，100，150，200，300，500，1000 30，50，80，100，150，200，300，500，1000	蒸发浓缩液体，700℃以下灼烧物料
坩埚（有盖） 高型 中型 低型	容量（ml）： 15，20，30，50 2，5，10，15，20，50，100 15，25，30，45，50	灼烧沉淀，处理样品（高型可用于隔绝空气条件下处理样品）
燃烧管	内径（mm）：590 长（mm）：400～600，600～1000	燃烧法测定C、H、S等元素

名称	常用规格	主要用途
燃烧舟 　a. 长方形 　b. 船形	长×宽×高（mm×mm×mm）： 60×30×15 90×60×17 120×60×18 长度（mm）：72, 77, 85, 95	盛装试样放入燃烧舟中进行高温反应
研钵 　a. 普通型 　b. 深型	直径（mm）： 60, 80, 100, 150, 190 100, 120, 150, 180, 205	研磨固体物料（但绝不许研磨 $KClO_4$ 等强氧化剂），研磨时不得敲击
点滴板（分黑、白色）	孔数：6, 12	定性点滴试验：白色点滴板用于有色沉淀；黑色点滴板用于白色、浅色沉淀
布氏漏斗	外径（mm）：51, 67, 85, 106, 127, 213, 269	漏斗中铺滤纸，以过滤物料
白瓷板	长×宽×厚（mm×mm×mm）： 152×152×5	滴定分析时垫于滴定台上，有利于辨别颜色的变化

三、常用加热设备

（一）加热灯具

药品检验分析中，经常需要进行加热、烘干或灼烧操作，因此必须熟悉实验室常用的加热设备。

1. 煤气灯　煤气灯最高温度可达 1000~1200℃，可用作加热、灼烧、焰色试验和简单的玻璃加工等操作。煤气灯的样式很多，但其构造原理基本相同，均由灯座、灯管两部分组成。灯管下部有螺纹和几个圆孔。螺纹用于与灯座连接，圆孔为空气入口，其开闭程度可根据需要调节。灯座侧面有煤气入口，用胶管与煤气源相连。灯座侧面一般均有螺旋针阀，用于调节煤气量。

煤气灯的火焰分为三层：内层、中层和外层。

内层（焰心）：煤气、空气混合物并未燃烧，温度最低，约为 300℃。

中层（还原焰）：煤气不完全燃烧，并分解为含碳的产物，所以这部分火焰具有还原性，温度较高，火焰呈蓝色，故称"还原焰。

外层（氧化焰）：煤气完全燃烧，过剩的空气使这部分火焰具有氧化性，温度最高，故称"氧化焰"。其最高温度处于还原焰顶端上部的氧化焰中，为 800~900℃，火焰呈淡紫色。所以实验时，一般均用氧化焰进行加热。

煤气灯的使用注意事项：①点火时，应先关闭空气，边通煤气边点火。点燃后再调节空气量，使火焰分为三层。②煤气量过大时，火焰会喷离灯管；反之则发生火焰内侵，将灯管烧红，发生此种情况，应及时关闭煤气，待灯管冷却后，重新点火调节。③煤气中通常含有有毒的 CO，应注意经常检查是否漏气。检查方法通常是用肥皂水涂抹在可疑处，绝不可用点火试燃的办法进行检查。④使用煤气灯时，周围不得有易燃、易爆等危险品。

2. 酒精灯与酒精喷灯　在没有煤气装置的实验室，通常利用酒精灯进行加热实验。酒精灯结构简单，使用方便，但温度较低。酒精灯外焰温度在 500~550℃之间。酒精喷灯温度可达 800~900℃。

酒精灯和酒精喷灯使用注意事项：①酒精灯及其喷灯均以工业乙醇为燃料，灯内的乙醇量不得超过总容积的 2/3。添加乙醇时应先灭火，待灯冷却后再进行，灯的周围不可有明火。若不慎将乙醇洒在灯的外部，一定要擦干净后方可点火，否则会引起事故。②要用火柴等进行点火，绝不允许用另一酒精灯进行点火，以免酒精外溢，造成事故。③喷灯点火时，应先在引火碗内加入少量乙醇点燃，使灯内乙醇气化。当引火碗内的乙醇燃尽时，喷嘴处即开始喷火，然后用上下调火调节，至合适后将其固定。气化时阀门要关紧。如气孔堵塞，可用通针使其畅通。引火碗要定期清洗，以防积垢。④灭火时，要用灯帽盖灭，不可用嘴去吹，然后把盖打开一下再盖好即可。喷灯灭火时采用打开阀门的办法，待灯冷却后，再将阀门关紧。⑤喷灯在正常工作时，罐内乙醇蒸气压强最高可达 6×10^4 Pa。灯身各部位可受 19kPa 的压力，因此可保证正常工作。但在使用中如喷嘴堵塞，则应查其原因，以免引起灯身崩裂，造成事故。若发现乙醇罐底部鼓起时，应立即停止使用。⑥灯芯在正常情况下，应半年更换一次。

（二）电热设备

药品检验分析中，常用的电热设备有电炉、电热板、电热套、高温炉、烘箱、恒温水浴、管式炉等。使用电热设备时，要特别注意：①电源电压必须与电热设备的额定电压相符，电源功率要足够；②要有良好的绝缘措施，确保安全。

1. 电炉　电炉是实验室常用的电热源，其结构简单，有不同的功率，温度的高低可以通过调节电阻加以控制。实验室一般以 1～2kW 功率为宜。

使用注意事项：①电炉电源最好用刀闸控制，一般不要用插销，这对功率较大的电炉尤其重要。②使用电炉时，不得放在木质、塑料等易燃的实验台上，以免因长时间加热而损坏台面，甚至引起火灾事故。应放在水泥台上，或垫上足够的隔热层。③如加热容器为玻璃容器，必须垫上石棉网，不得直接加热，若为金属容器，更不得触及炉丝。在取放加热容器时，应在断电的情况下取放。④炉盘内的凹槽应经常保持清洁，用毕冷却断电后及时清除污物，以保持炉丝散热效果，延长使用寿命。⑤更换炉丝时，新炉丝的功率应与原炉丝的功率相同。安装时炉盘下的连接导线一定要套入绝缘瓷管内，以免发生事故。

2. 电热板　实验室常用的电热板均为封闭式电炉；有时为几个电炉的组合，且各自有独立的开关，并能根据需要调节加热功率，既可单独使用，又可同时使用。由于炉丝不外露，功率可调节，使用安全方便等优点，电热板是实验室常用的电热设备之一。

3. 电热套　实验室使用的电热套是用于加热烧瓶的专用设备，其特点为热能利用率高、省电、安全。电热套的规格根据烧瓶大小可分为 5ml、100ml、250ml、500ml、1000ml、2000ml 等。使用时可串联一个调压变压器，调节加热功率和控制温度，是十分方便的实验室电热设备。

4. 管式炉　管式炉有一管状炉膛，也是利用电热丝进行加热的，其温度可以根据需要调节，最高使用温度为 950℃。炉膛中可插入一根瓷管，瓷管中再放入盛有反应物的瓷舟。反应物可以在空气或其他环境中受热反应。

5. 高温炉　实验室常用的高温炉为马弗炉，其一般温度可达 900～1100℃，为金属熔融、有机物灰化及重量分析中的常用加热设备。高温炉大都配有自动调温仪，以便设定、控制、测量炉内温度。

使用注意事项：①马弗炉应固定放置在水泥台面上，周围不得存放化学试剂，更不可有易燃易爆物品。②高温炉要设置专用电源电闸，加以控制。③所配置的马弗炉，在使用时其温度应多次逐段调节，缓缓升温，以免温度升高过快，造成损坏。④熔融或灼烧样品时，必须严格控制升温速度和最高炉温，以免样品飞溅，腐蚀和粘结炉膛。如灼烧有机物、滤纸等，必须预先灰化，方可放入炉内灼烧。⑤炉膛内应衬上洁净、平整的耐火材料薄板，以免发生样品飞溅而损坏炉膛。⑥每次熔融或灼烧完毕，应先断电，待炉温降至 200℃ 以下时，方可打开炉门取放样品。

6. 电热恒温箱　实验室常用的电热恒温箱也称烘箱、干燥箱，其最高温度可达 250℃，常用温度为 80～150℃。

一般烘箱常用四根炉丝加热，分为两组，用一个四挡转换开关进行控制，装于烘箱前面的板上。面板标度分为 5 挡：0—断电，不加热；1、2—仅使一条或两条炉丝加热，受控温系统控制；3、4—使

3~4条炉丝加热，但其中第3、第4条炉丝不受温度系统控制。

烘箱顶部有排气孔，开闭方便。小型烘箱为利用自然对流，使箱内温度均匀，水蒸气从排气孔排出。稍大的烘箱，一般均装有鼓风机，以强制热风循环，促使温度均匀，水气快速排出，所以这类烘箱也称鼓风干燥箱。

使用注意事项：

①安装时要注意使用电源电压与烘箱的额定电压是否相符。有的烘箱有电压选择插座或开关，可根据电源电压选用。烘箱应设置独立的电闸。

②烘箱温度控制表盘上的数字比较粗略，常与实际不符，使用前应进行认真检查和校正。其检查、校正方法如下。接通电源后，打开排气孔，插上水银温度计，将加热开关拨至2挡，选定80℃、105℃、110℃、120℃、150℃等几个常用温度进行调温，当温度升至所定值时，调节控温旋钮，使自动控温指示灯恰能亮、灭交替变化至断接点时，记录此时的温度与表盘上的刻度值。如此逐个温度对应，测定各温度值所对应的表盘刻度值，并制作温度校正表。实验中以校正表为准，按要求的温度直接调节温度旋钮。

③加热开关的3挡、4挡，不受自动控温系统控制，一般不常使用。如需快速升温，可先拨至3挡，5分钟后，再拨至4挡；当温度达到所需值时应立即拨回2挡或1挡，并调节控温旋钮至断接点，以保持恒温。加热开关拨至3挡、4挡时，工作人员不得离开，应随时监测升温情况，以免温度过高，烧坏样品，甚至引起其他事故。

④试剂、样品的烘干，应将其放置在称量瓶、广口瓶、培养皿等相应的器皿中，打开器皿盖，置搪瓷托盘中，再放入烘箱。需烘干的仪器，必须洗净控水后，方可放入烘箱中。样品与仪器含水量不同，烘干温度和时间也不同，所以不得同时烘烤，否则将延长烘干时间，引起样品变化。

⑤易燃、易爆、有腐蚀性的物品不得置烘箱内烘烤，以免引起爆炸等事故。对于确需烘烤的纤维类物，如滤纸、脱脂棉等纤维类物品，则应严格控制烘箱温度。

⑥观察箱内情况时，只需打开外层箱门即可观察，不得打开内层玻璃门。

⑦烘烤完毕后，应先将加热开关恢复至"0"挡，然后关掉烘箱电源和排气孔。

7. 电热恒温水浴 实验室常用的电热恒温水浴主要用于温度不太高的恒温实验和易挥发、易燃的有机溶剂的加热。

使用注意事项：①在使用电热恒温水浴前，应先向水箱内加入足够量的蒸馏水，使用中要始终保持水量，不可缺水，以免烧坏加热件。②接通电源后，从开始加热到自动控温前，加热指示灯一直保持亮着，当达到一定温度时，可调节控温旋钮，至指示灯自动亮、灭交变为止，此时温度可保持恒温。

项目二　仪器的清洗与校正

PPT

一、仪器的清洗

制剂分析实验中所使用的器皿应洁净，其内壁应能被水均匀地润湿而无水的条纹，且不挂水珠，只有这样，在分析过程中才可避免由于仪器不洁带来的误差。

（一）容量瓶的清洗

洗涤容量瓶时，先用自来水洗几次，倒出水后，内壁不挂水珠，即可用蒸馏水荡洗3次后备用。否则，就必须用铬酸洗液洗涤。为此，先尽量倒出瓶内残留的水（以免损坏洗液），再加入10~20ml洗液，倾斜转动容量瓶，使洗液布满内壁，可放置一段时间，然后将洗液倒回原瓶中，再用自来水充分冲洗容量瓶和瓶塞，洗净后用蒸馏水荡洗 3 次。用蒸馏水荡洗时，一般每次用 15～20ml，不要浪费。

（二）移液管和吸量管的洗涤

1. 清洗　使用前，移液管和吸量管都应洗至整个内壁和其下部的外壁不挂水珠。为此，可先用自来水净洗一次，再用铬酸洗液洗涤。用左手持洗耳球，将食指或拇指放在洗耳球的上方，其余手指自然握住洗耳球，用右手的拇指和中指拿住移液管或吸量管标线以上的部分，无名指和小指辅助拿住移液管，将洗耳球对准移液管口，管尖贴在吸水纸上，用洗耳球压气，吹去其中残留的水，然后排除洗耳球中的空气，将管尖伸入洗液瓶中，吸取洗液至移液管球部的 1/4 处或吸量管全管的 1/4 处。移开洗耳球，与此同时，用右手的食指堵住管口，把管横过来，左手扶住管的下端，松开右手食指，一边转动移液管，一边使管口降低，让洗液布满全管。然后，从管的上口将洗液放回原瓶，用自来水充分冲洗。再通过洗耳球，如上操作，吸取蒸馏水将整个管的内壁润洗 3 次，荡洗的水应从管尖放出。亦可用洗瓶从管的上口吹洗，并用洗瓶吹洗管的外壁。

2. 润洗　移取溶液前，可用吸水纸将管的尖端内外的水除去，然后用待吸溶液润洗 3 次。方法是：按前述洗涤操作，将待吸液吸至球部的 1/4 处（注意，勿使溶液流回，以免稀释溶液），如此反复荡洗 3 次，润洗过的溶液应从尖口放出、弃去。荡洗这一步骤很重要，它是使管的内壁及有关部位，保证与待吸溶液处于同一体系浓度状态。吸量管的润洗操作与此相同。

（三）滴定管的洗涤

1. 酸式滴定管的洗涤　酸式滴定管可以采用以下几种方法清洗。

（1）用自来水冲洗。

（2）用滴定管刷蘸合成洗涤剂刷洗，但铁丝部分不得碰到管壁（如果用泡沫塑料刷代替更好）。

（3）用前面方法不能洗净时，可用铬酸洗液洗涤。为此，加入 5～10ml 洗液于酸管中，通过两手使酸管边转动、边放平，直至洗液布满全管。转动滴定管时，将管口对着洗液瓶口或烧杯口，以防洗液撒出。然后，打开活塞，将洗液从出口管放回原瓶中。必要时也可加满洗液浸泡一段时间。

（4）可根据具体情况采用针对性洗液进行清洗。如 MnO_2 可采用亚铁盐溶液或过氧化氢加酸溶液等进行清洗。无论用哪种清洗方法清洗后，都必须用自来水冲洗干净，再用蒸馏水荡洗 3 次，每次 10～15ml。将管外壁擦干后，酸管内壁应完全被水均匀润湿而不挂水珠。如内壁不是均匀润湿而挂了水珠，则应重新洗涤。

2. 碱式滴定管的洗涤　碱式滴定管的洗涤方法和酸式滴定管的洗涤方法相同。如需用铬酸洗液洗涤时，可将管端胶管取下，用塑料乳头堵住碱管下口进行洗涤。如需用铬酸洗液浸泡一段时间，可将碱管倒立，将管口插入洗液瓶中并用滴定管夹固定，将碱管嘴口连接抽气泵（或水泵），打开抽气泵，用手捏挤玻璃珠处的橡皮管，使洗液缓慢上升，直至碱管充满后，停止捏挤玻璃珠并使碱管嘴口脱离抽气泵，任其浸泡一段时间，然后用手轻捏玻璃珠，使洗液放回原瓶中。用自来水冲洗和蒸馏水荡洗后，应观察到碱管内壁为均匀润湿水层而不挂水珠，否则应重新清洗。

如不方便使用抽气泵时，也可用一根带玻璃珠的橡皮管代替碱管下部的医用胶管。这样，将碱管直立夹在滴定管架上，将铬酸洗液直接倒入碱管中浸泡。浸泡后，橡皮管弃去。

（四）离心管的洗涤

离心管的洗涤应先用自来水润湿，用刷子蘸去污粉刷洗器壁，再用自来水冲洗，最后用蒸馏水洗 2～3 次。洗净的仪器应是清洁透明不挂水珠的。

（五）一般玻璃器皿

烧杯、锥形瓶、量杯等一般的玻璃器皿的洗涤可用毛刷蘸去污粉或合成洗涤粉刷洗，再用自来水冲洗干净，然后用蒸馏水或去离子水润洗。

（六）比色皿

光度法中所用的比色皿，是光学玻璃制成的，不能用毛刷刷洗，通常用 HCl - 乙醇、合成洗涤剂、铬酸洗液等洗涤后，再用自来水冲洗净，然后用蒸馏水润洗几次。

（七）药物分析实验室常用的洗涤剂种类

1. 合成洗涤剂或洗衣粉　市售的洗衣粉是以十二烷基苯磺酸钠为主，另含有少量的十二烷基硫酸钠和十二烷基磺酸钠，属于阴离子表面活性剂。此物质适合洗涤油脂或某些有机物沾污的容器。

2. NaOH - $KMnO_4$ 水溶液　称取 10g $KMnO_4$ 于 250ml 烧杯中，加入少量水使之溶解，向该溶液中慢慢加入 100ml 10% NaOH 溶液，混匀后储存于带有橡皮塞的玻璃瓶中备用。此洗涤液适用于洗涤油污及有机物沾污的器皿。用此洗涤液洗后的器皿上如残留有 $MnO_2 \cdot nH_2O$ 沉淀物，可用 HCl + $NaNO_2$ 混合液洗涤。

3. KOH - 乙醇溶液　适合于洗涤被油脂或某些有机物沾污的器皿。

4. HNO_3 - 乙醇溶液　适合于洗涤油脂或有机物沾污的酸式滴定管。使用时先在滴定管中加入 3ml 乙醇，沿管壁加入 4ml 浓硝酸，用小表面皿或小滴帽盖住滴定管。让溶液在管中保留一段时间，即可除去污垢。

5. HCl - 乙醇（1 + 2）洗涤液　适合于洗涤染有颜色的有机物质的比色皿。

6. 铬酸洗液　称取 10g 工业纯 $K_2Cr_2O_7$ 置于 40ml 烧杯中，加少量水溶解后，慢慢加入 200ml 粗硫酸（工业纯），边加边搅。配制好的溶液应呈深红色。待溶液冷却后转入玻璃瓶中备用，因浓硫酸易吸水，应用磨口塞子塞好。容量仪器使用铬酸洗液时应特别小心。铬酸溶液为强氧化剂，腐蚀性很强，易烫伤皮肤，烧坏衣物；铬有毒，使用时应注意安全，绝对不能用口吸，只能用洗耳球。具体操作如下。

（1）使用洗液前，必须先将仪器用自来水和毛刷洗刷，倾尽水，以免洗液稀释后降低洗液的效率。

（2）用过的洗液不能随意乱倒，应倒回原瓶，以备下次再用。当洗液变绿而失效时，绝对不能倒入下水道，只能倒回废液缸内，另行处理。

（3）用洗液洗涤后的仪器，应先用自来水冲净，再用蒸馏水润洗内壁 2 ~ 3 次。

必须指出，洗液不是万能的，认为任何污垢都能用它洗去的说法是不正确的。例如被 MnO_2 沾污的器皿，用洗液是无效的。在这种情况下，宜用 HCl - $NaNO_2$ 的酸性溶液或盐酸羟胺等还原剂洗涤，效果较好。

二、仪器的校正

中药制剂定量分析的正确与否常常取决于称量和称取的准确性，因此对仪器使用前的校正至关重要。

（一）各种容量仪器的校正方法

药物滴定分析主要量器有三种：滴定管、移液管和容量瓶。其容积与其所示的体积（ml）并非完全一致，因此，在精密度要求很高的分析中，必须对以上三种量器进行校正。

测量体积的基本单位是 ml 即 1/1000L，也就是在真空中 1g 重的纯水在最大密度的温度 4℃（严格地说是 3.98℃）时所占的体积，但 4℃ 并不是适宜的温度，而水的体积也随温度变化而变化（玻璃膨胀系数很小，通常可以忽略不计）。此外，在空气中称重，因空气的浮力重量也要减少。因此上述因素皆应加以校正。可以由水的密度表中查出相应温度时水在空气中的重量，通过计算便可得到较准确的校正结果。

1. 容量瓶的校正 将被校正的容量瓶洗净干燥，取烧杯盛放一定量蒸馏水，容量瓶及蒸馏水同放于天平室中20分钟，使温度与空气的温度一致，记下蒸馏水的温度，先将空容量瓶连瓶塞一起称定重量（可用1/1000天平，称准至0.01g即可），然后加蒸馏水至刻度，注意不可有水珠残留在刻度上，否则应用滤纸条擦干，塞上瓶塞，再称定重量，两次差数即是容量瓶中水的重量。用水的密度温度换算表中（表2-3）1ml水的重量来除，即得容量瓶容积的毫升数。

表2-3 水的密度温度换算表

温度/℃	1ml水4℃时在真空中的重量/g	1ml水4℃时在空气中（用黄铜砝码称）的重量/g	温度/℃	1ml水4℃时在真空中的重量/g	1ml水4℃时在空气中（用黄铜砝码称）的重量/g
15	0.99913	0.99793	23	0.99757	0.99660
16	0.99873	0.99780	24	0.99732	0.99638
17	0.99880	0.99766	25	0.99707	0.99617
18	0.99862	0.99751	26	0.99681	0.99593
19	0.99843	0.99735	27	0.99654	0.99569
20	0.99823	0.99718	28	0.99626	0.99544
21	0.99802	0.99700	29	0.99597	0.99518
22	0.99780	0.99680	30	0.99567	0.99491

例如，当21℃时容量瓶中水重250.00g，由表2-3中查得1ml水在21℃时在空气中的重量为0.99700g，因此该容量瓶的容积为：250.00÷0.99700 = 250.70ml。

如果容量瓶无刻度或与原刻度不符时，用纸条与水面的凹面成切线贴成一圆圈，然后倒去水，在纸圈上涂上石蜡，再沿纸圈刻一圆圈，涂上氢氟酸。2分钟后，洗去过量的氢氟酸并除去石蜡，即可见容量瓶上的新刻度。国家规定的容量瓶允许的误差范围见表2-4。

表2-4 国家规定的容量瓶允许的误差范围　　　　　　　　　　　　　　　　　　（ml）

毫升数	500	250	200	100	50	25	10
允许误差（盛容量）	±0.15	±0.01	±0.01	±0.01	±0.05	±0.03	±0.02
允许误差（倾出量）	±0.30	±0.20	±0.20	±0.20	±0.10	±0.06	±0.04

2. 移液管的校正 取一干燥锥形瓶，称定重量，然后取内壁已洗净的移液管，按照移液管的使用方法，吸取蒸馏水至刻度，将蒸馏水放入已称定重量的锥形瓶中，称定重量，记下蒸馏水的温度，从表2-3中查出水的密度，以此密度除放出水的重量，即得到移液管的容积。国家规定的移液管允许的误差范围见表2-5。

表2-5 国家规定的移液管允许的误差范围　　　　　　　　　　　　　　　　　　（ml）

毫升数	100	50	25	20	10	5	2
允许误差	±0.08	±0.05	±0.04	±0.03	±0.02	±0.01	±0.0006

3. 滴定管的校正 取干燥的50ml锥形瓶，称定重量，然后将被校的滴定管装入蒸馏水至刻度零处，记下水的温度，从滴定管放下一定体积的水至锥形瓶中（根据滴定管大小及管径均匀情况，每次可放5ml或10ml），准确读取滴定管读数至小数点第2位，称定锥形瓶中水的重量，然后再放一定体积再称重，如此进行一段刻度的校正，然后从表2-3中查出试验温度时的密度，以此密度除放出水的重量，即得到真实容积。结果可以列成表以备后用（表2-6）。

表 2-6 校正结果记录表

滴定管读数/ml	读得容积/ml	（瓶+水）重/g	水重/g	真实容积/ml	校正数/ml	总校正数/ml
0.17		35.41（空瓶）				
10.20	10.03	45.45	10.04	10.07	+0.04	+0.04
20.15	9.95	55.38	9.93	9.96	+0.01	+0.05
30.16	10.01	65.33	9.95	9.98	-0.03	+0.02
40.09	9.93	75.21	9.88	9.91	-0.02	0.00
.	.	.	.	.	.	.
.	.	.	.	.	.	.
.	.	.	.	.	.	.

滴定管的校正示例：

水的温度 =21℃

水在空气中的密度 =0.99700g/ml

校正试验每段必须重复 2 次，每次校正值的误差应小于 0.02g。校正时还必须控制滴定管的流速，使每秒钟流下 3～4 滴（30 秒流出 5ml），读数必须准确。

国家规定的滴定管误差 50ml 为 ±0.06ml，25ml 为 ±0.05ml。

刻度吸管的校正方法，同以上滴定管的校正法。

4. 校正容器时注意事项

（1）所用蒸馏水至少需室内放置 1 小时以上。

（2）待校正的仪器，应仔细洗净（常用清洁液洗），洗涤至内壁应完全不挂水珠。滴定管和移液管不必干燥，容量瓶必须干燥后才能校正。

（3）校正时使用小锥形瓶，必须干燥，瓶外必须干燥。

（4）在开始实验前，滴定管移液尖端与外面的水必须除去。

（5）如室温有变化，必须在每次放下蒸馏水时，记录水的温度。

（6）一般每个仪器应校正 2 次，即做平行试验 2 次。

（二）天平的校正

分析天平是精密的称量仪器，在定量分析工作中具有十分重要的作用。定量分析结果的可靠性，决定于分析过程中每一实验数据的准确性。因此熟悉分析天平的称量原理，了解分析天平的基本结构和性能，掌握其正确的使用方法，对于获取符合分析要求的数据具有重要意义。

1. 台式天平的使用及注意事项 台式天平又称托盘天平或台秤。一般而言，台式天平的分度值即称量的精确度为 0.1g，其特点是能快速称出物质的质量，但精确度不高。所以，台式天平一般用于要求精度不高的粗略称量。

（1）称量

①零点调整 称量前应先调整台式天平的零点。调整方法为：将游码拨到游码标尺的"0"位处，检查台式天平的指针是否停在刻度盘的中间位置。若不在中间位置，可调节台式天平托盘下侧的平衡调节螺丝，使指针在刻度盘中间位置左右摆动大致相等，即台式天平处于平衡状态。停摆时，指针停在刻度盘的中间位置，此为台式天平的零点。

②称量 称量物品时，左盘放被称物，右盘放砝码。称量 10g 以下的物品时可用游码。当添加砝码至天平指针停在刻度盘中间位置时，台式天平处于平衡状态，此时指针所指位置称为停点。零点与

停点相符时（允许偏差为 1 小格以内），砝码的质量即为被称物品的质量。

（2）注意事项　使用台式天平时应注意以下几点。

①不得称量热的物品。

②被称药品或试剂不得直接放在天平托盘上，一般应放在称量纸、表面皿或其他容器中。称量 NaOH 等吸湿性强或有腐蚀性的药品时，必须放在玻璃容器内快速称量。

③砝码只允许放在天平托盘和砝码盒中，并按大小顺序排放，用时必须用镊子夹取。

④称量完毕应立即将砝码放回原处，并将游码拨至"0"位，将托盘放在一侧或用橡皮圈将横梁固定，以免台式天平摆动。

⑤应经常保持天平的清洁。托盘上若不慎撒入药品或其他脏物时，应立即停止称量，将其清除、擦净，方可使用。

2. 分析天平的分类及校正

（1）分析天平的分类、型号、最大载量及感量　详见表 2-7。

表 2-7　分析天平的分类、型号、最大载量及感量

分类				型号	最大载量/g	感量/mg
分析天平	机械天平	等臂双盘天平	微量天平	TG332A	20	0.01
			阻尼天平	TG528B	200	0.4
		电光天平	半机械加码天平	TG328B	200	0.1
			全机械加码天平	TG328A	200	0.1
		不等臂单盘天平		DT-100	100	0.1
	电子天平					

（2）天平检查和校正

①一般检查与校正　待称物品的温度需与天平箱内的温度一致，接受器皿应洗干净。天平称盘及底板应清洁，否则应用毛刷清扫。检查天平是否水平，气泡式水准器的气泡应在圆圈中心，此时天平处于水平状态。若不在中心，气泡偏向哪边，证明哪边高，可旋转天平前左右两个垫脚螺丝，调节至水平状态。查看天平部件是否都在正常位置、处于正常状态，如发现异常，及时报告老师处理。

②零点校正　未载重天平的平衡点称为天平的零点。摇摆式天平的零点测定与校正是采用长摆法或短摆法进行。

a. 长摆法　天平的刻度标牌中间为 0，0 的左右两边分别为负和正，即 -10 ~ +10 共 20 个刻度。也有以右端为 0，中间为 10，左端为 20 的刻度法。检查与校正零点的方法为：轻轻转动升降枢纽，使天平梁平稳落下。如果指针不摆动或摆幅过小，可用手在天平盘旁轻轻扇动，借气流使天平起摆。长摆法的摆幅为每边 5~6 格，不可过大。指针开始摆动后，从第 3 次、第 4 次摆动开始记数，连续记录指针摆动至两侧最远点的 4 个读数，将前 3 个代入下式计算零点 L_0。

$$L_0 = (L_1 + 2L_2 + L_3)/4$$

例如，4 个读数 L_1、L_2、L_3、L_4 分别为 -5.6、+5.8、-5.2、+5.4，则

$$L_0 = (-5.6 + 2 \times 5.8 - 5.2)/4 = +0.2$$

读数完毕，当指针摆到 0 附近时，转动升降枢纽把天平梁轻轻托起。为了核对结果，应按同样的方法重复一次，如两次所查零点之差不大于 0.2，即认为正确使用时，取其平均值作为天平的零点。天平的零点一般在 ±2 之间即可，若超过此范围，则应调节平衡螺丝。

b. 短摆法　天平指针的摆动，只能在 ±（2~3）格内，最后计算所得零点的数值必须在 ±1 格以内，读数方法为连续每边各记一次，如：

	左		右
第一次	−2.1	第二次	+2.5

天平零点 = (−2.1 + 2.5)/2 = +0.2(右)

其他均同长摆法。

天平零点经常会有变动，每次称量之前必须进行测定。灰尘或称量物落入天平盘上都会引起天平零点的变化，要予以注意。此外，除摇摆式天平以外，其他各种类型的天平均读取未载重时的平衡点读数作为零点。

③灵敏度与分度值（感量）的测定　灵敏度是指天平两边处于平衡时，任边增加1mg载重时，指针偏移的格数，一般以偏移格数/mg 和空载及全载时的感量（用 S 表示）来表示，偏移格数越大，天平的灵敏度越高。感量（S）是指天平指针偏移一格所需的毫克数，对同一台式天平而言，灵敏度与感量互为倒数关系。如下所示：

$$灵敏度 = 偏移格数/mg$$
$$S = 1/灵敏度$$

空载天平灵敏度的测定：在测定天平零点之后，把骑码放在骑码标尺右侧1mg 处（即在天平上增加1mg重量），然后按测定零点的方法求其平衡点，即空载天平的停点。反复测2次，取其平均值。零点与停点之差为天平空盘时的灵敏度。将灵敏度代入相应公式，可求出分度值。

载重天平灵敏度的测定：若测定载重20g 时天平的灵敏度，在天平左右两盘各放一个20g 砝码，测天平的停点，然后在右边加1mg 重的游码，再测天平的前后两次停点之差即为天平载重20g 的灵敏度。若两个20g 砝码加到天平盘上使停点超过 ±2 格，则先用游码调节，使其停点合格后，再增加1mg 重量，求其第2 个停点。

空气阻尼天平灵敏度的测定方法同上。电光天平的灵敏度测定是待天平处于水平状态，开动天平，使零点与投影屏上的标线重合，然后在天平的左盘上放一个10mg 片码或圈码，再开动天平，此时标尺上的刻度应为9.6~10.2mg 范围内，则天平的灵敏度合格；否则，不合格，应调节重心螺丝，改变重心到支点之间的距离使之在规定范围内。

④示值变动性的测定　示值变动性是指多次分别重复测定空载或全载时平衡点的最大差值（ΔL）。ΔL 越小，表示天平的重复性能越好，称量准确度（或可靠度）越高。具体测定方法为：在不改变天平的平衡状态下，对天平进行3~4 次称量，然后从中找出平衡位置的最大值 L_0（max）和 L_p（max）与最小值 L_0（min）和 L_p（min）。用下列公式计算天平空载和全载时的示值变动性 ΔL_0 和 ΔL_p。

$$\Delta L_0 = L_0(max) - L_0(min)$$
$$\Delta L_p = L_p(max) - L_p(min)$$

天平的示值变动性一般要求小于0.2mg。

注意，天平示值变动性过大的原因比较复杂，一般应由有经验的技术人员进行调试。

项目三　制剂检测的安全操作规范

PPT

制剂检测中，需要按照安全操作规范进行，是否安全操作关系到整个实验室的安全。为此要严格执行操作规程，一丝不苟，以确保安全。安全操作在制剂检测中具有重要的意义。

一、安全用电

1. 标志　明确统一的标志是保证实验室安全用电的一项重要措施。在实验室工作的检测者，要具备识别安全用电标志的能力。

2. 分类 标志分为颜色标志（表2-8）和图形标志（图2-1）。颜色标志常用来区分各种不同性质、不同用途的导线，或用来表示某处安全程度。图形标志一般用来告诫人们不要去接近有危险的场所。为保证安全用电，必须严格按有关标准使用颜色标志和图形标志。

表2-8 安全用电颜色标志

色标颜色	颜色标志含义
红色	用来标志禁止、停止和消防，如信号灯、信号旗、机器上的紧急停机按钮等都是用红色来表示"禁止"的信息
黄色	用来标志注意危险，如"当心触电""注意安全"等
蓝色	用来标志强制执行，如"必须戴安全帽"等
黑色	用来标志图像、文字符号和警告标志的几何图形
绿色	用来标志安全无事，如"在此工作""已接地"等

按照规定，为便于识别，防止误操作，确保运行和检修人员的安全，采用不同颜色来区别设备特征。如电气母线，A相为黄色，B相为绿色，C相为红色，接地线涂为黑色。在二次系统中，交流电压回路用黄色，交流电流回路用绿色，信号和警告回路用白色。

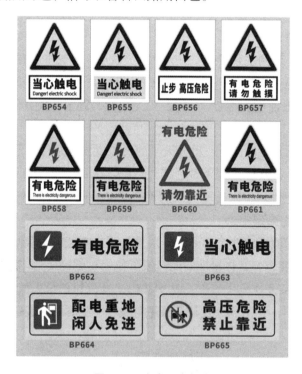

图2-1 安全用电标志

3. 实验室安全用电的有关注意事项

（1）了解电源总开关的位置，学会在紧急情况下切断总电源。

（2）不用手或导电物（如铁丝、钉子、别针等金属制品）去直接接触、探试电源插座内部。

（3）不用湿手触摸电器，不用湿布擦拭带电仪器。

（4）实验仪器使用完毕后应拔掉电源插头；插拔电源插头时不要用力拉拽电线，以防止电线的绝缘层受损造成漏电；电线的绝缘皮剥落，要及时更换新线或者用绝缘胶布包好。

（5）不随意拆卸、安装电源线路、插座、插头等。即使是安装电炉等简单的事情，也要先关断电源，并在实验教师的指导下进行。

（6）要时常检查电线、开关、插头和一切电器用具是否完整，有无漏电、受潮、霉烂等情况。

（7）电炉、烘箱在工作状态下不能离人。

二、危险化学品的使用

（一）危险化学品的分类

按我国目前已经颁布的标准，将危险化学品分为八大类，每一类又分为若干项。具体分类的内容见表2-9。

表2-9　危险化学品的分类

序号	类型	特性
1	爆炸品	1. 容易发生爆炸危险的物质和物品，如高氯酸 2. 容易燃烧或可能发生爆炸危险的物质和物品，如二亚硝基苯 3. 具有潜在爆炸性的物质和物品，如四唑并-1-乙酸
2	压缩气体 液化气体	1. 易燃气体，如氢气、一氧化碳、甲烷等 2. 不燃气体（包括助燃气体），如氮气、氧气等 3. 有毒气体，如液氯、液氨等
3	易燃液体	如乙醛、丙酮、苯、甲醇、环辛烷、氯苯、苯甲醛等
4	易燃固体 自燃物品 遇湿易燃物品	1. 易燃固体，指燃点低，对热、撞击、摩擦敏感，易被外部火源点燃，迅速燃烧，能散发有毒烟雾或有毒气体的固体，如红磷、硫黄等 2. 自燃物品，指自燃点低，在空气中易发生氧化反应放出热量，而自行燃烧的物品，如黄磷、氧化钛等 3. 遇湿易燃物品，指遇水或受潮时，发生剧烈反应，放出大量易燃气体和热量的物品，有的不需明火，就能燃烧或爆炸，如金属钠、氢化钾等
5	有机过氧化物 氧化剂	1. 氧化剂，指具有强氧化性，易分解放出氧和热量的物质，对热、振动和摩擦比较敏感，如高氯酸、重铬酸钾等 2. 有机过氧化物，指分子结构中含有过氧键的有机物，其本身是易燃易爆、极易分解，对热、振动和摩擦极为敏感，如过氧化苯甲酰、过氧化甲乙酮等
6	有毒品	各种氰化物、钾化物、化学农药等
7	腐蚀品	1. 酸性腐蚀品，如硫酸、硝酸、盐酸等 2. 碱性腐蚀品，如氢氧化钠、硫氢化钙等 3. 其他腐蚀品，如二氯乙醛、苯酚钠等
8	放射性物品	含有放射性同位素的酸、碱、盐类等，铀238、钴60等

（二）常用危险化学品的标志

在试剂的容器上要有明确的标志，如易燃液体、易燃气体、有毒气体、爆炸品等，这在防止事故发生中有着重要的作用。

（三）危险化学品的储存

储存、使用危险化学品，应当根据危险化学品的种类、特性，在库房等作业场所设置相应的监测、通风、防晒、调温、防火、灭火、防爆、泄压、防毒、消毒、中和、防潮、防雷、防静电、防腐、防渗漏、防护围堤或者隔离操作等安全设施、设备，并按照国家标准和国家有关规定进行维护、保养，保证符合安全运行要求。根据危险化学品的分类情况，其具体储存方法如下。

1. 易燃液体、遇湿易燃物品、易燃固体的储存　易燃液体、遇湿易燃物品、易燃固体的存放要专库专人保管，保管人员应定期检查存放安全和库房消防设备的有效性，发现问题及时报告。不得与氧化剂混合储存。氧化剂要单独存放。

2. 剧毒品的储存　剧毒品应执行"五双"制度，即双人验收、双人保管、双人发货、双把锁、双本账的管理体制。剧毒品配制过程应详细记录数量、浓度、配制人、复核人、配制日期、有效期等；

使用过程应详细记录消耗量、处理方式、处理去向、使用人、复核人，使用过程中的保存应符合"五双"制度的要求。不要露天存放，不要接近酸类物质。

3. 低沸点有机溶剂的储存　低沸点有机溶剂应低温储存（如防爆冰箱），防止爆炸。

4. 强氧化性物品的储存　强氧化性物品的管理要保持存放处低温、空气流通性好。要远离易燃或可燃物，不能和易氧化物质混合存放。

5. 强腐蚀性物品的储存　强腐蚀性物品要求存放在阴凉、通风处，药品柜要耐腐蚀，不允许与液化气体和其他药品共存；强酸强碱化学试剂应上锁储存，防止挪作他用。

6. 爆炸品的储存　爆炸品不得和其他类物品一起存放，必须单独隔离，限量储存。

7. 放射性物品的储存　放射性物品要单独存放，同时要备有防护设备、操作器、操作服等以确保人身安全。

? 想一想2-1

你知道医疗用毒性药品有哪些吗？

答案解析

三、个人防护

（一）防止中毒

1. 一切试剂瓶与药品瓶，都要有标签。剧毒性药品必须制定保管、使用制度，并严格遵守。此类药品应设专柜加锁，需与一般药品分开。毒性物质洒落时，应立即全部收拾起来，并把落过毒物的桌子和地板洗净。

2. 严禁试剂入口，用移液管吸取有毒样品时应用橡皮球操作不得用嘴；如需以鼻鉴别试剂时，应将试剂瓶远离鼻子，以手轻轻扇动，稍闻其味即可，严禁以鼻子接近瓶口鉴别。

3. 严禁食具和仪器互相代用。如曾使用毒物进行工作，则离开实验室时要仔细洗手和漱口。

4. 对于某些有毒的气体和蒸气，如氮的氧化物、溴、氯、硫化氢、汞、磷、砷化物、氢氰酸、吡啶等，必须在抽毒罩和通风橱内进行操作处理，头部应在通风橱外面，否则，可能会危害健康。凡有必要使用防毒面具的工作地点应悬挂一个防毒面具，以备人员急需时戴用。

5. 取有毒试样时需站在上风；采用球胆取气分析时，要保证球胆不漏气，用完后要放在室外排空。

6. 中毒时必须急救。如果是吸入煤气或其他毒性气体，应立即把中毒者移到新鲜空气中；如果是吞入毒物，需要借呕吐以排除胃中的毒物。中毒时必须立即通知医务所，救护得愈早，恢复健康也愈快。

? 想一想2-2

挥发性溶剂是什么？有哪些？

答案解析

（二）防止燃烧和爆炸

1. 挥发性有机药品应存放在通风良好处以及冰箱或铁柜内；易燃药品如汽油、乙醚、二硫化碳、苯、酒精及其他低沸点物质、煤焦油副产物等不可放在煤气灯、电炉或其他火源的附近，因这类易燃性有机溶剂的蒸气大都比空气密度大，能在地面上或工作台上面流动，可在相当远处被火焰点着甚至引起爆炸。室温过高，启用易挥发物时应设法冷却。

2. 开启易挥发的试剂瓶时，尤其是在夏季，不可使瓶口对着自己或他人脸部，因在开启时常极易有大量气液冲出，如不小心，会引起严重伤害事故。在室温高的情况下打开密封的装有易挥发试剂的瓶子时，最好先把试剂瓶在冷水里浸一段时间。

3. 实验过程中对于易挥发及易燃性有机溶剂如有必要以加热排除时，应在水浴锅或严密的电热板上缓慢进行。严禁用火焰或电炉直接加热。

4. 在蒸馏可燃性物质时，首先应将水充入冷凝器内，并确信水流已稳定时，再旋开开关加热（不能直接用火加热）。接收器最好置于沙土浴中。在蒸馏过程中要时刻注视仪器和冷凝器的正常工作，甚至在短时间内也不能置之不顾。如需往蒸馏器内补充试液，应先灭火，放冷后再进行。

5. 身上或手上沾有易燃物时，应立即清洗干净，不得靠近灯火，以防着火。落有氧化剂溶液液滴的衣服，稍有加热就能着火，应注意及时予以清除。

6. 高温物体如灼热的坩埚、燃烧管等，要放在不能起火的安全的地方。

7. 严禁氧化剂与可燃物一起研磨。不能在纸上称量过氧化钠。在工作中不要使用不知其成分的物质，因为反应时可能形成危险的产物，包括可燃性的、有爆炸性的或有毒性的产物。

8. 爆炸类药品，如苦味酸、高氯酸和高氯酸盐、过氧化氢以及高压气体等，应放在低温处保管，不得与其他易燃物放在一起。移动或启用时不得激烈振动，高压气体的出气口不得对着人。

9. 易发生爆炸的操作，不得对着人进行。例如过氧化钠熔融时，坩埚口不得对着人；如用高氯酸处理或回收含高氯酸的冰醋酸时，要加强安全措施，应事先避免可能发生的伤害，必要时，应戴面罩或使用防护挡板。

10. 装有挥发性物质或受热分解放出气体的药品（如五氯化磷）的瓶子最好不用石蜡封瓶塞。当瓶口因用蜡封住而打不开时，不能把瓶子放在火上烤。

11. 如果需要对加热处理的溶液在隔断二氧化碳的情况下冷却，冷却时不能把容器塞紧，以防冷却时爆炸，可以在塞子上装碱石灰管。

练一练2-2

可用于易挥发、易燃的有机溶剂加热的是（　　）

A. 电炉　　　　　　　　　　B. 电热恒温水浴

C. 高温炉　　　　　　　　　D. 干燥箱

答案解析

（三）防止腐蚀、化学灼烧、烫伤、割伤

1. 腐蚀类刺激性药品，如强碱、强酸、浓氨水、三氯化磷、氯化氧磷、浓过氧化氢、氢氟酸、冰醋酸和溴水等，取用时尽可能戴上橡皮手套和防护眼镜等。如瓶子较大，搬运时必须一手托底部，一手拿住瓶颈。腐蚀性物品不得在烘箱内烘烤。用移液管吸取有腐蚀性、刺激性液体时，必须用橡皮球操作。

2. 开启大瓶液体药品时，需用锯子将石膏锯开，禁止用他物敲打，以免瓶子破裂。要用手推车或担架搬运装酸或装其他腐蚀性液体的坛子，严禁把坛子背扛搬运。要用特备的虹吸管移出有危险的液体，并戴上防护眼镜、橡皮手套和围裙。

3. 稀释硫酸时必须在烧杯等耐热容器内进行，而且必须在玻璃棒不断搅拌下，仔细缓慢地将浓硫酸加入水中，而绝对不能将水加注到浓硫酸中去，在溶解氢氧化钠、氧氧化钾等发热物时，也必须在耐热容器内进行。如需将浓硫酸或浓碱中和，则必须先行稀释。

4. 在压碎或研磨氢氧化钠或氢氯化钾或其他危险物时，要注意防范小碎块或其他危险物品碎片溅散，以免严重烧伤眼睛、面孔或身体其他各部分。

5. 用浓硫酸做加热的操作（如测定熔点）时必须小心进行，眼睛要离开一定距离，火焰不能超过石棉网的石棉芯，搅拌时要小心均匀。某些在浓硫酸介质中进行的检定反应，例如用靛蓝检定硝酸根，加入浓硫酸混匀时应该用玻璃棒搅拌，且忌以振摇代替搅拌，以免突然发热溅出伤人。

6. 取下正在沸腾的水或溶液时，需先用烧杯夹子摇动后才能取下使用，以防使用时突然沸腾溅出伤人。

7. 切割玻璃管（棒）及塞子钻孔，往往易造成人身伤害。要记住使用玻璃和打孔器安全工作的基本规程。往玻璃管上套橡皮管时，必须正确选择它的直径，不要使用薄壁的玻璃管，并需将管端烧圆滑后插入。最好用水或甘油浸湿橡皮管的内部，并用布裹手，以防玻璃管破碎时割伤手部。把玻璃管插入塞内时，必须握住塞子的侧面，不要把它撑在手掌上。

8. 装配或拆卸仪器时，要防备玻璃管和其他部分的损坏，以避免受到严重的割伤。特别是在拆卸仪器时这种危险更大，因为在这种情况下，仪器的各个玻璃组成部分常带有刺激伤口和使伤情复杂化的脏物。工作中应经常采取防止损坏的方法，如用金属的（或厚玻璃）保护管连接在要加固的玻璃零件上，或者在连接的零件之间放置有弹性的衬垫。

四、实验室废弃物的处理

实验废弃物会给环境带来污染，必须重视对实验废弃物的正确处理。一般处理原则为：分类收集、存放，分别集中处理。实验室废弃物所包含的种类很多，从整体上看主要有无机物和有机物两大类。处理这些废弃物时，一方面受到政府颁布的各项法令的限制，另一方面要考虑到对自然环境和人体健康的危害，所以不能随意排放实验室的废弃物，特别是化学废弃物，即便是数量甚微，在排放前也必须进行适当的处理。

实验室的废弃化学试剂和实验产生的有毒有害废液、废物，严禁向下水口倾倒或随垃圾丢弃，不可将废弃的化学试剂放在楼道、阳台等公共场合，违者将受到严格处罚。有毒有害废液及废弃化学试剂应按中华人民共和国国家标准《化学清洗废液处理技术规范》（GB/T 31188 – 2014）或相应的地方标准进行处理。

药爱生命

屠呦呦教授受中医典籍启发，从青蒿中提取分离出青蒿素，可以成功治愈危害人类健康的严重疾病疟疾，因此也获得了 2015 年诺贝尔生理学奖和医学奖，由此实现了中国人在自然科学领域诺贝尔奖零的突破。同学们想知道屠呦呦教授是如何提取、分离得到有效成分的吗？

项目四　取样和称量

PPT

进行中药制剂检测工作，首先是取样，就是从整批成品中抽取出一部分具有代表性的供试样品进行分析，取样虽然简单，却很重要，是检测工作中一项基本操作及重要步骤，直接影响检测工作的准确性和检定结果的正确性。

一、取样

取样是从整批成品中抽出一部分具有代表性的供试样品供检验、分析、留样观察之用。取样的要求是：取样要有科学性、真实性和代表性。取样的原则是均匀、合理。

供试品的取样数量，各类中药制剂的要求均是至少可供 3 次全检的用量，贵重药可酌情取样。取样一般应从每个包装的四角及中间五处取样，混合均匀后再取样检验、分析。袋装药品可以从袋中间垂直插入，桶装药品可在桶中央取样，深度可达 1/3 ～ 1/2 处，所取得的样品应及时密封，同时注明品名、批号、数量、保质期、包装情况、取样日期及取样人，应妥善保管，以便备查，防止差错。

（一）固体中药制剂的取样

中药制剂的固体剂型有片剂、丸剂、散剂、胶囊剂等，不同固体剂型中药制剂取样具体方法见表2－10。

表2－10　不同固体剂型中药制剂取样具体方法

剂型	取样方法
片剂	取样200片，未成片前已制成颗粒可取100g
丸剂	取样10丸
胶囊剂	取样不得少于20个胶囊，倾出其中药物并仔细将附着在胶囊上的药物刮下，合并，混匀。称定空胶囊的重量，由原来的总重量减去，即为胶囊内药物的重量，一般取样量100g
散剂	从不同部位随机抽取试样，然后按"四分法"进行缩分
颗粒剂	从不同部位随机抽取试样，然后按"四分法"进行缩分

👁 看一看

"四分法"操作步骤

1. 将样品倒在光滑平坦的玻璃板上或称量纸上。

2. 用分样板把样品混合均匀。

3. 将样品堆成等厚度的正方形，压平。

4. 用分样板在样品上画两条对角线，分成两个对顶角的三角形。

5. 任取其中两个三角形为样本。

6. 将剩下的样本再混合均匀，再按以上方法反复分取；直至最后剩下的两个对顶角三角的样品接近所需试样重量为止。

（二）液体中药制剂的取样

中药制剂的液体剂型有合剂、口服液、酒剂、酊剂、注射剂等，各类液体制剂均是贮存于容器中。按照贮存容器的大小不同，取样方法可见表2－11。

表2－11　不同液体剂型中药制剂取样具体方法

剂型	取样方法
贮存于大容器	从上、中、下不同部位分别取部分试样充分混匀
贮存于小容器	按公式取样。$S = (N/2)^{1/2}$（式中，S 为随机抽取的件数；N 为容器的总件数）从抽取的 S 个容器中，采取部分试样混匀

液体中药制剂，如口服液、酊剂、酒剂、糖浆剂等，一般取样数量为200ml，取样时特别是底部沉淀的液体制剂要注意振摇均匀，而后取样。注射剂的取样一般有两次，配制后在灌封、熔封、灭菌前进行一次取样，经灭菌后的注射液需按原方法进行，分析检验合格后方可供药用，已封好的安瓿取样量一般为200支。

（三）气体中药制剂的取样

中药制剂的气体剂型有气雾剂、喷雾剂、粉雾剂等，各类气体制剂均是贮存于容器中。气体制剂由于扩散作用，其组成比较均匀，但不同存在形式的气体，取样的方法和装置也不同，具体取样方法可见表2－12。

表 2 – 12   不同气体剂型中药制剂取样具体方法

剂型	取样方法
静态气体的试样	在气体容器上装取样管，用橡皮管或吸气管与盛气体试样的容器相连接，或直接与气体分析仪相连
动态气体的试样	注意气体在反应容器内流动的不均匀性，对此可延长气体通过采样器的时间，以取得不同部位、不同时间的平均试样。取样管插入反应器的深度为1/3，取样管口斜面对着气流方向。取样管的安装与水平方向成10°~25°仰角，以便冷凝液流入反应器中。打开取样管上的旋塞，气样即可流入盛样容器或气体分析仪

如取样管不能与气体分析仪直接连接，可将气样收集于取样吸气瓶、吸气管或球胆内。如采取少量气样，也可用注射器抽取。

供试样品被检查完毕，应保留一半数量作为留样观察，保存时间为半年或一年，并对该中药制剂质量情况做定期检查，如有发霉变质或质量变化时，则随机提出，以便及时检测，分析原因，改善工艺和稳定产品质量。

二、固体的称量

(一) 天平的分类及选用

1. 按结构原理分类   按天平的结构原理分，天平可分为机械式天平和电子天平两大类。

机械式天平是根据杠杆原理设计制造的，又分为等臂双盘天平和不等臂双刀单盘天平。双盘天平又分为普通标牌和微分标牌的天平。微分标牌天平带有光学读数装置，亦称电光天平。电子天平是利用电磁力平衡原理设计而成的。按其加码器加码范围，可分为部分机械加码天平和全部机械加码天平，即双盘电光天平中最常用的半自动电光天平和全自动电光天平。由于双盘天平存在不等臂性误差，已逐渐被不等臂单盘电光天平所代替。不等臂单盘电光天平采用全量机械减码，操作更加简便。

2. 按天平相对精度分类

(1) 天平主要技术数据

①最大称量   最大称量又叫作最大载荷，表示天平可称量的最大值，用 max 表示。天平的最大称量必须大于被称量物品可能的质量。在分析工作中常用的天平最大称量一般为 100~200g。

②分度值   天平标尺一个分度相对应的质量叫作检定标尺分度值，简称分度值。即天平读数标尺能够读取的有实际意义的最小质量，用 e 表示。最大载荷为 100~200g 的分析天平的分度值一般为 0.1mg，即万分之一天平；最大载荷为 20~30g 的分析天平其分度值一般为 0.01mg，即十万分之一天平。

天平的最大载荷与分度值之比称为检定标尺分度数，用 n 表示，$n = \max/e$。n 越大，天平的准确度级别越高。

(2) 天平级别   《中华人民共和国国际计量检定规程》(JJG 975 – 2002) 规定：天平按其检定标尺分度值 e 和检定标尺分度数 n 划分为四个准确度级别：特种准确度级高精密天平 (符号为 Ⅰ)、高准确度级精密天平 (符号为 Ⅱ)、中准确度级商用天平 (符号为 Ⅲ)、普通准确度级普通天平 (符号为 Ⅳ)。

按相对精度分级的特点简单明了，只要知道天平的级别和分度值就可知道它的最大称量；同样知道了级别和最大称量也可算出分度值。

3. 天平的选用   选择天平主要考虑称量的最大质量和要求的精度。首先是不能使天平超载，以免损坏天平；其次要按称量要求选择精度合适的天平，精度低，达不到测定要求的准确度，但滥用高精度天平，也会造成不必要的浪费。天平及砝码需要定时检定，一般检定时间的间隔不超过一年。

(二) 天平的使用

根据称取物质的质量和称量精度的要求，选择适宜的天平。选择好适宜的天平后，在使用天平前，应检查该天平的使用登记记录，了解天平前一次使用情况及天平是否处于正常使用状态。如天平处于正常使用状态，用软毛刷将天平盘上的灰尘轻刷干净，开启天平两侧玻璃门3～5分钟，使天平内外温度趋于一致，以免因天平内外温度、湿度不一致而产生变动性。关闭两侧玻璃门，启用和关闭天平，使天平各零部件落在正常位置上，这样在使用天平时变动性会小一些。称量前，应先调好零点。若有机械加码指数盘，应全部位于零点；具有骑码装置的天平，应将骑码置于骑码标尺零点位置的槽口处。

1. 机械分析天平的使用　如电光分析天平，一般有双盘电光分析天平、单盘电光分析天平两种。使用时，首先接通电源，关闭天平两侧门，轻轻转动开关手柄，使天平横梁落下，观察光屏上的法线或天平指针是否与标示牌上的"0"处相重合。如果离"0"处不远，可轻轻调节零点微调钮使其重合；如法线或指针离"0"处较远，应关闭天平，根据法线或指针偏离方向调节内部的平衡砣位置，再开启天平。将被测物质预先放置使与天平室温度一致（过热、过冷物品均不能放在天平内称量），先用台式天平称出被称物大约重量。开启天平侧门，将被测物置于天平载物盘的正中央；放入被称物时应戴手套或用带橡皮套的镊子取放，不应直接用手接触。用砝码专用镊子将砝码放于盘正中央，机械加码天平应轻轻转动砝码钮选择合适的砝码，使其加于砝码横梁上。关闭天平两侧门，轻轻转动开关手柄，并仔细观察光屏上的法线或天平指针的摆动方向，一般若光屏右移，说明砝码太重，相反则砝码太轻，应立即关闭天平。根据光屏法线或天平指针的偏移方向决定加减砝码（切记：必须在天平关闭状态下进行），直至天平处于平衡状态为止（光屏上法线或天平指针处于天平标牌刻度范围内即可）。根据砝码的加入量和光屏法线或指针所处的位置读取称量数据并记录。关闭天平，按放入时的要求取出被称物，从砝码盘上取下砝码放回砝码盒，机械加码天平需轻轻转动砝码钮使天平砝码盘空载。使用完毕，应在天平使用登记本上登记。登记内容应包括使用日期、被称量物质名称、称量次数、使用时间、使用前后的天平状态、使用人等。

双盘电光分析天平结构分为外框部分、立柱部分、横梁部分、悬挂系统、制动系统、光学读数系统、机械加码装置七个部分。如图2-2所示。

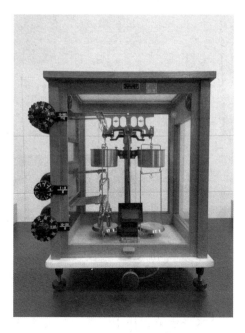

图2-2　双盘电光分析天平示意图

单盘电光分析天平也是按杠杆原理设计的，其横梁结构分不等臂和等臂两种形式。等臂单盘天平除只有一个秤盘外，其余部分的结构特点与等臂双盘天平大致相同。如图2-3所示。

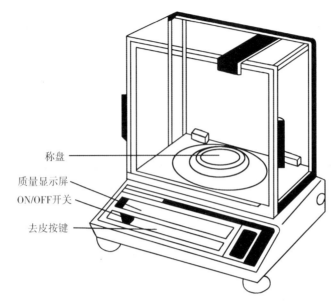

称盘
质量显示屏
ON/OFF开关
去皮按键

图2-3 单盘电光分析天平示意图

2. 电子分析天平的使用 电子分析天平是利用电子装置完成电磁力补偿的调节，使物体在重力场中实现力的平衡，或通过电磁力矩的调节，使物体在重力场中实现力矩的平衡。电子天平是现在最常使用的天平，有使用寿命长、性能稳定、灵敏度高、操作方便、称量速度快、精度高等特点。常用的为万分之一电子天平（图2-4）和十万分之一电子天平（图2-5）两种。

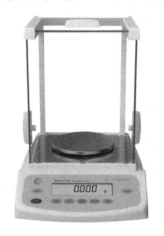

图2-4 万分之一电子天平

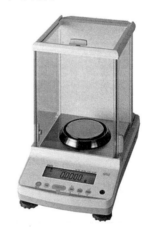

图2-5 十万分之一电子天平

操作时，应先接通电源，打开电源开关和天平开关，预热至少30分钟以上。可长期处于预热状态。天平预热后，按使用说明调整零点，一般电子天平均装有自动调零钮，轻轻按动即可自动调零。一般电子天平设有自检功能，应按使用说明书进行。

使用时，先要检查并调整天平至水平位置，检查电源电压是否匹配；接通电源，打开电源开关和天平开关，预热至少30分钟以上；预热后，按使用说明调整零点，一般电子天平均装有自动调零钮，轻轻按动即可自动调零；做好准备工作，进行称量。

称量结束后要按关机键进行关机，切断电源，罩好天平罩，并做好使用情况登记。

（三）称量方法

称量方法分为直接称量法、减重称量法和加重称量法。

1. 直接称量法　直接称量法简称直接法，指直接准确称取物品重量的方法。

（1）先将物品粗称，然后在分析天平上准确称量，按照天平的使用规则和称量程序进行。

（2）物品放左盘中央，右盘按粗称重量加克以上砝码。旋转指数盘加环码，按中间截取法由大到小试加。

（3）最后将砝码重量、指数盘读数和光幕读数三者相加，即是物品的重量。

2. 减重称量法　减重称量法简称减重法，它是利用两次称量之差，求得一份或多份样品重量的方法。此法快速、简便、准确。因分析实验一般要求一个试样需平行测定几份，采用减重法称量尤其简便。它是最常用的称量方法。

减重法称量器皿通常使用称量瓶（如被称物为液体，应使用液体称量瓶），称量瓶是带有磨口塞（可防止试样吸收空气中水分或 CO_2）的小玻璃瓶，是称量试样的专用容器。使用称量瓶时，不能用手直接拿取，需用洁净的纸条套住称量瓶，左手捏住纸条尾部。取放称量瓶也可戴上清洁的细纱手套，以防手的温度高或手上脏物沾污了称量瓶。

称量时所用的接受器皿、称量瓶和表面器皿均需事前洗净，称量瓶和表面皿进行烘干，备用。具体操作方法如下。

（1）先在托盘天平上粗称称量瓶重，然后取适量试样（一般为所需试样的总量），并粗称（瓶＋样）总重量。

（2）将盛有试样的称量瓶放入分析天平中，精确称量其重量，并记录数据为 W_1（g）。

（3）先减去与想要称量物品的量相等的砝码，再取出称量瓶，在接受器上方，打开瓶盖并倾斜。右手用小纸片捏住瓶盖轻轻敲击瓶口处，使试样一点点落入接受器皿中，直到较需要量略多时，直立称量瓶，敲击瓶身，使沾在瓶口处的试样落回瓶中，直至敲出量合乎要求，其重量记为 W_2（g）。

（4）计算第一份样品的质量 m_1（两次重量之差）：

$$m_1 = W_1 - W_2$$

取出称量瓶，用同样方法再敲出一份样品于另一接受器皿中，重新称量，记为 W_3（g），计算第二份样品质量 m_2：

$$m_2 = W_2 - W_3$$

（5）若需要多份样品，可照上法，继续倒出、称量……这样每再称量一次，就有一份样品被称好。使用时很方便。

3. 加重称量法　加重称量法又称指定重量称量法。此法是将试样加在干燥洁净且已准确称量过的表面皿或称量瓶内，添加样品后，增加重量即是指定称量的样品重量。这种方法一次只能称取一份样品，而且要求称量的样品量是固定的，不能多也不能少。本法适用于不易吸湿且不与空气中各组分发生化学作用的试样的称量。其称量方法如下。

（1）先准确称量器皿的重量 W_1（表面皿或称量瓶）。

（2）在右边增加指定重量的砝码。

（3）用牛角匙在称量器皿上添加样品，先略少于指定重量的样品，再逐渐添加至实验所需重量。当接近指定重量时，可将天平全打开，然后用左手拇指、中指及掌心稳住牛角匙，用食指轻轻弹动牛角匙柄，使少量样品缓缓落入称量器皿中，直至标线与指定重量的刻度相重合，此时得瓶与样品共重 W_2，指定重量即为 $W_2 - W_1$。操作要特别小心、仔细，加样不要过量，不然需取出重新称量。注意样品不准洒落在天平盘上。

（4）称量完毕，立即将样品定量地转移到接受器皿中。若样品为可溶性物质，沾在表面皿上的少量试样粉末，可用蒸馏水吹洗入接受器中。

（5）样品在称量和转移的过程中，均不可丢失，不然会引起误差。

（四）天平的使用规则

在使用天平时，必须严格按照下列规则进行操作。

1. 分析天平不要放置在空调下的边台上。搬动过的分析天平必须校正好水平，并对天平的计量性能进行全面检查，无误后才可使用。

2. 开启或关闭天平的动作应轻缓仔细。开启或关闭天平时，要待指针在正中时，才能开或关。

3. 称量时，不要开动和使用前门，应使用侧门，以防呼吸出的热量、水气和二氧化碳及气流影响称量。取、放被称物体和砝码时，可使用两侧门，关门时应轻缓。

4. 砝码只允许用专用镊子夹取，绝不允许用手直接接触砝码；砝码只能放在砝码盒或天平盘上，绝不能放在其他任何地方；每一架天平只能使用其专用砝码。

5. 称量时，开始加的砝码，应约等于被称物体的重量，然后依次增减砝码，直至天平平衡为止。在天平接近平衡状态之前，不应将开关全部开启，只能谨慎地部分开启，以判断需要增减砝码；在向盘内增减供试品后，再开启天平时，也不应将天平全部开启，只能谨慎地部分开启，以判断应增加还是减少供试品。

6. 天平处在开启状态时，绝对不可在秤盘上取放物品或砝码，包括不能转动机械加码指数盘以及开启天平门。取、放被称物及砝码必须在天平关闭时才能进行。

7. 在分析天平称样时，必须使用称量瓶，并根据称取重量选用大小适宜的称量瓶。称取吸湿、挥发性或腐蚀性物品时，应将称量瓶盖紧后称量，且尽量快速，注意不要将被称物（特别是腐蚀性物品）洒落在秤盘或底板上；称量完毕，被称物及时带离天平。

8. 同一个试验应在同一架天平上进行称量，以免由称量产生误差。称量完毕，及时将所称供试品从天平内取出，把砝码放回砝码盒内；若为机械天平，应将指数盘转回到零位；关好天平门。套上天平罩，做好天平使用情况记录。

❓ **想一想2-3**

称量中会存在哪些误差？

答案解析

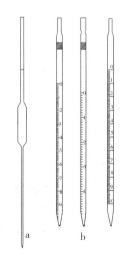

图2-6 移液管（a）及吸量管（b）

三、液体的量取

对于液体的样品，需要采用容量瓶、吸量管等进行量取。

（一）吸管 📱 微课2-1

吸管是用来准确移取一定体积液体的玻璃量器，包括无分度吸管和有分度吸管两类。无分度吸管统称移液管，用来准确移取一定体积的溶液，见图2-6（a）。它中间有一膨大部分，上部管颈上刻有一标线，此标线是按一定温度下（一般为20℃）放出液体的体积来刻度的。常用的移液管有5ml、10ml、25ml、50ml等规格。有分度吸管又称吸量管，用于准确移取不同体积的液体，常用的吸量管有1ml、2ml、5ml、10ml等规格。移液管标线部分管径较小，准确度较高；吸量管读数的刻度部分管径较大，准确度稍差，因此当量取整数体积的溶液时，常用相应大小的移液管而不用吸量管。用吸量管时，同一实验尽量用同一吸量管的同一部位。吸量管在仪器分析中配制系列溶液时应用较多，见图2-6（b）。

吸管的使用方法如下。

1. 洗涤　洗涤前要检查管的上口和尖嘴是否完整无损。移液管和吸量管一般先用自来水冲洗，若挂水珠，可用洗液洗涤，用洗液洗涤前，要尽量除去吸管中残留的水。

2. 吸取溶液　吸取溶液前，先用洗耳球吹尽管尖残留的水分，再用滤纸将管尖内外的水擦去，然后将待吸取溶液倒入一个洁净、干燥的小烧杯中，用与蒸馏水洗涤相同的方法，用欲移取的溶液润洗2~3次，以确保要移取的操作溶液浓度不变。吸取待吸溶液时，用右手的拇指和中指捏住吸管的上端将管尖插入液面下1~2cm，如图2-7（a）所示，管尖伸入液面不要太深或太浅，太深会在管外沾附过多溶液，太浅又会产生吸空。当管内液面借洗耳球的吸力而慢慢上升时，管尖应随容器中液面的下降而下降，当管内液面升高到刻度以上时，移去洗耳球，迅速用右手食指堵住管口（右手的食指应稍带潮湿，便于调节液面），将管上提，离开液面，用滤纸拭干管下端外部。

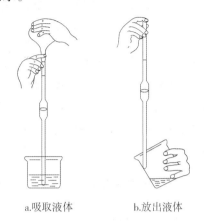

a.吸取液体　　b.放出液体

图2-7　吸取液体及放出液体

3. 调液面　取一个干燥洁净的小烧杯，将管尖靠在小烧杯的内壁上，保持管身垂直，烧杯略倾斜，稍松右手食指，用右手拇指及中指轻轻捻转管身，使液面缓慢而平稳下降，直到溶液弯液面的最低点与刻度线上边缘相切，视线与刻度线上边缘在同一水平面上，立即停止捻动并用食指按紧管口，保持容器内壁与吸管尖嘴接触，以除去吸附于管口端的液滴。

4. 放出溶液　取出吸管，立即伸入承接溶液的器皿中，仍使管尖接触器皿内壁，使容器倾斜而管直立，松开食指，让管内溶液自由地顺管壁流下，在整个排放和等待过程中，流液口尖端和容器内壁接触保持不动，如图2-7（b）所示，待液面下降到管尖后，需等待15秒再取出吸管。但残留在管末端的少量溶液，不可用外力强使其流出，因校准吸量管时已考虑了末端保留溶液的体积。若使用吸量管移取溶液，且所需溶液的体积不足吸量管的满刻度，放溶液时只要用食指控制管口，使液面慢慢下降至与所需刻度相切时，按住管口，随即将吸量管从接收容器中移开即可。

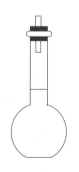

5. 清洗　吸管用后应立即用自来水冲洗，再用蒸馏水冲洗干净，放于吸管架上。
注意：吸管是精密的玻璃计量仪器，不可放在烘箱中烘干。

（二）容量瓶

容量瓶是一种细颈梨形平底的玻璃瓶，带有玻璃磨口塞或塑料塞。颈上有一标线，表示在所指定的温度（一般为20℃）下，当液体充满至标准线时瓶内液体的体积。容量瓶主要用于配制标准溶液或试样溶液，也可用于将一定量的浓溶液稀释成准确体积的稀溶液。通常有25ml、50ml、100ml、250ml、500ml、1000ml等多种规格，如图2-8所示。

图2-8　容量瓶

项目五　中药制剂样品的前处理

PPT

一、中药制剂样品前处理的概念

任何药物供临床使用之前都必须制成适合于医疗或预防应用的形式，称为剂型，例如片剂、注射剂、气雾剂、丸剂、散剂、膏剂等。

供测试的中药制剂样品有多种，如丸剂、片剂、散剂、膏剂、酊剂以及口服液等。如何制备其样品溶液，是需要考虑的问题。中药制剂样品的前处理就是根据待测定成分的物理性质、化学性质及存在于何种剂型中来决定其提取、分离与净化的方法。

二、中药制剂样品前处理的意义

中药制剂与西药制剂不同。西药制剂一般由原料药（一种或多种）纯品投料，其含量测定也测其主药的量，一般比中药制剂的含量测定简单得多，它的前处理也简单。而中药制剂大多由多种天然的植物（中药材）中提取其总有效部位与部分中药原粉组成，是一个多种成分的混合体。混合体表现出来的是组方多种成分的综合作用。到目前研究人员最多只能测其部分的、有限的或毒害成分的量来控制其质量。因此中药制剂样品的前处理是否合理、科学，直接影响到中药制剂成分的定量提取、被测成分的富集、除去杂质等，直接影响到中药制剂分析的专属性。

三、中药制剂样品前处理的方法

中药制剂样品的前处理主要有以下步骤：样品的粉碎（或分散）→提取→富集→供试溶液。

（一）样品的粉碎或分散

粉碎是指借助于机械力将大块固体物料制成适宜程度的碎块或细粉的操作过程；粉碎过程系由机械能转换成表面能的过程。

中药固体制剂一般体积较大，比表面积较小，不利于被测成分的提取和精制。粉碎或分散的目的主要是增大中药固体制剂的比表面积，增大制剂与提取溶剂的接触面积，有利于被测成分的提出。样品的粉碎或分散主要针对中药固体制剂。

大蜜丸的粉碎或分散的方法是用小刀或剪刀将其切成小块，加硅藻土研磨分散。如八珍丸的前处理，取大蜜丸9g，切碎，加硅藻土4.5g，研匀。加水50ml，研匀，再加水50ml，搅拌约20分钟，抽滤，残渣用水50ml洗涤后，在60℃干燥2小时后置索氏提取器中加乙醇提取。但应注意，硅藻土有一定的吸附能力，当用于蜜丸处理时，有些成分可能因被吸附而丢失，造成回收率降低。如六味地黄丸中的熊果酸能被硅藻土吸附，回收率降低，因此药典未采用此法。

水丸的粉碎或分散：可采用直接置于乳钵中进行研磨，研细即可进行成分提取。如九气拈痛丸的前处理，取本品5g，置研钵中研细，加浓氨试液1ml与三氯甲烷20ml，浸渍提取。

散剂的前处理较为简单，可采用直接加适宜的溶剂进行提取。如九分散的前处理加三氯甲烷和甲醇溶液提取。

片剂的粉碎或分散：可采用小刀刮去糖衣层，置乳钵中研细，加适宜的溶剂进行提取。如三七伤药片的前处理，取本品10片，除去糖衣，置乳钵中研细，加甲醇15ml，超声处理1小时，滤过，滤液蒸干，残渣加甲醇5ml使溶解，作为供试液。

颗粒剂的粉碎或分散：可把颗粒剂置研钵中研细。如九味羌活颗粒的前处理，取本品10g，置乳钵中研细，加水20ml，加热溶解后再进一步处理。

栓剂样品的粉碎或分散：可使用小刀将其切成小块，加适量水进行温浸，待基质冷凝后滤过或直接加适宜的溶剂提取。如双黄连栓（小儿消炎栓）的前处理，取本品1粒，切碎，加水20ml，置温水浴中，用10%氢氧化钠溶液调节pH至7.0～7.5使溶化，置冷处使基质凝固，滤过。如洋金花栓剂的前处理，取本品1粒用小刀切成小块后加三氯甲烷溶解后进行萃取即可得提取液。

软膏剂样品的粉碎或分散：由于软膏剂中基质存在而且占有很大比例，有时会将被测成分包住，妨碍其测定，所以可以根据被测成分、基质的理化性质和分析方法将基质分离再进行测定。①滤除基质的方法。取软膏一定量,加入适宜的溶剂,加热,使软膏液化,再放冷,待基质重新凝固后,滤除基质或将基质拨开,如此重复数次,合并滤液后测定。②提取分离法。在适宜的酸性或碱性介质中,先用不混溶的有机溶剂将基质提取后除去,而后进行测定。③灼烧法。如软膏中被测成分为无机化合物,经灼烧,基质分解除尽,然后对灼烧后的无机化合物进行测定。如老鹳草软膏剂的前处理,取本品 5g,加乙醇 10ml,置水浴上搅拌使熔化,放冷后,除去凝固的凡士林,加适宜的溶液进行提取。

橡胶膏剂样品的前处理:首先应进行除衬处理,另外,橡胶膏剂中所含的基质对所测成分有一定的干扰,需要进行分离和净化。例如测定含麝香酮成分的橡胶膏剂时,麝香酮与橡胶不易完全分离,可缓缓加入无水乙醇使橡胶形成絮状沉淀,分离除去后分析结果比较满意。如麝香活血化瘀膏的前处理,取麝香活血化瘀膏 4 片,撕去盖面,剪成小碎片,置烧杯中,加入三氯甲烷浸泡提取。

胶囊剂样品的前处理:将胶囊内药物全部倾出,再采用适宜的溶剂提取即可。但要注意样品的损耗。

微型胶囊剂的前处理:在微型胶囊中,药物颗粒被囊膜包裹,造成分析工作的困难。将药物提取分离的方法可根据囊膜材料和被测成分的性质进行。例如,囊膜材料以明胶为主,则可先用胃蛋白酶或胰蛋白酶将囊膜消化破坏,然后再根据药物的性质,选用适宜的溶剂将被测成分提取出来;若药物是挥发油类物质,则可用水蒸气蒸馏法。如囊膜材料是易为水渗透的乙基纤维素,而主要成分又可溶于水时,则可直接用水为溶剂加热提取。

气雾剂样品的前处理:中药气雾剂与其他剂型相比,药物的纯度相对较高,杂质含量较少。进行成分分析前,首先应将药物与抛射剂分离,然后再取样分析。由于抛射剂的易挥发性,所以一般采用微孔排气法从容器中排出抛射剂。余下的药物可视其所含成分的性质和相互干扰的程度,选用适当的方法分离后,进行鉴定和含量测定。如芸香草气雾剂的鉴别,取本品 1 瓶,冷却至 5℃左右,用微孔排气法(取橡胶管 1 根,两端各套上 6 号或 7 号注射针头,一端放入水中;再在容器的铝盖下穿一小孔,将另一端的注射针头插入瓶中,针头勿与瓶内液面接触),等抛射剂缓缓排出后,瓶内余液移置蒸发皿中,在水浴上蒸去乙醇,余存的油状物供鉴别使用。

半流体制剂样品的前处理:半流体制剂包括流浸膏、浸膏、煎膏等,对于这样的制剂可采用先用定量的水进行稀释,或直接加适当的提取溶剂进行提取即可。

胶剂的前处理:可先用水进行稀释,再进一步加溶剂进行提取。

(二)样品的提取

中药制剂样品粉碎或分散后,其比表面积增大,颗粒与溶剂之间的接触面增大,此时加入适宜的溶剂进行提取可得到粗提液。常用的提取方法有以下几种。

1. 浸渍法 是用定量的溶剂,在一定温度下,将药材浸泡一定的时间,以提取制剂成分的一种方法。如图 2-9 所示,将样品置带塞容器内,精密加入一定量适宜溶剂,摇匀后放置,浸泡提取,溶剂用量为样品重量的 6~10 倍,并称重。浸泡时间 12~48 小时,在浸泡期间应注意经常振摇,浸泡后再称重。一般用等分法取样品液测定和取总量样品液测定。前者当浸泡一定时间后,采用适宜滤器过滤,精密量取一定体积的滤液,与一定重量样品相当,进行测定称为等分法取样测定。若将样品置适当容器内,加入溶剂(可不定量),放置浸泡一定时间后,过滤,滤渣充分洗涤至提取完全,合并滤液与洗液,浓缩得残留物,置量瓶内,用溶剂稀释至一定体积,取总量测定,称总量测定。如大黄流浸膏中土大黄苷的含量测定,取本品适量,加甲醇 2ml,温浸 10 分钟,放冷,取上清液 10μl,点于滤纸上,以 45% 乙醇展开,取出,晾干,放置 10 分钟,置紫外灯(365nm)下观察,不得显持久的亮紫色荧光。

2. 渗漉法 将中药制剂的粗粉装入渗漉筒中,用适当的溶剂润湿膨胀 24~48 小时,然后不断地添加新溶剂。使其自上而下渗透过药材,自渗漉筒的下口收集提取液。常用仪器可见图 2-10。当溶剂渗进制剂,溶出成分比重加大而向下移动时,上层的溶液或稀浸液便置换其位置,造成良好的浓度差,使扩散能较好地进行，提取的过程是一种动态的过程，故浸出效果优于浸渍法。但应控制流速（宜成滴不宜成线），在渗漉过程中随时自药面上补充新溶剂，使药材中有效成分充分浸出为止。或当渗漉液颜色极浅或渗漉液的体积相当于原药材重量的 10 倍时，便可认为基本上已提取完全。特别适用于毒性药材、有效成分含量低的药材及贵重药材的浸出。但对新鲜易膨胀的药材，无组织结构的药材不宜应用渗漉法。

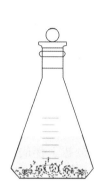

图 2-9　浸渍法

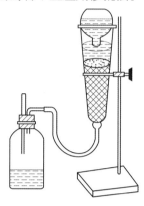

图 2-10　渗漉法

3. 回流法 微课 2-2　回流法是用乙醇等易挥发的有机溶剂提取药材成分，将浸出液加热蒸馏，其中挥发性溶剂馏出后又被冷凝，重复流回浸提器中浸提药材，这样周而复始，直至有效成分回流提取完全的方法。回流法可分为回流热浸法（图 2-11）和回流冷浸法。回流冷浸法是将药材饮片或粗粉装入索氏提取器内提取。操作时，将药材饮片置于浸出器的铜丝篮中，由贮液筒经阀加入有机溶剂，待浸出液充满虹吸管时，则自动经阀门流入蒸发锅中，在蒸发锅中被加热蒸发，蒸气沿导管进入冷凝器，经冷凝后又流入贮液筒中，再由阀门流入浸出器，反复浸提。当浸提完全时，将蒸气加入浸出器的夹层中，使药渣中的有机溶剂蒸发，并沿导管经三通阀进入冷凝器的蛇形管而被冷凝。但要注意，遇热易被破坏的成分提取不宜用此法。

4. 连续回流法　连续回流法主要用于挥发性有机溶剂提取中药制剂中的有效成分。连续提取法需用溶剂量较少，提取成分也较完全。实验室常用索氏提取器。连续提取法，一般需数小时（6~8 小时）才能提取完全，见图 2-12。

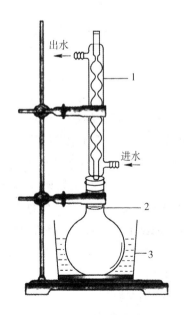

图 2-11　回流提取法

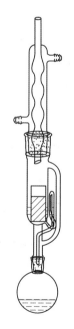

图 2-12　连续回流提取法

5. 水蒸气蒸馏法 水蒸气蒸馏法是将水蒸气通入含有挥发性成分的中药制剂中，使制剂中挥发性成分随水蒸气蒸馏出来的提取方法。本法适用于具挥发性，能随水蒸气蒸馏而不被破坏，与水不发生反应，又难溶或不溶于水的化学成分的提取、分离。见图2-13。

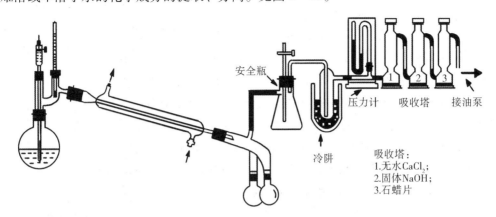

图2-13 水蒸气蒸馏法

6. 微量升华法 本法是利用中药制剂中所含的某些化学成分在加热到一定温度时升华，从制剂中分离出来，用适宜的方法收集升华物后，利用其所具有的某些理化性质进行分析。若制剂中两种以上药味都含有升华物质，且升华的温度不同，可控制升温分段收集，分别进行鉴别。如牛黄解毒片中冰片的鉴别，取本品1片，研细，进行微量升华，所得白色升华物，加新配制1%香草醛浓硫酸溶液1~2滴，液滴边缘渐显玫瑰红色。见图2-14。

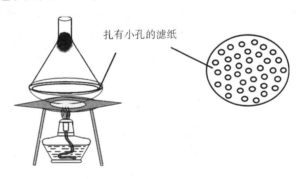

扎有小孔的滤纸

图2-14 微量升华法

7. 超声波提取法 本法是将样品置于适宜容器内，加入提取溶剂后，置于超声波振荡器中进行提取。本法提取效率高，经实验证明，一般样品30分钟即可完成提取。见图2-15。

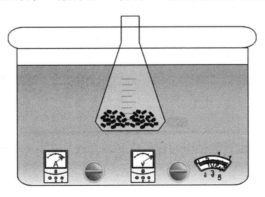

图2-15 超声波提取法

（三）样品有效成分的分离

中药制剂样品提取液一般来说体积较大、含量低、杂质多、干扰大。为提高分析效率，减小干扰，使分析结果更具有可靠性，常常需要对中药制剂中的有效成分进行分离，对提取液进一步精制和富集。

1. 液液萃取法 采用适宜的溶剂直接提取杂质，使之与欲测定成分分开，如用石油醚除去脂肪油等亲脂性色素；还可以利用欲测成分溶解度的性质，经反复处理，使其转溶于亲脂性溶剂和亲水性溶剂之间，以除去水溶性杂质和脂溶性杂质；也可利用欲测定成分的化学特性与酸性染料或大分子酸形成能溶于有机溶剂离子对的性质，对离子对进行萃取，以与杂质分开。如止喘灵注射液中总生物碱含量测定，精密量取本品 10ml，置分液漏斗中，加 1mol/L 氢氧化钠溶液 0.5ml，用三氯甲烷提取 4 次（10ml、10ml、5ml、5ml），合并三氯甲烷液，置具塞锥形瓶中，精密加硫酸滴定液（0.01mol/L）10ml 及新沸过的冷水 10ml，充分振摇，加茜素磺酸钠指示液 1～2 滴，用氢氧化钠滴定液（0.02mol/L）滴定至淡红色，并将滴定结果用空白试验校正。见图 2－16。

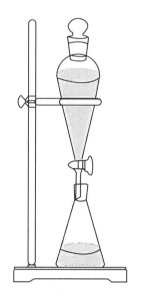

图 2－16 萃取法

2. 蒸馏法 利用某些欲测定的成分具有挥发性的特点，可采用蒸馏法，收集馏液进行含量测定，或某些成分经蒸馏分解产生挥发性成分，利用分解产物进行测定，但必须明确测定成分的结构，方可利用此法。见图 2－14 水蒸气蒸馏法。

3. 色谱法 吸附色谱（包括柱色谱、薄层色谱）、分配色谱（柱色谱、薄层色谱、纸色谱）、离子交换色谱、聚酰胺色谱及凝胶色谱皆可作为净化分离方法。色谱法往往是净化分离同时进行。依欲测定成分的性质，选择合适的净化剂，大多数情况下是将欲测定成分吸留后，使杂质留于溶液，然后再设法将欲测定成分洗脱下来，进行测定，即所谓经典微柱色谱法，此法亦称为液固萃取法。常用的净化剂为三氧化二铝、氧化镁、硅胶、活性炭、大孔树脂、离子交换树脂、硅藻土及键合相硅胶 C_{16}、C_{18} 等。目前有较多的商品预处理柱。采用色谱法进行净化分离应注意回收率是否合乎要求，并应进行空白试验以校正结果。如九味羌活颗粒的前处理，取本品 10g，置乳钵中研细，加水 20ml，加热溶解，放冷，加于已处理好的 DA－201 型大孔吸附树脂（内径约 1cm，柱长 2cm，湿法装柱；用水 50ml 预洗）上，用水 100ml 冲洗后，再用 60% 乙醇 30ml 洗脱，收集洗脱液，置水浴上蒸干，残渣加甲醇 2ml 使溶解，取上清液作为对照品溶液。再如小青龙颗粒剂的鉴别试验，取本品 13g，研细，加无水乙醇 30ml，超声处理 30 分钟，滤过，滤液置水浴上浓缩至约 1ml，加适量中性氧化铝在水浴上拌匀，干燥，装在一预先装填好的中性氧化铝小柱（200～300 目，10g，内径 15mm）以乙醇 70ml 洗脱，收集洗脱液，蒸干，残渣加乙醇 2ml 使溶解，作为供试品溶液。

样品经提取、净化与杂质分离后，一般测定总成分的含量（如总生物碱、总黄酮、总皂苷）即可进行。但欲测定总成分以前，要准确定量测定其中单一成分，常会遇到很多困难。应用色谱方法分离测定中药制剂中的化学成分，目前已有很大进展，高效液相色谱、高效薄层色谱、气相色谱、薄层扫描定量等常能在较短时间内将几种或几十种成分分离并定量测定，具体应用的实例将在各论中详细介绍。

作为最后分析手段，液相分析方法所用的样品液必须经过 0.45μm 的精滤，以免堵塞色谱柱。

实训四 常用仪器的清洗和校正

一、实训目的

1. 熟悉仪器的名称、规格、用途和注意事项。
2. 学习实验室常用的洗涤剂及其使用方法；掌握玻璃器皿的洗涤和干燥方法。
3. 学会常用仪器的校正方法。

二、实训原理

（一）常用洗涤液及使用方法

在分析工作中，仪器的洗涤是决定实验成功及实验结果准确与否的首要环节。实验要求不同，污物的性质和沾污的程度不同，所选的洗涤液也不同。化验室常用洗涤液有以下几种。

1. 铬酸洗涤液 铬酸洗涤液是实验室的常规洗液，由重铬酸钾与硫酸配制而成。重铬酸钾在酸性溶液中有很强的氧化能力。这种洗液对玻璃的侵蚀性小，洗涤效果好，但六价铬会污染水质，应注意废液的处理。

配制方法：将5g研细的重铬酸钾加入到10ml水中，加热使之溶解，冷却后，在不断搅拌下缓缓加入80ml浓 H_2SO_4，边加边搅拌，配好的洗涤液呈深褐色，冷却后倒入磨口瓶中备用。

铬酸洗涤液用于去除器壁残留油污及有机物。洗涤时，应先将仪器中的水尽量控净，然后用洗液刷洗或浸泡。洗涤完毕，洗液应倒回原瓶，不可随意乱倒。洗液可重复使用，当颜色变绿时即为失效。

2. 工业盐酸和草酸洗涤液 工业盐酸的浓溶液或盐酸溶液主要用于洗去碱性物质以及大多数无机物残渣。草酸洗涤液是将5~10g草酸溶于100ml水中，再加入少量的浓盐酸配成。主要用于洗涤除去沉积在器壁上的 MnO_2，必要时加热使用。

3. NaOH-乙醇洗涤液 取120g NaOH溶于120ml水中，再以95%乙醇稀释至1L。NaOH-乙醇洗涤液适于洗涤油污及有机物沾污的器皿，但由于碱的腐蚀作用，玻璃器皿不能用该洗涤液长期浸泡。

4. 碱性高锰酸钾洗涤液 此洗液作用缓慢温和，可用于洗涤器皿上的油污。其配法是将4g高锰酸钾溶于少量水中，然后加入10% NaOH溶液至100ml。使用时，倒入器皿中，5~10分钟后倒出，此时玻璃器皿上沾有褐色二氧化锰，可用浓盐酸或草酸洗液除去。碱性高锰酸钾洗液不应在所洗的玻璃器皿中长期保留。

5. 合成洗涤剂或洗衣粉配成的洗涤液 此类洗液高效、低毒，既能溶解油污，又能溶于水，对玻璃器皿的腐蚀性小，是洗涤玻璃器皿的最佳选择。其配法是：取适宜洗涤剂或洗衣粉溶于温水中，配成浓溶液。此洗液用于洗涤玻璃器皿效果很好，并且使用安全方便。但洗涤后最好再用6mol/L硝酸浸泡片刻，然后再用自来水充分洗净，继以少量蒸馏水冲洗数次。

6. 有机溶剂 沾有较多油脂性污物的玻璃仪器，尤其是难以使用毛刷洗刷的小件和形状复杂的玻璃仪器，如活塞内孔、吸管和滴定管的尖头、滴管等，可用汽油、甲苯、二甲苯、丙酮、酒精、三氯甲烷等有机溶剂浸泡清洗。

7. 碘-碘化钾溶液 取1g碘和2g碘化钾溶于水中，再用水稀释至100ml即可配成。使用过硝酸银溶液的玻璃器皿上留下的褐色沾污物可用该洗涤液洗涤。

（二）洗涤玻璃器皿的一般步骤

洗刷仪器时，应首先将手用肥皂洗净，免得手上的油污附在仪器上，增加洗刷的困难。

1. 水洗 根据要洗涤的玻璃仪器的形状选择合适的毛刷，如试管刷、烧杯刷、滴定管刷等。先用毛刷蘸水刷洗仪器，再用水冲去可溶性物质及刷去表面黏附的灰尘，但往往洗不去油污和有机物等。

2. 洗涤液洗 根据沾污的程度和性质分别采用适当的洗涤液洗涤或浸泡，然后用自来水冲洗 3 ~ 5次，再用蒸馏水淋洗 3 次（应顺壁冲洗并充分振荡，以提高冲洗效果）。

蒸馏水冲洗时应按少量多次的原则，即每次用少量的水，分多次冲洗，每次冲洗应充分振荡后，倾倒干净，再进行下一次冲洗。

洗干净的玻璃仪器，当倒置时，应该以仪器内壁均匀地被水润湿而不挂水珠为准。在定量分析实验中，仪器用蒸馏水冲洗后，残留水分用 pH 试纸检查，应为中性。

（三）比色皿的洗涤

分光光度计上的比色皿，在用于测定有机物之后，应以有机溶剂洗涤，必要时可用硝酸浸洗。但要避免用重铬酸钾洗液洗涤，以免重铬酸盐附着在玻璃上。用酸浸后，先用水冲净，再用去离子水或蒸馏水洗净晾干，不宜在烘箱中烘干。如应急使用时需要除去比色皿内的水分时，可先用滤纸吸干大部分水分后，再用无水乙醇或丙醇洗涤除尽残存水分，晾干后即可使用。

（四）特殊洗涤方法

1. 水蒸气洗涤法 有的玻璃仪器，主要是成套的组合仪器，除按上述要求洗涤之外，还要安装起来用水蒸气蒸馏法洗涤一定的时间。如凯氏微量定氮仪，每次使用前应将整个装置连同接收瓶用热蒸汽处理 5 分钟，以便除去装置中的空气和前次实验遗留的沾污物，从而减少实验误差。

2. 测定微量元素用的玻璃器皿洗涤 测定微量元素用的玻璃器皿用 10% HNO_3 溶液浸泡 8 小时以上，然后用纯水冲净。测磷用的仪器不可用含磷酸盐的洗涤剂洗，测铬的仪器不可用铬酸洗液，测锰的仪器不用高锰酸钾洗液洗涤。测锌、铁用的玻璃仪器酸洗后不能用自来水冲洗，必须直接用纯水洗涤。

3. 测定水中微量有机物的仪器洗涤 测定水中微量有机物的仪器可用铬酸洗液浸泡 15 分钟以上，然后用自来水、蒸馏水洗净。

4. 有细菌的器皿的洗涤 有细菌的器皿可用 170℃的热空气灭菌 2 小时。

5. 严重沾污的器皿的洗涤 严重沾污的器皿可置于高温炉中于 400℃灼烧 15 ~ 30 分钟。

凡是已洗净的仪器，绝不能再用抹布或纸去擦拭。否则，抹布或纸上的污物及纤维将会留在器壁上而沾污仪器。

（五）常用仪器的校正

1. 吸管的校正 根据国标《常用玻璃量器》（JJG 196 - 2006）中规定，移液管和吸量管的容量允差分别见表 2 - 13 及表 2 - 14。

表 2 - 13 移液管的容量允差

标称容量/ml		1	2	5	10	15	20	25	50	100
容量允差（±）/ml	A 级	0.007	0.010	0.015	0.020	0.025	0.030	0.030	0.050	0.08
	B 级	0.015	0.020	0.030	0.040	0.050	0.060	0.060	0.100	0.160

表 2 - 14 吸量管的容量允差

标称容量/ml		1	2	5	10	25	50
容量允差（±）/ml	A 级	0.008	0.010	0.025	0.05	0.10	0.10
	B 级	0.015	0.025	0.050	0.10	0.20	0.20

2. 容量瓶的校正 容量瓶必须符合《实验室玻璃仪器 单标线容量瓶》（GB 12806 – 2011）的要求，根据国标《常用玻璃量器》（JJG 196 – 2006）中规定，容量瓶的容量允差见表 2 – 15。

表 2 – 15 容量瓶的容量允差

标称容量/ml		1	2	5	10	25	50	100	200	250	500	1000	2000
容量允差 /ml	A 级	± 0.010	± 0.015	± 0.020	± 0.020	± 0.03	± 0.05	± 0.10	± 0.15	± 0.15	± 0.25	± 0.40	± 0.60
	B 级	± 0.020	± 0.030	± 0.040	± 0.040	± 0.06	± 0.10	± 0.20	± 0.30	± 0.30	± 0.50	± 0.80	± 1.20
分度线 宽度/mm		≤0.4											

容量瓶的校正既可采用绝对法，也可采用相对法。

（1）绝对校正法 在分析天平上称量一个洁净、干燥、带塞的容量瓶的质量（称量准确度应与容量瓶大小相对应，如校正 250ml 容量瓶应称准至 0.0001g），然后注入蒸馏水至标线，记录水温，用滤纸条吸干瓶颈内壁水滴，盖上塞子称重（称准至 0.0001g），两次称量之差即容量瓶容纳水的质量。依据表 2 – 14，求出容量瓶在 20℃时的真实容积。

（2）相对校正法 相对校正法是相对比较两容器所盛液体体积的比例关系。例如，250ml 容量瓶的容积是否为 25ml 移液管所放出液体体积的 10 倍，可用相对校正的方法来检验。

容量瓶和移液管的相对校正：洗净并晾干 250ml 容量瓶一个。再用一支洁净的 25.00ml 移液管移取蒸馏水 10 次于 250ml 容量瓶中，观察液面是否与容量瓶的刻度线相切。如不相切，可用纸条或透明胶带另作一标记。经相对校正后，此移液管和容量瓶应配套使用，因为此时移液管取一次溶液的体积是容量瓶容积的 1/10，同样方法可以校正其他容积的容量瓶。

绝对校正法是基本的方法，但是比较麻烦；相对校正法比较简单，但只限于两种仪器的相对关系，使用时受到一定的限制。

三、实训材料

1. 仪器 各种规格烧杯（50ml、100ml、250ml、500ml）、试管、玻璃漏斗、分液漏斗、表面皿、蒸发皿、量筒、锥形瓶、移液管、容量瓶、试管夹、试管架、试管刷、烘箱、酒精灯、电吹风机。

2. 试药 $K_2Cr_2O_7$、H_2SO_4（浓）等；去污粉、肥皂。

四、实训内容

1. 按照教师发给的实验仪器清单，领取玻璃仪器一套。领取仪器时应仔细清点，如发现不符合规格、数量以及有破损仪器时应在洗涤前及时调换。

2. 配制 $K_2Cr_2O_7$ – H_2SO_4 洗涤液。

配置法：称取重铬酸钾 10g 置于 400ml 烧杯内，加入 20ml 水，加热使之溶解。等冷却后，在不断搅拌下徐徐注入 175ml 浓硫酸即成。配好的洗液应为深褐色，储于细口瓶中备用。经多次使用后洗涤效率降低时，可加入适量的 $KMnO_4$ 粉末即可再生。用时防止它被水稀释。

3. 在教师指导下，对已领取的玻璃仪器分类，选择合适的方法进行清洗。

4. 将清洗干净的玻璃仪器依不同要求，采用不同方法（自然晾干、烘干、烤干、吹干等）进行干燥。

5. 将清洗、干燥过的玻璃仪器按指定位置（仪器橱、架等）存放好。

6. 移液管的校正：在分析天平上称量一个干净并干燥的 50ml 带磨口塞的锥形瓶的质量（称准至 0.0001g），用一支干净的 25ml 移液管移取蒸馏水至锥形瓶中，立即盖上盖子称重（称准至 0.0001g），计算水的质量，并求出移液管在 20℃时的容积。移液管必须符合 GB 12808 – 91 的要求，吸量管必须符合 GB 12807 – 91 的要求。

五、实训结果

总结玻璃仪器清洗的方法；计算移液管容量的误差，判断是否符合标准。

六、实训思考

1. 为保证实验结果的准确性，实验中要用的玻璃器皿都必须洗净到器壁能被水完全润湿、不挂水珠。你对这种观点有何想法？

2. 铬酸洗液是怎样配制的？配制过程中应注意什么？新配制的铬酸洗液是什么颜色？

3. 举例说明不同的玻璃器皿、不同的污物要用不同的洗涤剂、不同的清洗方法进行清洗。

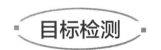 目标检测

答案解析

一、单项选择题

1. 大蜜丸的分散方法是（　　）

    A. 小刀切成小块   B. 小刀刮去糖衣层置研钵中研细

    C. 直接在研钵中研细   D. 用小刀切成小块，加硅藻土研磨分散

2. 水丸的粉碎方法是（　　）

    A. 小刀切成小块   B. 小刀刮去糖衣层置研钵中研细

    C. 直接在研钵中研细   D. 用小刀切成小块，加硅藻土研磨分散

3. 片剂的粉碎方法是（　　）

    A. 小刀切成小块   B. 小刀刮去糖衣层置研钵中研细

    C. 直接在研钵中研细   D. 用小刀切成小块，加硅藻土研磨分散

4. 栓剂的分散方法是（　　）

    A. 小刀切成小块   B. 小刀刮去糖衣层置研钵中研细

    C. 直接在研钵中研细   D. 用小刀切成小块，加硅藻土研磨分散

5. 下列属于样品精制分离方法的是（　　）

    A. 微量升华法   B. 回流法

    C. 浸渍法   D. 色谱法

6. 适用于挥发性成分提取的方法是（　　）

    A. 回流法   B. 水蒸气蒸馏法

    C. 浸渍法   D. 超声波提取法

7. 适用于升华性成分提取的方法是（　　）

    A. 回流法   B. 水蒸气蒸馏法

    C. 微量升华法   D. 超声波提取法

8. 《中国药典》2020 年版规定，六味地黄颗粒中丹皮酚的提取采用（　　）

    A. 浸渍法   B. 回流法

    C. 水蒸气蒸馏法   D. 微量升华法

9. 通常不用混合溶剂提取的方法是（　　）

    A. 冷浸法   B. 回流提取法

C. 超声提取法   D. 连续回流提取法

10. 下列方法中用于样品净化的是（　　）

    A. 高效液相色谱法   B. 气相色谱法

    C. 超声提取法   D. 固相萃取法

11. 称取"0.1g"系指称取量可为（　　）

    A. 0.06～0.14g   B. 0.05～0.15g

    C. 0.05～0.12g   D. 0.06～0.16g

12. 称取"2g"系指称取量可为（　　）

    A. 1.6～2.4g   B. 1.5～2.5g

    C. 1.75～2.25g   D. 1.5～2.45g

13. 称取"2.0g"系指称取量可为（　　）

    A. 1.65～2.45g   B. 1.95～2.15g

    C. 1.95～2.05g   D. 1.85～2.25g

14. 称取"2.00g"系指称取量可为（　　）

    A. 1.895～2.095g   B. 1.950～2.105g

    C. 1.995～2.055g   D. 1.995～2.005g

15. "精密称定"系指称取重量应准确至所取重量的（　　）

    A. 万分之一   B. 千分之一

    C. 百分之一   D. 十分之一

16. "称定"系指称取重量应准确至所取重量的（　　）

    A. 万分之一   B. 千分之一

    C. 百分之一   D. 十分之一

17. 取用量为"约"若干时，系指取用量不得超过规定量的（　　）

    A. ±5%   B. ±15%

    C. ±20%   D. ±10%

18. "精密量取滤液2ml"，系指用符合国家标准的2ml移液管准确量取滤液的量为（　　）

    A. 2ml   B. 2.0ml

    C. 2.00ml   D. 2.000ml

二、简答题

1. 烧器类通用玻璃制品有哪几种？

2. 实验室安全用电要注意哪些问题？

书网融合……

重点回顾

微课2-1

微课2-2

习题

第三单元　中药制剂的鉴别技术

学习目标

知识目标：

1. 掌握　显微鉴别法的原理和方法；薄层色谱法鉴别的原理和方法。

2. 熟悉　性状鉴别法的原理和方法；化学反应法鉴别的原理和方法；紫外－可见分光光度法鉴别的原理和方法；气相色谱法鉴别的原理和方法；高效液相色谱法鉴别的原理和方法。

技能目标：

1. 熟练掌握显微鉴别法、化学反应鉴别法、薄层色谱鉴别法的基本操作技能。

2. 学会依据药物的色、嗅、味、剂型等判断药物性状是否符合要求；学会运用紫外－可见分光光度法、高效液相色谱法、气相色谱法判断药物的真伪。

3. 能按照药品质量标准以及标准操作规程要求，独立完成鉴别任务。

素质目标：

具备实事求是、科学严谨的工作作风。

导学情景

情景描述：三七因其活血化瘀和保健的功效受到不少人追捧，三七粉的真假可以从颜色、味觉、化学等方面来进行鉴别。目前常用的鉴别方法如下。①看性状，若所购三七粉性状松散，呈面粉状，甚至还有少许磨不碎的植物叶脉纤维，即为假三七粉。②尝味道，真三七粉在嘴里苦中回甘，有三七特有味道，若太苦甚至苦味延伸至喉咙，则为假三七粉。③三七粉泡水，搅拌，出现泡沫不易散的为真品。④将三七粉撒入少量猪血内，猪血化为水状，为真三七；如不能溶血为假三七。

情景分析：三七粉泡水搅拌后会有气泡，很难搅匀，这是因为三七中含有丰富的三七皂苷。三七皂苷的特性反应是泡沫反应。三七皂苷还有溶血作用，所以其放入动物血中，能够溶血。

讨论：中药制剂鉴别的意义是什么？

学前导语：经验鉴别不能准确判断中药材的真伪，大多数中药制剂的鉴别需要多种鉴别方法进行配合，才能得到准确的结果，综合地去判断药物的真伪。

中药制剂的鉴别，系指根据中药制剂的性状、组方中各单味药材的组织学特征及所含化学物质的化学特性，利用一定的方法来确定中药制剂中原料药的组成，从而判断该制剂的真伪。

鉴别方法包括性状鉴别法、显微鉴别法和理化鉴别法，其中理化鉴别法包括化学反应法、分光光度法、色谱法等鉴别方法。

中药制剂化学成分非常复杂，干扰因素多，大多数中药制剂的鉴别需要多种鉴别方法进行配合，才能得到准确的结果，综合地去判断药物的真伪。

《中国药典》各品种项下的鉴别方法，仅适用于贮藏在有标签容器中的药物，用于证实是否为其所表示的药物。

项目一　性状鉴别法

中药制剂的性状鉴别包括《中国药典》中的"性状"与"物理常数"两项内容。中药制剂的性状项下记载了剂型以及内容物的颜色、气、味等方面。中药制剂的性状往往与投料的原料质量及生产工艺有关。原料药材质量有保证，生产工艺恒定则成品的性状应该是基本一致的，故制剂的性状在一定程度上反映了药品的质量特性。毒、麻、外用药等不描述味。

少数中药制剂还需要测定其物理常数，如相对密度、熔点、凝点、比旋度、折光率、pH 等。

一、性状鉴别

"性状"系指制剂除去包装、包衣或胶囊壳后的形状（形态）、色泽及气微等特征，对初步判断中成药的真伪和质量具有重要意义。

1. 形态　指中药制剂具有的物理聚集态。同一形态的药物，也有多种描述方法，如液体的形态包括黏稠液体、液体、澄明液体等。药物的形态发生改变，可能是由于质变、掺杂等引起。

2. 形状　制剂的形状与生产设备的模具有关，如栓剂可分为球形、圆锥形、鱼雷形、卵形、鸭嘴形等。

3. 色泽　指制剂在日光下呈现的颜色。制剂的色泽描述应准确。当以两种色调复合描述制剂的色泽时，应以后面一种颜色为主，如红棕色，以棕色为主；棕红色即以红色为主。当所描述的制剂具有两种不同颜色时，一般将常见的或质量好的颜色写在前面，如大山楂丸为棕红色或褐色。有的制剂贮藏期间颜色会变深，可根据实际情况规定颜色变化幅度，将两种颜色用"至"连接，如参苓白术散的颜色为黄色至灰黄色。

4. 气　制剂的气是靠嗅觉获取的，可分为香、芳香、清香、腥、臭、特异等。当气味不明显时，可用气微表示；当香气浓厚时用芳香浓郁来表示。

5. 味　制剂的味是靠味觉获取的，味可分为甜、酸、苦、辛、凉、涩、咸、辣、麻等，也可用混合味如清凉、辛凉、麻辣等进行描述。

6. 其他　含有滑石的制剂手捻有滑腻感；有些制剂因工艺和药物组成的原因具有光泽感等。

二、物理常数测定

物理常数包括相对密度、馏程、熔点、凝点、比旋度、折光率、黏度、吸收系数、碘值、皂化值和酸值等；其测定结果不仅对药品具有鉴别意义，也可反映药品的纯度，是评价药品质量的主要指标之一。

物理常数在药品标准中放在该药品的"性状"项下，测定方法收载在《中国药典》通则中。例如：八角茴香油相对密度在25℃时为 0.975 ~ 0.988，凝点不低于15℃，旋光度为 −2° ~ +1°，折光率为 1.553 ~ 1.560；肉桂油相对密度为 1.055 ~ 1.070，折光率为 1.602 ~ 1.614；牡荆油胶丸折光率为 1.485 ~ 1.500；薄荷脑熔点为 42 ~ 44℃，比旋光度为 −50° ~ −49°。

三、记录

应描述供试品的颜色和外形，如：本品为糖衣片，除去糖衣后显棕色。

外观性状符合规定者，也应做出记录，不可只记录"符合规定"这一结论；对外观异常者（如变色、异嗅、潮解、碎片、花斑等）要详细描述。

四、结果判定

中药制剂的外观性状应与国家药品标准规定的性状描述及《中国药典》2020年版四部制剂通则项下对剂型外观的要求（表3-1）一致时，判为符合规定；外观性状或物理常数不符合规定，判为不符合规定。

表3-1 中药制剂常见剂型及性状描述

剂型	性状	实例
蜜丸	球形固体制剂，外观圆整均匀、色泽一致、细腻滋润、软硬适中，分为大蜜丸和小蜜丸。除另有规定外，供制丸剂用的药粉应为细粉或最细粉；蜜丸所用蜂蜜需经过炼制后使用	大山楂丸：本品为棕红色或褐色的大蜜丸；味酸、甜
水蜜丸	球形或类球形固体制剂，外观圆整均匀、色泽一致，制备过程中须采用适宜方法进行干燥，水分含量不得超过12.0%	参茸保胎丸：本品为深褐色的水蜜丸；味甜、微辛
水丸	球形或类球形固体制剂，外观圆整均匀、色泽一致，制备过程中须采用最适宜方法进行干燥，水分含量不得超过9.0%	二十五味松石丸：本品为黑色的水丸；气香，味苦
散剂	粉末状制剂，混合均与、色泽一致、干燥、疏松、粉末有细度要求，水分含量不得超过9.0%	活血止痛散：本品为灰褐色的粉末；气香，味辛、苦、凉
颗粒剂	具有一定粒度的颗粒状制剂，除另有规定外，不能通过一号筛与能通过五号筛的总和不得超过15%，水分含量不得超过9.0%	一清颗粒：本品为黄褐色的颗粒；味微甜、苦
片剂	片状或异形片状制剂，外观应完整光洁、色泽均匀，有适宜的硬度	三黄片：本品为糖衣片或薄膜衣片，除去包衣后显棕色；味苦、微涩
锭剂	饮片细粉与适宜黏合剂（或利用药材本身的黏性）制成的不同形状的固体制剂，外观平整光滑、色泽一致，无飞边、裂隙、变形及空心	万应锭：本品为黑色光亮的球形小锭；气芳香，味苦，有清凉感
煎膏剂	药材水煎浓缩液加炼蜜或糖（或转化糖）制成的半流体制剂，相对密度符合各品种项下有关规定	夏枯草膏：本品为黑褐色稠厚的半流体；味甜、微涩
糖浆剂	药材提取物的浓蔗糖水溶液，含蔗糖量应不低于45%（g/ml），除另有规定外，糖浆剂应澄清，允许有少量摇之易散的沉淀	川贝枇杷糖浆：本品为棕红色的黏稠液体；气香，味甜，微苦，凉
贴膏剂	提取物、饮片或和化学药物与适宜的基质和基材制成的供皮肤贴敷的一类片状外用制剂，包括橡胶膏剂、凝胶膏剂和贴剂等，应涂布均匀，膏面应光洁、色泽一致，无脱膏和失黏现象，背衬面应平整、洁净，无漏膏现象	伤湿止痛膏：本品为淡黄绿色至浅黄色片状橡皮膏；气芳香
合剂	口服液体制剂，应澄清，允许有少量摇之易散的沉淀。单剂量灌装者也可称为"口服液"	小青龙合剂：本品为棕褐色至棕黑色的液体，气微香，味甜、微辛 清开灵口服液：本品为棕红色的液体；味甜、微苦
滴丸剂	球形或类球形制剂，外观应圆整均匀、色泽一致，无粘连现象，表面无冷凝介质黏附	复方丹参滴丸：本品为棕色的滴丸，或为薄膜衣滴丸，除去包衣后显黄棕色至棕色；气香，味微苦
胶囊剂	硬胶囊：均匀粉末、细小颗粒、小丸、半固体或液体填充于空心胶囊中形成的胶囊剂 软胶囊（胶丸）：提取物、液体药物或适宜辅料混匀后用滴制法或压制法密封于软质囊材中的胶囊剂	牛黄上清胶囊：本品为硬胶囊，内容物为棕黄色至深棕色的粉末；气香，味苦 牡荆油胶丸：本品为黄棕色的透明胶丸，内容物为淡黄色至橙黄色的油质液体；有特殊香气；折光率为1.485~1.500
酒剂	饮片用蒸馏酒提取制成的澄清液体制剂	舒筋活络酒：本品为棕红色的澄清液体；气香，味微甜、略苦
酊剂	饮片用规定浓度的乙醇提取或溶解而制成的澄清液体制剂，有一定的乙醇浓度，久置易产生沉淀	藿香正气水：本品为深棕色的澄清液体（贮存略有沉淀）；味辛、苦
膏药	饮片、食用植物油与红丹或官粉炼制成膏料，摊涂于裱褙材料上的外用制剂，有黑、白药两类。膏体应油润细腻、光亮、老嫩适度、摊涂均匀、无飞边缺口。黑膏药应乌黑、无红斑，白膏药应无白点	狗皮膏：本品为摊于兽皮或布上的黑膏药

续表

剂型	性状	实例
注射剂	注射液：溶液型和乳状液，供静脉滴注用的又称为静脉输液剂 注射用无菌粉末：无菌粉末或无菌块状物 注射用浓溶液：无菌浓缩液	灯盏细辛注射液：本品为棕色的澄明液体
栓剂	供腔道给药的固体制剂，外形应完整光滑，塞入腔道后应无刺激性，应能融化、软化或溶化	麝香痔疮栓：本品为灰黄色至棕褐色弹头形或鱼雷形的栓剂；气清香

♥ 药爱生命

　　中药制剂和剂型在中国使用甚早。夏商时代（约公元前 21 世纪至公元前 11 世纪）已有药酒、汤液的制作和应用。两宋时代（公元 960—1279 年）是中国中成药大发展的时期。1076 年宋政府在京都设立了太医院卖药所（后改称太平惠民局）及修合药所（后改称和剂局），制备丸、散、膏、丹等成药出售，其后又在全国各地设置分支机构多所，此为中国官营商业性药房之始。为了给成药生产提供依据，于 1078 年由陈师文等人修订的《太平惠民和剂局方》出版，尔后又经数次增补，载方由 297 首增至 788 首，成为中国第一部中药制剂规范，其收载的很多方剂和制法至今仍为传统中成药制备与应用时沿用。

项目二　显微鉴别法

PPT

　　中药制剂的显微鉴别，是指利用显微镜来观察中药制剂中饮片的组织、细胞或内含物等特征进行鉴别的方法。显微鉴别法操作简单、快速、准确，是中药制剂鉴别的常用方法之一，适用于含饮片粉末的中药制剂，如片剂、散剂、丸剂等。对于饮片提取物制成的制剂，如口服液、酊剂等，由于饮片原有的组织结构被破坏，故不能采用显微鉴别法进行鉴别。

　　《中国药典》一部收录的所有含饮片粉末的中药制剂，都增加或修订了显微鉴别的内容。

　　中药制剂的显微鉴别，应分析处方，选用能相互区别、互不干扰且能表明该饮片存在的显微特征作为鉴定依据。对于组成药味较多的复方制剂，可选择主药、贵重药、毒性药或易混乱品种进行重点观察。

一、方法

（一）仪器与用具

　　显微镜、刀片、镊子、研钵、酒精灯、铁三脚架、石棉网、滴瓶、试管、试管架、滴管、玻璃棒、载玻片、盖玻片、量筒、铅笔、滤纸、火柴等。

（二）试液

　　1. 水合氯醛试液　　能使已收缩的细胞膨胀，可溶解淀粉粒、蛋白质、叶绿体、树脂、挥发油等，便于清楚地观察组织构造或草酸钙结晶。水合氯醛透化后不待放冷即滴加甘油乙醇液，以防水合氯醛析出结晶而妨碍观察。如需观察菊糖等一些多糖物质，则加水合氯醛试液不加热（冷装片）观察。

　　2. 甘油醋酸试液（斯氏液）　　为常用封藏液，专用于观察淀粉粒形态，可使淀粉粒保持原形，便于测量其大小。

　　3. 甘油乙醇试液　　为封藏液，也是软化剂，常用于保存植物性材料及临时切片，有软化组织的作用。

此外，还有苏丹Ⅲ试液、钌红试液、间苯三酚试液、碘试液、硝酪酸试液、α-萘酚试液、硝酸汞试液（米隆试液）、氯化锌碘试液等。以上试液，均应符合《中国药典》2020年版四部通则8002试液项下的规定。

（三）操作方法

1. 制片

（1）供试品粉末制备　按照剂型不同，分别处理供试品，部分剂型的粉末制备方法见表3-2。

表3-2　部分剂型的粉末制备方法

剂型	供试品粉末制备
散剂、胶囊剂	直接取适量粉末（应研细）装片
片剂	取2~3片（包衣者除去包衣），研碎后取适量粉末装片
蜜丸	将药丸切开，从切面由外至中央挑取适量样品，或用水脱蜜后，吸取沉淀物少量装片
水丸、糊丸、水蜜丸	取数丸，置研钵中研成粉末，取适量粉末装片
锭剂	取1~2锭，置研钵中研成粉末，取适量粉末装片

（2）将供试品制片　挑取供试品粉末（必要时过四号筛）少许，置载玻片上，滴加甘油醋酸试液、水合氯醛试液或其他适宜的试液，盖上盖玻片。必要时，加热透化。根据观察对象不同，分别制片1~5片。

2. 观察　中药制剂的成分非常复杂，为便于观察常将制剂的粉末或提取液滴加适当的化学试剂后制成标本，利用显微镜观察细胞壁、细胞内含物或某些化学成分出现的变色、溶解、产生结晶或气泡等现象，以对中药制剂进行真伪鉴别。细胞内含物及细胞壁性质的显微鉴别见表3-3。

表3-3　显微鉴别

细胞内含物及细胞壁		检定观察
细胞内含物	淀粉粒	加碘试液，显蓝色或紫色 用甘油醋酸试液装片，置偏光显微镜下观察，未糊化的淀粉粒显偏光现象，已糊化的无偏光现象
	糊粉粒	加碘试液，显棕色或黄棕色 加硝酸汞试液，显砖红色
	脂肪油、挥发油或树脂	加苏丹Ⅲ试液，显橘红色、红色或紫红色
	菊糖	加10%α-萘酚乙醇试液，再加硫酸，显紫红色并溶解
	黏液质	加钌红试液，显红色
	草酸钙结晶	加稀醋酸不溶解；加稀盐酸溶解而无气泡产生 加硫酸溶液（1→2）逐渐溶解，片刻后析出针状硫酸钙结晶
	碳酸钙结晶	加稀盐酸溶解，同时有气泡产生
	硅质	加硫酸不溶解
细胞壁	木质化	加间苯三酚试液1~2滴，稍放置，加盐酸1滴，显红色或紫红色 加氯化锌碘试液，显黄棕色
	木栓化	加苏丹Ⅲ试液，稍放置或微热，显橘红色或红色
	纤维素	加氯化锌碘试液，或先加碘试液湿润后，稍放置，再加硫酸（33→50），显蓝色或紫色
	硅质化	加硫酸无变化，加氢氟酸溶解

3. 测量　显微测量是应用显微量尺在显微镜下测量细胞及细胞内含物等大小的一种方法，是中药制剂显微鉴别的重要手段之一。测量可用目镜测微尺进行。如浙贝母淀粉粒直径为6~56μm。

二、注意事项

1. 中药制剂的显微鉴别仅限于含饮片粉末入药的剂型。

2. 显微鉴别时，应选取药材在该制剂中易观察到的、专属性强的 1～2 个显微特征作为鉴别依据，两味或两味以上药材所共有的显微特征，不能作为鉴别指标。

3. 中药制剂的原料药材包括植物药、动物药、矿物药，来源于相同药用部分的药材显微特征具有一定的规律性，在显微鉴别时，应根据处方原料的来源，有重点地进行观察，提高鉴别的准确性。

4. 装片时所选用的试液，一般与原药材粉末显微鉴别相同，如用甘油醋酸试液、稀甘油或其他试液装片观察淀粉粒；用水合氯醛装片不加热观察菊糖；用水合氯醛加热透化后观察细胞组织特征。

三、记录

除用文字详细描述组织特征外，可根据需要用铅笔绘制简图，并标出各特征组织的名称。

中药制剂粉末的特征组织图中，应着重描述特殊的组织细胞和含有物，如未能检出某应有药味的特征组织，应注明"未检出XX"；如检出不应有的某药味，则应画出其显微特征图，并注明"检出不应有的XX"。

四、结果判定

规定的显微特征全部检出，判为符合规定；否则，判为不符合规定。

（一）应用实例

实例3.1　三黄片的显微鉴别

【处方】大黄300g　盐酸小檗碱5g　黄芩浸膏21g

【制法】以上三味，黄芩浸膏系取黄芩，加水煎煮三次，第一次1.5小时，第二次1小时，第三次40分钟，合并煎液，滤过，滤液用盐酸调节pH值至1～2，静置1小时，取沉淀，用水洗涤使pH值至5～7，烘干，粉碎成细粉。取大黄150g，粉碎成细粉；剩余大黄粉碎成粗粉，用30%乙醇回流提取三次，滤过，合并滤液，回收乙醇并减压浓缩成稠膏，加入大黄细粉、盐酸小檗碱细粉、黄芩浸膏细粉及适量辅料，混匀，制成颗粒，干燥，压缩成1000片，包糖衣或薄膜衣；或压制成500片，包薄膜衣，即得。

【性状】本品为糖衣或薄膜衣片，除去包衣后显棕色；味苦、微涩。

【鉴别】取本品，置显微镜下观察：草酸钙簇晶大，直径60～140μm（大黄）。显微特征图见图3－1。

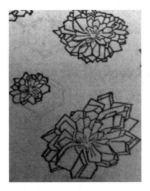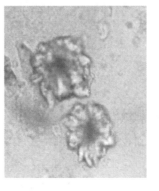

图3－1　三黄片显微特征图

实例3.2 小儿清热片的显微鉴别

【处方】黄柏117.6g 灯心草23.5g 栀子117.6g 钩藤47g 雄黄47g 黄连70.6g 朱砂23.5g 龙胆47g 黄芩117.6g 大黄47g 薄荷素油0.47g

【制法】以上十一味，除薄荷素油外，朱砂、雄黄分别水飞成极细粉；黄连、大黄粉碎成细粉；黄柏、龙胆用70%乙醇渗漉，收集渗漉液，回收乙醇，浓缩成稠膏；其余灯心草等四味加水煎煮二次，每次2小时，合并煎液，滤过，滤液浓缩成稠膏，与上述稠膏及粉末混匀，干燥，粉碎，制成颗粒，干燥，加入薄荷素油，压制成1000片，包糖衣，即得。

【性状】本品为糖衣片，除去糖衣后显棕黄色；气特异，味苦。

【鉴别】取本品，置显微镜下观察：纤维束鲜黄色，壁稍厚，纹孔明显（黄连）。不规则碎块金黄色或橙黄色，有光泽（雄黄）。不规则细小颗粒暗红色，有光泽，边缘暗黑色（朱砂）。草酸钙簇晶大，直径60～140μm（大黄）。显微特征图见图3－2。

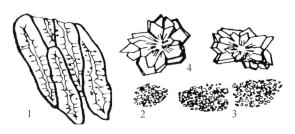

图3－2 小儿清热片显微特征图
1. 纤维素；2. 碎块；3. 细小颗粒；4. 草酸钙簇晶

实例3.3 五苓散的显微鉴别

【处方】茯苓180g 泽泻300g 猪苓180g 肉桂120g 炒白术180g

【制法】以上五味，粉碎成细粉，过筛，混匀，分装，即得。

【性状】本品为淡黄色的粉末；气微香，味微辛。

【鉴别】取本品，置显微镜下观察：不规则分枝状团块物，无色，遇水合氯醛试液溶化；菌丝无色或淡棕色，直径4～6μm（茯苓）。菌丝黏结成团，大多无色；草酸钙方晶正八面体形，直径32～60μm（猪苓）。薄壁细胞类圆形，有椭圆形纹孔，集成纹孔群；内皮层细胞垂周壁波状弯曲，较厚，木化，有稀疏细孔沟（泽泻）。草酸钙针晶细小，长10～32μm，不规则地充塞于薄壁细胞中（炒白术）。纤维单个散在，长梭形，直径24～50μm，壁厚，木化；石细胞类方形或类圆形，壁一面菲薄（肉桂）。显微特征图见图3－3。

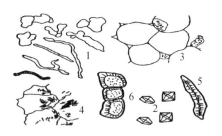

图3－3 五苓散显微特征图
1. 菌丝；2. 八面体形草酸钙方晶；3. 薄壁细胞；4. 草酸钙结晶；5. 纤维；6. 石细胞

PPT

项目三 理化鉴别法

中药制剂的理化鉴别是利用中药制剂中所含化学成分的某些理化性质，通过某种化学反应或光谱法、色谱法等现代分析方法和技术检测制剂中的相关成分，从而判断该制剂的真伪。《中国药典》2020年版收载的理化鉴别方法有：化学反应鉴别法、微量升华鉴别法、光谱鉴别法、色谱鉴别法等。中药制剂组成成分复杂，在进行检测时，可根据被测成分的理化性质以及其他共存物的情况进行方法的合理选择，从而确保鉴别结果的真实性和可靠性。

一、化学反应鉴别法

(一) 概述

本法是利用中药制剂中的指标成分与适宜的检测试剂发生化学反应,根据所产生的颜色、沉淀或气体等现象,初步判断某些药味或某些化学成分的有无。该法操作简便、快速、易行,但专属性差。

中药制剂的成分复杂,干扰因素多。在化学反应鉴别前应对样品进行提取、分离、纯化,除去干扰物质,从而改善该方法的专属性。具体的分离精制方法要与被鉴别成分的性质、干扰成分的性质和化学反应条件相适应。

化学反应鉴别法主要用于制剂中含有的生物碱、黄酮类、蒽醌类、皂苷类、香豆素类、挥发性成分、氨基酸、蛋白质以及各类矿物类成分的鉴别。

1. 生物碱 生物碱是广泛存在于自然界中的一类含氮的碱性有机化合物。迄今为止已经发现10000种左右,是中药中一类非常重要的天然有机化合物,许多中药及其制剂的有效成分都为生物碱类成分,如黄连、黄柏、延胡索、川贝母等,《中国药典》2020年版(一部)收载的川贝雪梨膏(川贝母)、止喘灵注射液(洋金花)、马钱子散(马钱子)等。常见的生物碱沉淀试剂见表3-4。

表3-4 常见生物碱沉淀试剂

生物碱沉淀试剂	化学式	沉淀反应结果
碘-碘化钾(Wagner)	$KI - I_2$	红棕色沉淀
碘化铋钾(Dragendoff)	KBI_4	黄色至橘红色无定形沉淀
碘化汞钾(Mayer 试剂)	K_2HgI_4	类白色沉淀
硅钨酸(Bertrand 试剂)	$SiO_2 - 12WO_3$	灰白色沉淀
三硝基苯酚(Hager 试剂)	$C_6H_3N_3O_7$	黄色沉淀

实例3.4 川贝雪梨膏的鉴别

【处方】梨清膏400g 川贝母50g 麦冬100g 百合50g 款冬花25g

【制法】以上五味,梨清膏系取鲜梨,洗净,压榨取汁,梨渣加水煎煮2小时,滤过,滤液与上述梨汁合并,静置24小时,取上清液,浓缩成相对密度为1.30(90℃)。川贝母粉碎成粗粉,用70%乙醇作溶剂,浸渍48小时后进行渗漉,收集渗漉液,回收乙醇,备用;药渣与其余麦冬等三味加水煎煮二次,第一次4小时,第二次3小时,合并煎液,滤过,滤液静置12小时,取上清液,浓缩至适量,加入上述川贝母渗漉液及梨清膏,浓缩至相对密度为1.30(90℃)的清膏。每100g清膏加入用蔗糖400g制成的转化糖,混匀,浓缩至规定的相对密度,即得。

【鉴别】取本品20g,加水20ml及碳酸钠试液5ml,搅匀,用乙醚20ml振摇提取,分取乙醚液,挥干,残渣加1%盐酸溶液2ml使溶解,滤过,滤液分置二支试管中。一管中加碘化铋钾试液1~2滴,生成红棕色沉淀;另一管中加碘化汞钾试液1~2滴,呈现白色浑浊。

本法利用生物碱沉淀反应鉴别川贝母中生物碱类成分的存在,即在碱性条件下,用乙醚提取,再在酸性条件下分别滴加碘化铋钾和碘化汞钾试液进行反应,均出现阳性结果,可以更好地说明生物碱类成分的存在。

实例3.5 马钱子散的鉴别

【处方】制马钱子适量(含士的宁8.0g) 地龙(焙黄)93.5g

【制法】以上二味,将制马钱子、地龙(焙黄)分别粉碎成细粉,配研,过筛,即得。

【鉴别】取本品1g,加浓氨试液数滴及三氯甲烷10ml,浸泡数小时,滤过,取滤液1ml蒸干,残渣加稀盐酸1ml使溶解,加碘化铋钾试液1~2滴,即生成黄棕色沉淀。

本法利用生物碱沉淀反应鉴别马钱子中生物碱类成分的存在，为避免蛋白质、氨基酸（地龙）的干扰，在碱性条件下，用三氯甲烷进行提取，然后加酸水溶解沉淀后和碘化铋钾试液反应的方法鉴别。

生物碱鉴别试验的注意事项如下。

（1）反应条件　生物碱沉淀反应需要在酸性水溶液或稀醇溶液中进行，碱性条件下本身将产生沉淀。

（2）样品预处理　需采用适当的方法预处理，如采用有机溶剂提取纯化供试品溶液，以排除干扰，提高反应的专属性。

（3）防止假阳性或假阴性结果　中药提取液中的氨基酸、蛋白质、多糖等成分也可与生物碱沉淀试剂生成沉淀，出现假阳性结果；少数生物碱如麻黄碱等小分子生物碱不与生物碱沉淀试剂反应，则出现假阴性结果。

（4）结果判断　需要多种沉淀试剂进行反应，均发生沉淀，可初步判断生物碱类成分的存在；对于药味的存在与否需配合其他方法。

2. 黄酮　黄酮类化合物是广泛存在的一大类化合物。常见的含有黄酮类的中药有山楂、黄芩、葛根、陈皮等。最常见的鉴别方法是盐酸－镁粉反应，阳性结果呈红色。如《中国药典》中收载的采用此法鉴别的制剂有大山楂丸（山楂）、牛黄解毒片（黄芩）等。此外，银黄口服液采用碱性硝酸钠－硝酸铝鉴别。

实例 3.6　大山楂丸的鉴别

【处方】山楂 1000g　六神曲（麸炒）150g　炒麦芽 150g

【制法】以上三味，粉碎成细粉，过筛，混匀；另取蔗糖 600g，加水 270ml 与炼蜜 600g，混合，炼至相对密度约为 1.38（70℃）时，滤过，与上述粉末混匀，制成大蜜丸，即得。

【鉴别】取本品 9g，剪碎，加乙醇 40ml，加热回流 10 分钟，滤过，滤液蒸干，残渣加水 10ml，加热使溶解，用正丁醇 15ml 振摇提取，分取正丁醇液，蒸干，残渣加甲醇 5ml 使溶解，滤过。取滤液 1ml，加少量镁粉与盐酸 2～3 滴，加热 4～5 分钟后，即显橙红色。

山楂中富含黄酮类成分，本法通过黄酮类成分的盐酸－镁粉鉴别反应来初步判断制剂中山楂的存在。

3. 蒽醌　常见的含有蒽醌成分的中药有大黄、虎杖、何首乌、番泻叶等。采用碱液进行鉴别，《中国药典》中收载的采用此法鉴别的有大黄流浸膏、养心定悸膏等。

实例 3.7　大黄流浸膏的鉴别

本品为大黄经加工制成的流浸膏。

【制法】取大黄（最粗粉）1000g，用 60% 乙醇作溶剂，浸渍 24 小时后，以每分钟 1～3ml 的速度缓缓渗漉，收集初漉液 850ml，另器保存，继续渗漉，至渗漉液色淡为止，收集续漉液，浓缩至稠膏状，加入初漉液，混匀，用 60% 乙醇稀释至 1000ml，静置，俟澄清，滤过，即得。

【鉴别】取本品 1ml，加 1% 氢氧化钠溶液 10ml，煮沸，放冷，滤过。取滤液 2ml，加稀盐酸数滴使呈酸性，加乙醚 10ml，振摇，乙醚层显黄色，分取乙醚液，加氨试液 5ml，振摇，乙醚层仍显黄色，氨液层显持久的樱红色。

本法利用大黄蒽醌类成分在碱性条件（加 1% 氢氧化钠）下可溶于水，酸性（加稀盐酸）条件下溶解于乙醚，并利用了大黄蒽醌类成分的碱液反应进行鉴别。

4. 皂苷　以皂苷为主要成分的中药主要有人参、三七、远志、甘草、黄芪、桔梗等。

《中国药典》中收载的用泡沫反应、显色反应鉴别的有柴胡口服液、养心定悸膏、灵宝护心丹等。

泡沫反应为样品溶液经强力振摇后，产生持久性泡沫。中药成分复杂多样，故此法对于含皂苷的原料药的鉴别更为合适。

常见的显色反应有以下几种。

（1）醋酐浓硫酸反应　样品溶液经三氯甲烷提取，滴加醋酐-浓硫酸试液，甾体皂苷显红-紫-蓝-污绿色，三萜皂苷显红-紫-蓝色。

（2）三氯化锑或五氯化锑反应　样品溶液加三氯化锑或五氯化锑的三氯甲烷溶液，甾体皂苷三氯甲烷层多显黄色，三萜皂苷三氯甲烷层多显紫蓝色。

（3）浓硫酸反应　样品的三氯甲烷提取液滴加浓硫酸后，三氯甲烷层显红色或蓝色，硫酸层显绿色荧光。

实例3.8　人参总皂苷的鉴别

本品为五加科植物人参的干燥根及根茎经加工制成的总皂苷。

【制法】取人参，切成厚片，加水煎煮二次，第一次2小时，第二次1.5小时，煎液滤过，合并滤液，通过D101型大孔吸附树脂柱，水洗脱至无色，再用60%乙醇洗脱，收集60%乙醇洗脱液，滤液浓缩至相对密度为1.06～1.08（80℃）的清膏，干燥，粉碎，即得。

【鉴别】取本品0.1g，置试管中，加水2ml，用力振摇，产生持久性泡沫。因本品为人参总皂苷提取物，较之复杂的制剂组成成分较为单一，故可采用泡沫反应进行鉴别，但仍需结合其他鉴别方法。

实例3.9　灵宝护心丹的鉴别

【处方】人工麝香4g　蟾酥42g　人工牛黄150g　冰片48g　红参240g　三七240g　琥珀120g　丹参400g　苏合香100ml

【制法】以上九味，除人工麝香、人工牛黄、蟾酥、冰片、苏合香外，红参、三七、琥珀粉碎成细粉，备用；丹参用乙醇加热回流提取三次，每次2小时，滤过，合并滤液，回收乙醇，浓缩至适量；与红参等细粉、蟾酥混合，干燥，粉碎成细粉；将人工牛黄、人工麝香、冰片研细，与上述细粉配研，过筛，混匀。取上述细粉和苏合香，用水泛丸，干燥，打光，即得。

【鉴别】取本品25丸，研细，加无水乙醇3ml，研磨，滤过，取滤液1ml，加三氯化锑约0.3g和三氯甲烷1ml，加热，溶液显红色，继续加热则显玫瑰红或紫色。

本法利用红参、三七中皂苷类成分可溶于醇，提取后过滤，滤液加三氯化锑和三氯甲烷进行显色反应进行鉴别。对于成分复杂的中药制剂避免采用专属性不强的泡沫反应，防止误判。

5. 香豆素、内酯类、酚类　常用含有香豆素、内酯和酚类的中药有当归、独活、秦皮、补骨脂等。常见的制剂如养阴清肺丸（牡丹皮）等可采用化学反应方法进行鉴别。

常见的鉴别反应有以下几种。

（1）异羟肟酸铁反应　显红色。

（2）Gibb's反应（氯亚氨基-2，6-二氯醌-四硼酸钠反应）　显蓝色。

（3）重氮盐-偶合反应　显红色。

6. 挥发性成分　挥发性成分是中药中具有芳香气味并且易挥发的一类成分，其化学组成多样，主要包括挥发油类和一些分子量较小、易挥发的化合物，很多中药都含有挥发性成分，如薄荷、藿香、当归、羌活、肉桂、白芷、甘松、冰片等。含挥发性成分的中药制剂有万应锭（冰片）、养心定悸膏（桂枝、生姜）等。

该类成分的鉴别一般根据各组分的化学结构或官能团的化学性质进行鉴别。主要采用香草醛-浓硫酸反应进行鉴别，阳性结果显红色或红紫色。

实例3.10　养心定悸膏的鉴别

【处方】地黄120g　麦冬60g　红参20g　大枣60g　阿胶20g　黑芝麻50g　桂枝30g　生姜30g

炙甘草 40g

【制法】以上九味，除阿胶外，红参切片，用温水浸泡 1 小时后煎煮二次，每次 2 小时，煎液滤过，滤液合并；生姜绞汁；桂枝提取挥发油；其余炙甘草等五味与上述红参、生姜和桂枝的药渣加水煎煮二次，每次 2 小时，合并煎液，滤过，滤液加入红参的滤液，浓缩成稠膏；取黄酒 30g，烊化阿胶。另取蔗糖 120g，制成糖浆，加入上述稠膏、烊化阿胶及炼蜜 20g，浓缩至适量，放冷，加入生姜汁及桂枝挥发油，搅匀，制成约 300g，即得。

【鉴别】取本品 10ml，加水 10ml，摇匀，用氯化钠饱和后，用乙醚 15ml 振摇提取，分取乙醚液，置白色瓷皿中，挥干，残渣加 0.5% 香草醛硫酸溶液数滴，即显紫红色。

7. 矿物药 矿物药主要包括天然矿石、矿物加工品及动物化石等，主要为无机物。目前我国矿物药大概有 80 余种，矿物药种类虽少，但具有很高的医疗价值。常见的矿物药成分及常用的化学鉴别反应见表 3 - 5。

表 3 - 5　矿物药成分及常用的化学鉴别反应

成分	鉴别反应	应用举例
汞盐	取供试品，用盐酸润湿后，在光洁的铜片上摩擦后，铜片表面显银白色光泽，加热烘烤后，Hg 挥发，银白色消失 $HgS + 2HCl + Cu \rightarrow CuCl_2 + Hg(白色) + H_2S$	天王补心丸（朱砂）、万氏牛黄清心丸（朱砂）
钙盐	取供试品溶液，加甲基红指示液，用氨试液中和，再滴加盐酸至恰呈酸性，加草酸铵试液，即生成白色沉淀；分离，沉淀不溶于醋酸，但可溶于稀盐酸 $CaSO_4 + (NH_4)_2C_2O_4 \rightarrow CaC_2O_4(白) \downarrow + (NH_2)_4SO_4$ $CaC_2O_4 + 2HCl \rightarrow CaCl_2 + H_2C_2O_4$	止咳橘红口服液（石膏）、安胃片（海螵蛸）
砷盐	氯化钡法检出硫：将雄黄中的硫氧化呈硫酸，加氯化钡试液，生成难溶的白色沉淀 $As_2S_2 + 6KClO_3 + 4HNO_3 \rightarrow 2K_3AsO_3 + 2H_2SO_4 + 3Cl_2 \uparrow + 4NO \uparrow$ $H_2SO_4 + BaCl_2 \rightarrow BaSO_4 \downarrow (白) + 2HCl$ 硫化氢法检出砷：将雄黄加热氧化成三氧化二砷，溶于水制成砷酸溶液，通入硫化氢气体反应生成黄色的三硫化二砷，加稀盐酸后生成黄色絮状沉淀，再加碳酸铵试液，沉淀复溶解 $2As_2S_2 + 7O_2 \rightarrow 2As_2O_3 + 4SO_2 \uparrow$ $As_2O_3 + 3H_2O \rightarrow 2H_3AsO_3$ $2H_3AsO_3 + 3H_2S \rightarrow As_2S_3(黄) + 6H_2O$ $4As_2S_3 + 12(NH_4)_2CO_3 \rightarrow 4(NH_4)_3AsO_3 + 4(NH_4)_3AsS_3 + 12CO_2 \uparrow$	牙痛一粒丸（雄黄） 小儿惊风散（雄黄）

8. 动物药 动物药在我国用药历史悠久，是中药宝库不可或缺的组成部分，其临床应用广泛。据统计我国目前有药用动物约 1800 种，常见的中药品种有蛇类、全蝎、僵蚕、地龙、水蛭、鹿茸等，其中多含有蛋白质或氨基酸，故常用茚三酮试剂进行鉴别，阳性结果呈红紫色。《中国药典》收载的采用此法鉴别的有参茸保胎丸（鹿茸）、血美安胶囊（猪蹄甲）等。

实例 3.11　参茸保胎丸的鉴别

【处方】党参 66g　龙眼肉 20g　菟丝子（盐炙）33g　香附（醋制）41g　茯苓 58g　山药 50g　艾叶（醋制）41g　白术（炒）50g　黄芩 66g　熟地黄 41g　白芍 41g　阿胶 41g　炙甘草 28g　当归 50g　桑寄生 41g　川芎（酒制）41g　羌活 20g　续断 41g　鹿茸 20g　杜仲 58g　川贝母 20g　砂仁 33g　化橘红 41g

【制法】以上二十三味，粉碎成细粉，过筛，混匀。每 100g 粉末用炼蜜 30 ~ 45g 加适量的水泛丸，干燥，即得。

【鉴别】取本品 2g，研细，加水 10ml，置水浴上温热 10 分钟，放冷，滤过，滤液滴在滤纸上，加茚三酮试液 1 滴，在 105℃ 加热约 2 分钟，斑点显紫色。

本法利用氨基酸和茚三酮的显色反应来鉴别方中的动物药（鹿茸）。

（二）特点

化学反应鉴别法操作简便，所需设备简单，适用性较强，但也存在着局限性。

该法具有如下特点。

1. 利用化学反应鉴别法鉴别中药制剂时，供试品应按各药品标准项下的规定进行制备，在分析前对其进行必要的预处理，以除去干扰物质，提高方法专属性。

2. 在选择鉴别方法时应慎重选择专属性差的方法，如泡沫反应、三氯化铁显色反应等，因为中药制剂中如存在蛋白质或酚类成分则会形成干扰，可能出现假阳性结果。

3. 由于中药制剂的成分具有复杂多样性，而化学反应鉴别法是针对化学成分的反应，所以此法往往无法准确鉴别具体是哪种药味。例如采用生物碱沉淀反应鉴别马钱子散时，若出现阳性结果，只能初步说明其含有生物碱类成分，而不能肯定是否含有马钱子；若呈阴性反应，可得出其不含生物碱以及马钱子的结论。为了评价制剂真实投料以及药品质量，还需结合其他的定性鉴别乃至定量方法。

（三）方法

1. 仪器　试管、蒸发皿、坩埚、酒精灯、漏斗、水浴锅、电热套等。

2. 试剂与试药　各品种项下对应的沉淀试剂、显色试剂等。

3. 操作方法

（1）供试品溶液制备　供试品溶液制备主要依据提取物及伴随杂质的理化性质选择合适的提取液进行提取，其目的是尽可能多的将待测化学成分提取出来，以提高化学反应鉴别法的专属性。

固体制剂可以根据鉴别对象不同选择适当的溶剂进行提取纯化。如当用乙醇或甲醇回流提取时，滤液一般可检验酚类、有机酸、生物碱、黄酮等成分；用水采用冷浸法浸泡过夜，滤液可供检验氨基酸、蛋白质；而用60℃热水提取，滤液可供检验糖类、鞣质及皂苷类成分；用低极性有机溶剂如乙醚提取，滤液可供检验酯、内酯、苷元及挥发油等成分；药渣挥去乙醚后，用甲醇回流提取，滤液可以检查各种苷类；如制剂中含较多挥发油可采用水蒸气蒸馏法进行挥发油提取；含可升华成分，可直接利用升华法实现其与其他成分的分离。中药成分复杂，一般经提取所得的溶液仍含有很多干扰物质，可采用适当的纯化方法如柱色谱法进一步纯化样品，从而除去干扰成分。

液体制剂可直接取样或视情况经有机溶液萃取后进行鉴别。

（2）鉴别操作　化学反应鉴别法操作较为简便，大多可在试管中进行，即取适量制备好的供试品溶液置于试管或其他适宜容器中，加入检测试剂进行反应；或将供试液置蒸发皿或坩埚中，挥去溶剂，向残留物滴加试剂进行鉴别。

4. 注意事项　在鉴别操作中应注意以下几点。

（1）所有反应需要的玻璃仪器应洁净干燥，以免干扰化学反应。

（2）供试品和供试液的取用量应按该药品项下的规定，固体供试品应研成细粉；液体供试品如果太稀可浓缩，如果太浓可稀释。

（3）试药和试液的加入量、方法和顺序均应按各试验项下的规定；如未作规定，试液应逐滴加入，边加边振摇；并注意观察反应现象。

（4）试管反应应取适量的供试液，加入时试管略微倾斜，滴管不碰试管口及内壁，以防止污染。

（5）试验中需要蒸发时，应置于玻璃蒸发皿或瓷蒸发皿中，在水浴上进行。

（6）试验在试管或离心管中进行，如需加热，应小心仔细，并使用试管夹，边加热边振摇，试管口不要对着试验操作者。

（7）显色或沉淀反应应选择适宜的背景，一般为白色，当显色或沉淀本身为白色时应换成深色背景。

（8）有色沉淀反应宜在白色点滴板上进行，白色沉淀反应应在黑色或蓝色点滴板上进行，也可在试管或离心管中进行；如沉淀少不易观察时，可加入适量的某种与水互不混溶的有机溶剂，使原来悬浮在水中的沉淀集中于两液层之间，以便观察。

（9）反应灵敏度极高的试验，必须保证试剂的纯度和仪器的洁净，为此应同时进行空白试验，用于对照。反应不够灵敏，试验条件不易掌握的试验，可用对照品进行对照试验。

5. 检验记录 在检验操作同时应及时认真地填写检验记录。记录操作过程、供试品的取用量、所加试剂的名称与用量、反应结果（包括生成物的颜色、气体的产生或异臭、沉淀物的颜色、沉淀物的溶解等）。采用《中国药典》中未收载的试液时，应记录其配制方法或出处。多批号供试品同时进行检验时，如结果相同，可只详细记录一个批号的情况，其余批号可记为同编号 xxxxxx 的情况与结论；遇有结果不同时，则应分别记录。

6. 结果判断 将反应结果与药品标准进行比较，与标准一致则判定为合格，否则判定为不合格。

? 想一想3

为了提高化学反应法对中药制剂鉴别的可靠性，改善其专属性，应该注意哪些问题？

答案解析

二、微量升华鉴别法 微课3-1

（一）概述

中药制剂中存在有升华性物质的化学成分时，可采用微量升华法进行鉴别。通常是在一定的温度下，通过将其升华与制剂中其他成分分离后，再利用升华物的理化性质进行鉴别，如果制剂中同时有两种及以上的药味含有升华物，可利用升华温度不同实现先后分离。该法操作简便，且因少数中药具有升华性物质，同时升华物纯度较高，故此法专属性良好。《中国药典》2020 年版收载的采用此法鉴别的有大黄流浸膏、小儿惊风散等。

（二）方法

1. 仪器 微量升华装置（图3-4）、载玻片、坩埚、紫外线分析仪（254nm、365nm）、显微镜等。

2. 试剂与试药 各品种项下规定的检测试剂。

3. 操作方法 大多数采用微量升华法，少数使用坩埚法或蒸发皿法。

微量升华法的操作方法是取金属片或载玻片，放置在石棉网上，金属片或载玻片上放置一高约8mm 的金属圈，圈内放置适量的药粉，圈上覆盖载玻片，在石棉网下用酒精灯缓缓加热，至粉末开始变焦，去火待凉，载玻片上有升华物凝集。将载玻片反转后，置显微镜下观察结晶形状、色泽，或取升华物加试液观察反应。

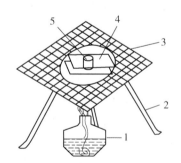

图3-4 微量升华装置
1. 酒精灯；2. 三脚架；3. 石棉网；
4. 载玻片；5. 金属圈

4. 注意事项

（1）升华应缓慢加热，这是因为局部温度过高会导致药粉焦化，影响对升华成分的观察。温度可通过调整酒精灯和石棉网的距离来控制，距离以4mm 左右为宜。

（2）粉末取样量约为 0.5g，过多或过少都会影响升华物的观察。

（3）载玻片上可滴加少量水进行降温，促使升华物析出。

5. 检验记录 记录检验操作条件、样品用量、升华物的形态及颜色、检测试剂等。

6. 结果判断 将反应现象与药品标准进行比较，与标准一致则判定为合格，否则判定为不合格。

（三）应用实例

实例 3.12 大黄流浸膏的鉴别

【鉴别】取本品 1ml，置瓷坩埚中，在水浴上蒸干后，坩埚上覆以载玻片，置石棉网上直火徐徐加热，至载玻片上呈现升华物后，取下载玻片，放冷，置显微镜下观察，有菱形针状、羽状和不规则晶体，滴加氢氧化钠试液，结晶溶解，溶液显紫红色。

本方法是利用大黄中游离蒽醌可升华的性质，使其与其他组分分离，然后利用升华物结晶形状及蒽醌在碱性条件下显色（化学反应鉴别法）来鉴别。

实例 3.13 万应锭中冰片的鉴别

【鉴别】取本品 0.15g，研细，进行微量升华，升华物置显微镜下观察，可见呈不定形的无色片状结晶，加新配制的 1% 香草醛硫酸溶液 1 滴，渐显紫红色。

本法利用冰片可升华的性质，通过微量升华使其同其他组分分离，然后利用冰片与 1% 香草醛硫酸的显色反应进行鉴别。

❤ 药爱生命

中药现代化是指将传统中药的优势特色与现代科学技术相结合，诠释、继承和发扬传统中药的理论和实践，改造和提升中药的现代研究、开发、生产、管理和应用，以适应社会发展需求的过程。其中中药分析技术现代化是中药现代化非常重要的模块。色谱技术诞生于 20 世纪初，在 20 世纪 60 年代应用于中药分析领域，自 1977 年版《中国药典》首次收载该方法后，随后在以后各版药典的中药材和中药制剂的应用大幅提高，成为中药鉴别的核心技术之一，薄层色谱法最早应用于中药的理化鉴别，其中由谢培山等人编著的《中华人民共和国药典中药材薄层色谱彩色图集》是薄层色谱研究的代表性著作。随着现代分析技术的日趋成熟，高效液相色谱法、气相色谱法等为代表的精密色谱分析仪器越来越多地应用于中药分析领域，能够更加精密准确地反应中药的化学组分特征。此外，紫外、荧光、红外、拉曼等光谱技术也大量成功应用到了中药的鉴别乃至含量测定中。上述现代分析技术和方法在中药分析领域的应用，对于中药的真伪鉴别、质量鉴定具有重要作用和意义，同时对中药现代化也有着重要的推动意义。

项目四 紫外 – 可见分光光度鉴别法

PPT

一、概述

中药制剂中有些化学成分（芳香族或具有不饱和共轭结构），如黄酮类、蒽醌类、香豆素类、酚类等，在紫外 – 可见光区（190~800nm）有选择性吸收，显示特征吸收光谱（图 3-5），在一定条件下利用这些吸收光谱的特征（如吸收光谱的形状、吸收峰的数目、各吸收峰的波长位置和相应的吸收系数等），结构完全相同的化合物应具完全相同的吸收光谱和特征数据，故以此鉴别中药制剂中的某些成分的有无。

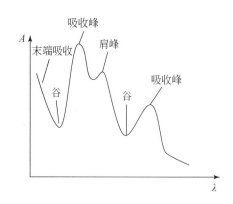

图 3-5　紫外-可见特征吸收光谱示意图

该法具有操作简单、快速等优点，但由于紫外吸收光谱仅与分子结构中生色团、助色团等官能团有关，不能完全表征分子的整体结构，所以具有相同吸收光谱的化合物并不一定是同一个化合物。此外吸光度具有加和性，中药制剂组成成分复杂，样品不经纯化，故得到的光谱为混合光谱，特征性和专属性较差，在实际工作中受到了一定的限制。为了提高该法的准确性和专属性，往往需要对供试品溶液进行纯化处理后再测定其光谱。

常见的紫外光谱鉴别方法有规定吸收波长法、对照品对比法、规定吸收波长和吸光度比值法、多溶剂光谱法等。其中前两种方法比较常用，规定吸收波长法即样品经适当处理后，在一定波长处有最大吸收。《中国药典》规定以最大吸收波长（λ_{max}）作为鉴别参数，样品吸收峰波长应在该品种项下的波长 ±2nm 以内。或者通过对照品对比，即样品和对照品经适当处理后，测定各自吸收光谱，根据二者的吸收光谱是否完全一致对测试样品进行鉴别。此外，还可以利用文献所记载的标准图谱进行核对，如果两个吸收光谱完全一致，则可能是同一化合物，如果两者有差别，则肯定不是同一种化合物。

在《中国药典》2020 年版一部收载的采用紫外-可见分光光度法鉴别的有木香槟榔丸、血脂康片、保心片等。

二、方法

（一）仪器

紫外-可见分光光度计（图 3-6）、石英吸收池、容量瓶等。

（二）试药与试液

各品种项下规定的试药和试液。

（三）操作方法

以双光束紫外分光光度计为例，介绍如下。

1. 打开电源，根据规定的最大吸收波长选择检测光源，校正波长，预热 30 分钟后开始工作。

2. 在操作主界面选择测定模式［如 %T（透过率）、A（吸光度）或 E（能量），一般为吸光度］。

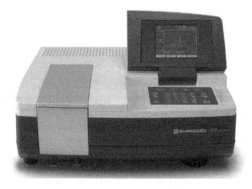

图 3-6　紫外-可见分光光度计

3. 依次设定波长扫描范围、扫描速度、扫描步长、扫描次数等。

4. 将样品和空白溶液分别置于样品光路和参比光路上，盖好样品室。

5. 在规定的波长范围内进行扫描，记录吸收光谱。

（四）注意事项

1. 为保证测量结果准确，测量所使用的紫外－可见分光光度计应按国家计量测定规程相关规定，进行准确度检定后方可使用。

2. 测量时应采用配对吸收池，吸收池须洁净，并在测量的波长范围内进行基线校正。

3. 测量过程中应盖好样品盖，否则导致测定结果不准确。

4. 测量结束后，应立即将吸收池冲洗干净，其光学窗面必须用擦镜头纸或柔软的棉织品擦干水分，慎勿将光学窗面擦伤。

（五）检验记录

记录仪器型号与狭缝宽度、供试品的称量（平行试验2份）、溶剂名称与检查结果、供试液的溶解稀释过程、测定波长（必要时应附波长校正和空白吸光度）与吸光度值（或附仪器自动打印记录）以及紫外－可见吸收图谱。

（六）结果判断

将供试品的最大吸收波长和药品标准进行比较，二者如果一致，则判为符合规定，否则为不符合规定。这里供试品实际最大吸收波长在药品标准规定最大吸收波长的±2nm以内即可认定为一致。

三、应用实例

实例3.14　木香槟榔丸中挥发油的鉴别

【处方】木香50g　槟榔50g　枳壳（炒）50g　陈皮50g　青皮（醋炒）50g　香附（醋制）150g　醋三棱50g　莪术（醋炙）50g　黄连50g　黄柏（酒炒）150g　大黄150g　炒牵牛子200g　芒硝100g

【鉴别】取本品粉末4g，加水10ml，水蒸气蒸馏，收集蒸馏约100ml，照紫外－可见分光光度法（通则0401）测定，在253nm的波长处有最大吸收。（鉴别挥发油）

项目五　色谱鉴别法

色谱法是利用不同化学成分在色谱中色谱行为的差异，通过与对照物质（对照品、对照药材和对照提取物）进行比较，来判断中药制剂真伪的鉴别方法，主要有纸色谱法、薄层色谱法、气相色谱法和高效液相色谱法等。目前，色谱法尤其是薄层色谱法已成为中药制剂最常见的鉴别方法。

一、薄层色谱鉴别法

（一）概述

1. 定义　薄层色谱法（thin layer chromatography，简称TLC），也叫作薄层层析法，是20世纪50年代以经典的柱色谱和纸色谱法为基础发展而来的一种色谱分析技术。该法通过将适宜的固定相涂布于玻璃板、塑料或铝基片上，形成一层均匀的薄层，将供试品和对照物在同一块薄层板上点样、展开与检视，比较供试品和对照物的所显斑点的位置、颜色，从而对中药制剂进行鉴别的方法。

2. 特点　薄层色谱法所需设备简单，操作简便易控制，所需样品量少且样品前处理简单，展开剂灵活多变，分离快速，灵敏度高，色谱图直观且容易辨认，兼具分离和分析的双重功能，且专属性强。《中国药典》大多数品种采用硅胶薄层色谱法，少数使用聚酰胺薄层色谱法和氧化铝色谱法。此外，薄层色谱法还可用于药品的杂质检查和含量测定。

3. 系统适用性试验 按各品种项下要求对实验条件进行系统适用性试验，即用供试品和标准物质对实验条件进行试验和调整，应符合规定的要求。

（1）比移值（R_f） 系指从基线至展开斑点中心的距离与从基线至展开剂前沿的距离的比值。

$$R_f = \frac{\text{基线至展开斑点中心的距离}}{\text{基线至展开剂前沿的距离}}$$

除另有规定外，杂质检查时，各杂质斑点的比移值 R_f 以在 0.2～0.8 之间为宜。

（2）检出限 系指限量检查或杂质检查时，供试品溶液中被测物质能被检出的最低浓度或量。一般采用已知浓度的供试品溶液或对照标准溶液，与稀释若干倍的自身对照标准溶液在规定的色谱条件下，在同一薄层板上点样、展开、检视，后者显清晰可辨斑点的浓度或量作为检出限。

（3）分离度（或称分离效能） 鉴别时，供试品与标准物质色谱中的斑点均应清晰分离。当薄层色谱扫描法用于限量检查和含量测定时，要求定量峰与相邻峰之间有较好的分离度，分离度（R）的计算公式为：

$$R = 2(d_2 - d_1)/(W_1 + W_2)$$

式中，d_2 为相邻两峰中后一峰与原点的距离；d_1 为相邻两峰中前一峰与原点的距离；W_1 及 W_2 为相邻两峰各自的峰宽。

除另有规定外，分离度应大于 1.0。组分斑点的分离情况见图 3-7。

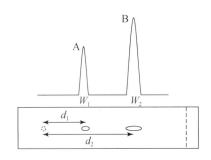

图 3-7 组分斑点分离示意图

（4）相对标准偏差 薄层扫描含量测定时，同一供试品溶液在同一薄层板上平行点样的待测成分的峰面积测量值的相对标准偏差应不大于5.0%；需显色后测定的或者异板的相对标准偏差应不大于10.0%。

👁 **看一看**

阳性对照和阴性对照

除《中国药典》收载的对照方法外，由于中药制剂中许多化学成分和有效成分不明确，有些虽明确但没有对照品，此时可以采用阴性对照和阳性对照来鉴别。

阳性对照液制备方法：把制剂处方中要鉴别的某对照药材，用制剂的制法处理后，按照供试品溶液制法同法制备，得阳性对照液。

阴性对照液制备方法：把制剂处方中待鉴别的药味除去，余下的药味用制剂方法处理后，按照供试品溶液制法同法制备，得阴性对照液。

在同一展开条件下对供试品、阴性对照液、阳性对照液点样分析，观察供试品在同一位置上与阳性对照液有无相同颜色的斑点，判断供试品中该药味有效成分的有无；观察同一位置阴性对照液有无干扰，确定该鉴别方法的专属性。

4. 对照物的设置　薄层色谱法鉴别中药制剂时需要已知物质做对照。

（1）标准物质分类　《中国药典》收载的用于中药鉴别的对照物分别为对照品（主要为有效成分和特征性成分的单体）、对照药材、对照提取物三种。对照品、对照药材、对照提取物均应附有使用说明书并标明批号、用途、使用期限、贮存条件和装量等。

（2）对照物的选择　采用薄层色谱鉴别时，对照物质对照的方式主要有对照品对照、对照药材对照、对照提取物对照、对照品和对照药材或对照品与对照提取物双对照以及两种以上的对照。对照物的设置及目的如下。

①对照品对照　用已知中药制剂某一药材有效成分或特征性指标成分对照品制成对照液，与供试品在同一条件下展开比较相同位置上有无同种颜色斑点，检测制剂中是否含有该对照成分。如六味地黄丸中牡丹皮的鉴别（丹皮酚对照品）、首乌丸中补骨脂的鉴别（补骨脂素对照品、异补骨脂素对照品）、黄连上清片中栀子的鉴别（栀子苷对照品）等。

②对照药材对照　用已知中药制剂某一药材制成对照液，与供试品在同一条件下展开比较相同位置上有无同种颜色斑点，检测制剂中是否含有该对照药材。如三黄片中大黄的鉴别、二妙丸中苍术的鉴别、九味羌活丸中苍术和川芎的鉴别等。

③对照提取物对照　用已知中药制剂某一药材提取物制成对照液，与供试品在同一条件下展开比较相同位置上有无同种颜色斑点，检测制剂中是否含有该对照药材提取物。如银杏叶片（银杏叶提取物）。

④对照品和对照药材（或对照提取物）双对照　用已知中药制剂某一药材有效成分及对照药材（或对照提取物），与供试品在同一条件下展开比较相同位置上有无同种颜色斑点，检测制剂中是否含有该对照成分和对照药材（或对照提取物）。如大补阴丸中知母和黄柏的鉴别、首乌丸中何首乌的鉴别等。该法大大提高了薄层色谱鉴别法的专属性和整体性，可有效检出制剂的真实投料情况。

⑤两种以上的对照　即同时设置了对照品、对照药材和对照提取物作为对照，可同时鉴别多种成分、多种药材或药材提取物。

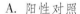 练一练3

在薄层色谱鉴别中，如制剂中同时含有黄连、黄柏原药材，宜采用（　　）

A. 阳性对照　　　　　B. 阴性对照　　　　　C. 化学对照品对照

D. 阴阳对照　　　　　E. 对照药材和化学对照品同时对照

答案解析

（二）方法

1. 仪器　薄层板、涂布器、点样器材、展开容器、显色装置、检视装置等。

（1）薄层板　薄层板包含市售（预制）薄层板和自制薄层板，市售（预制）薄层板分为普通薄层板和高效薄层板。薄层板可按照以下几种方式分类。

①按支持物的材质　分为玻璃板、塑料板或铝板等。薄板要具有一定的机械强度，对溶剂和显色剂呈化学惰性，能经受一定的温度，表面平整，厚度均匀，价格便宜。一般用玻璃板，只要尺寸在 20cm × 20cm 范围内的玻璃板均可；除另有规定外，一般用 5cm × 20cm、10cm × 20cm 或 20cm × 20cm 规格的玻璃板。

②按固定相种类　分为硅胶薄层板、键合硅胶板、微晶纤维素薄层板、聚酰胺薄层板、氧化铝薄层板等。在固定相中可加入黏合剂、荧光剂。硅胶薄层板常用的有硅胶 G、硅胶 GF$_{254}$、硅胶 H、硅胶

HF_{254}，其中 H 表示不含石膏黏合剂，G 表示含有石膏黏合剂，F_{254} 为在紫外光 254nm 波长下显绿色背景的荧光剂。

③按固定相粒径大小　分为普通薄层板（10～40μm）和高效薄层板（5～10μm）。

在保证色谱质量的前提下，可对薄层板进行特别处理和化学改性以适应分离的要求，可用实验室自制的薄层板。固定相颗粒大小一般要求粒径为 10～40μm。玻板应光滑、平整，洗净后不附水珠。

（2）涂布器　涂布器的作用是将固定相或载体涂在支撑材料上使成一均匀薄层，有手工（图 3-8）、半自动、全自动薄层涂布器，涂布厚度有可调和固定厚度两种。

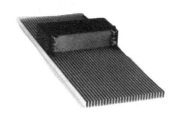

图 3-8　手工涂布器示意图

（3）点样器　一般采用微升毛细管（定容毛细管）（图 3-9）以及手动、半自动、全自动点样器材。定容毛细管常用的规格有 0.5μl、1.0μl、2.0μl、5.0μl 和 10μl 等。为了提高点样效率和质量，还可以借助点样的辅助设备，如点样支架以及上述半自动或自动点样器材。一般定性鉴别不需要定量点样，但为了增强定性鉴别结果可比性，《中国药典》规定采用定量点样。

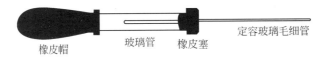

橡皮帽　　　玻璃管　橡皮塞　　　定容玻璃毛细管

图 3-9　定容毛细管

（4）展开容器　展开过程应用专用的层析缸，上行展开一般可用适合薄层板大小的专用平底或双槽层析缸（图 3-10），展开时须能密闭。水平展开用专用的水平展开槽。

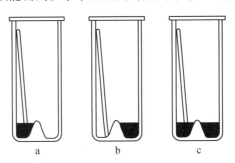

图 3-10　双槽层析缸

a. 展开中；b. 展开剂预平衡；c. 展开过程中用不同于展开剂的溶剂调节箱内气相组成

（5）显色装置　薄层板展开后，大多需要采用相应的显色（检视）方法使被检成分显色。

喷雾显色应使用玻璃喷雾瓶（图 3-11）或专用喷雾器，要求用压缩气体使显色剂呈均匀细雾状喷出；浸渍显色可用专用玻璃器械或用适宜的层析缸；蒸气熏蒸显色可用双槽层析缸或适宜大小的干燥器代替。

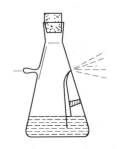

图 3-11　玻璃喷雾瓶

（6）检视装置　为装有可见光、254nm 及 365nm 紫外光光源及相应的滤光片的暗箱，可附加摄像设备（图 3-12）供拍摄图像用。暗箱内光源应有足够的光照度。

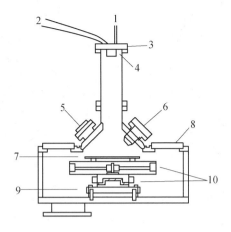

图 3 – 12　摄像设备

1. 联接计算机；2. 冷却线；3. 电荷偶合装置；4. 照相机镜头；5. 观察窗；6. 紫外光源；7. 样品台；

8. 有机玻璃窗；9. 调节平台；10. 压电传感器

2. 试剂与试药　各品种项下规定的检测试剂与试药。

3. 操作方法　采用薄层色谱法鉴别中药制剂时，一般的实验操作步骤为：薄层板的选择和制备 →
供试品溶液制备 → 对照品溶液制备 → 点样 → 展开 → 显色与检视 → 检验记录与结果判断。

（1）薄层板的选择和制备　薄层板的选择和制备是开展薄层鉴别时重要的步骤，可根据情况选择
市售或自制薄层板。

如果为实验室自制薄层板，除另有规定外，将 1 份固定相和 3 份水（或加有黏合剂的水溶液，如
0.2% ~0.5% 羧甲基纤维素钠水溶液，或为规定浓度的改性剂溶液）在研钵中按同一方向研磨混合，
去除表面的气泡后，倒入涂布器中，在玻板上平稳地移动涂布器进行涂布（厚度为 0.2 ~0.3mm），取
下涂好薄层的玻板，置水平台上于室温下晾干后，在 110℃ 烘 30 分钟，随即置于有干燥剂的干燥箱中
备用。使用前检查其均匀度，在反射光及透视光下检视，表面应均匀、平整、光滑，并且无麻点、无
气泡、无破损及污染。

如果选择市售薄层板，使用前，涂布好的吸附薄层板要进行活化。其目的是使其失去水分子，且
有一定的吸附能力。活化方法是先将涂布好并经自然干燥的薄层板放入干燥箱中干燥，活化条件应视
薄层的厚度和所需活度而不同，一般为临用前应在 110℃ 活化 30 分钟。吸附薄层板即以硅胶为固定相
的薄层板，在使用前均需活化，已活化的薄层板，应存放在盛有无水氯化钙或变色硅胶的干燥器中，
供一周内使用，超过一周须再次活化。而其他分配薄层板如聚酰胺薄层板不需要活化，一般经过 12 小
时的自然干燥后即可使用。铝基片薄层板、塑料薄层板可根据需要剪裁，但须注意剪裁后的薄层板底
边的固定相层不得有破损。如在存放期间被空气中杂质污染，使用前可用三氯甲烷、甲醇或二者的混
合溶剂在层析缸中上行展开预洗，晾干，110℃ 活化，置干燥器中备用。

（2）供试品溶液制备　按各品种规定项下的方法制备。

（3）对照品溶液制备　按各品种规定项下的方法制备。

（4）点样　样品溶液一般用乙醇、丙酮等挥发性有机溶剂制备，这样点样后溶剂能迅速挥发，减
少点样斑点的扩散。点样要求在洁净干燥的环境中进行，用专用毛细管或配合相应的半自动、自动点
样器械将供试品溶液的对照品溶液点样于同一块薄层板上。如果样品浓度较稀，点样后，吹干，再点，
可反复数次至点完规定的样品溶液。在接触点样时注意勿损伤薄层表面，避免点样量多而造成薄层板
过载引起拖尾。点样操作的技术要求见表 3 –6。

表 3-6 点样操作的技术要求

技术指标	普通薄层板	高效预制板
点样体积	1 ~ 10μl	0.1 ~ 0.5μl
点样形状与大小	圆点状≤4mm 条带状宽度为 5 ~ 10mm	圆点状≤2mm 条带状宽度为 4 ~ 8mm
斑点间距	≥8mm	≥5mm
点样基线距底边	10 ~ 15mm	8 ~ 10mm

注：点样斑点间距可视斑点扩散的具体情况而定，一般以相邻斑点互不干扰、互不影响为宜。

（5）展开　展开前往往需要预饱和，这是因为展开过程中如采用多元溶剂系统，其中极性较弱、沸点较低的溶剂在薄层板的边缘较易挥发，因此，它在薄层两边的浓度要小于中部，而极性较大或沸点较高的溶剂在薄层的两边比中部多，这样使位于薄层两边的 R_f 值要比中间的高，这种现象称为"边缘效应"。为了减轻或消除边缘效应，展开前需要溶剂蒸气预平衡，具体做法是：在层析缸中加入适量的展开剂，密闭，一般保持 15 ~ 30 分钟。溶剂蒸气预平衡后，应迅速放入载有供试品的薄层板，立即密闭，展开。见图 3-10。

展开时将点好供试品的薄层板放入层析缸中，浸入展开剂的深度为距原点 5mm 为宜，密闭。除另有规定外，一般上行展开 8 ~ 15cm，高效薄层板上行展开 5 ~ 8cm。溶剂前沿达到规定的展距（一般为 10 ~ 15cm），取出薄层板，晾干，待检测。展开方式多为上行展开，还有下行展开、双向展开、多次展开等方式。

必要时，如分离的是复杂成分的混合物，可进行二次展开或双向展开，进行第二次展开前，应使薄层板残留的展开剂完全挥干。

（6）显色与检视　为了确定斑点位置，可以在日光下、紫外灯下观察。有颜色的物质可在可见光下直接检视；无色物质可用喷雾法或浸渍法以适宜的显色剂显色（薄层色谱常用的通用型显色剂有碘、硫酸溶液和荧光黄溶液等），或加热显色，在可见光下检视；有荧光的物质或显色后可激发产生荧光的物质可在紫外光灯（365nm 或 254nm）下观察荧光斑点；对于在紫外光下有吸收的成分，可用带有荧光剂的薄层板（如硅胶 GF_{254} 板），在紫外光灯（254nm）下观察荧光板面上的荧光物质淬灭形成的斑点；必要时还可进行薄层扫描，扫描图谱不仅用于定量测定，对于中药的定性鉴别也很有用。

4. 影响因素　薄层色谱法是一种"敞开系统"的色谱技术，易受色谱条件、实验环境和操作等很多因素的影响。为了充分发挥薄层色谱法在中药鉴别方面的优势，提高分离度和重现性，应注意影响色谱质量的因素。影响色谱的主要因素有以下几种。

（1）样品的预处理和供试液的制备　薄层板具有分离的作用，但中药制剂成分复杂多样，供试液中除了待测成分之外还有很多"干扰"物质，有的待检成分含量较低，有的成分可能与其他成分斑点没有实现完全分离，导致分离效果不理想。因此，应对供试品进行提取和纯化，除去干扰成分，富集被检成分，使得图谱清晰可辨，是非常关键的步骤。

在提取过程中根据"相似相溶"原则选择适当的溶剂，如待检成分为脂溶性成分，可选择亲脂性溶剂，提取后的药渣视情况选择极性溶剂提取。当供试品中所含成分比较复杂，尚有较多杂质，还需进一步分离纯化，常用的方法有液-液萃取法或固-液萃取法（中性氧化铝柱、大孔吸附树脂柱、离子交换树脂柱和 C_{18} 色谱柱等）。如《中国药典》2020 年版收载的十全大补丸黄芪甲苷的薄层色谱鉴别中，因黄芪甲苷在黄芪药材及制剂中含量较低，故在制备过程中，采用 D101 大孔树脂进行纯化。

（2）薄层板的选择　不同生产厂家、不同批次的预制板质量不可能完全相同，有时会影响分析结果的重现性，自制薄层板影响则更大。

（3）展开剂的种类和配比 展开剂是被检成分是否具有良好分离度的关键因素。《中国药典》采用的展开方式多为一次上行法展开，对展开剂的种类和配比也有明确规定，一般不需另行考虑和选择。

选择展开剂的主要要求是能最大限度地将样品组分分离，主要考虑溶剂的极性和选择性两个方面。理想的分离效果是应使被检成分斑点清晰地分布在 R_f 值 0.3 ~ 0.7 范围内，且指标性成分应能明显展示（即与相邻斑点分离度大于 1.0）。在实际工作中可供选择的展开剂种类很多，主要为一些低沸点的有机溶剂，除单一溶剂以外，一般常用两种或两种以上的混合溶剂作为展开剂，这样操作可通过调整展开剂配比和种类以获得需要极性和选择性。一般分离亲脂性较强的成分，宜用极性较小的展开剂；分离亲水性较强的成分，宜用极性较大的展开剂，即展开剂的极性应与被分离成分的极性相适应。如十一味参芪片中鉴别人参（人参皂苷 Re、Rg_1）时选择三氯甲烷 – 乙酸乙酯 – 甲醇 – 水（15：40：22：10）作为展开剂。而鉴别九味羌活丸中羌活等含挥发性成分的药味时，展开剂则选择石油醚（30 ~ 60℃）–乙酸乙酯（3：1）。对于含有弱酸或弱碱性成分的样品的分离，为了改善拖尾现象，可通过在展开剂中加入少量弱酸性（如冰醋酸）或弱碱性（如乙二胺）溶剂加以避免。例如，二陈丸中甘草（甘草酸）的薄层色谱鉴别，展开剂中则加入了少量的甲酸和冰醋酸。二妙丸中黄柏（小檗碱）的薄层色谱鉴别，展开剂中则加入了浓氨试液。此外，展开剂选取一般尽量避免使用三氯甲烷、苯等对人体有害的溶剂，而分别改用二氯甲烷或甲苯使用。

（4）相对湿度 将活化后的硅胶薄层板从干燥器中取出，在开始点样至放进层析缸的过程中均暴露在空气中，其活性会受到实验环境相对湿度的影响，从而影响薄层鉴别的重现性。有些成分极易受到影响，如《中国药典》2020 年版（一部）中收载的万应锭中鉴别熊胆时，特别要求相对湿度要小于40%。再如连翘的薄层鉴别，不同相对湿度条件下，其色谱行为存在明显的差别（图 3 – 13）。

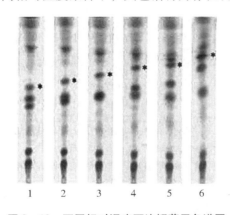

图 3 – 13 不同相对湿度下连翘薄层色谱图

＊为连翘苷

1. 相对湿度 18%；2. 相对湿度 32%；3. 相对湿度 47%；

4. 相对湿度 58%；5. 相对湿度 65%；6. 相对湿度 72%

有些样品的待测成分和所选用的展开剂对相对湿度有较宽的适应能力，即对相对湿度的要求不甚严格，大致在相对湿度 30% ~ 70% 下都能得到相当稳定的色谱。但为了实验结果具有良好的重现性，应尽可能控制条件的一致性，即在相对湿度可控的条件下展开为宜。

控制展开时的相对湿度可通过在可在双槽层析缸的一侧加入适当浓度的硫酸，再将点样后的薄层板放入另一侧，密闭放置 15 ~ 30 分钟，再加展开剂展开。另一种方法是在预先准备好的条件控制箱内进行。试验结果应记录实验时的相对湿度。

（5）温度 温度也是影响色谱行为的因素之一。在相对湿度恒定的条件下，一般环境温度高时，斑点 R_f 值增大；反之，R_f 值减小。不过，展开温度相差 ±5℃ 时，R_f 值的变动一般不会超过 ±0.02，所以对色谱行为影响不大。但展开时温度相差较大时，则会影响色谱质量。这是由于不同溶剂沸点有差异，温度不同影响了层析缸中展开剂各组成的蒸气比例，从而影响了色谱行为。其次，由于温度的变化，含水的两相展开剂在放置分层过程中或展开时有机相中水的比例亦不同，从而不同程度地改变了展开剂的极性，结果影响到色谱的分离度。如淫羊藿不同展开温度对薄层色谱的影响（图3－14）。

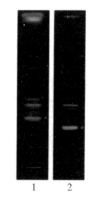

图3－14　不同温度下淫羊藿薄层色谱图

＊宝藿苷

1.30℃；2.18℃

5.注意事项

（1）制备薄层板最好使用厚度1～2mm的优质平板玻璃，不宜使用普通玻璃板。玻璃板用洗液或碱液洗净至不挂水珠，晾干，贮存于干燥洁净处备用。玻璃板反复使用时应注意用洗液和碱液清洗，保持玻璃板面的光洁。

（2）以硅胶为固定相的自制薄层板或市售薄层板均应在使用前活化，活化后的放在干燥器中备用，超过一周后需重新活化。

（3）混合展开剂中的溶剂挥发性不一样，会造成比例改变而影响分离效果，故展开剂要新鲜配制。在配制多元展开剂时，各种溶剂应分别量取后再混合，不得在同一量具中累积量取。小体积溶剂宜使用移液管等精确度较高的量具量取。展开剂如需分层，则按要求放置分层后分取需要的一相（上层或下层）备用。

（4）点样时务必注意勿损伤薄层表面，干燥后才可进行下次点样。各点的直径应尽可能接近，点间距离应尽量一致。

6.检验记录　应记录检验的日期，环境温、湿度，薄层板所用的吸附剂，供试品的预处理，供试液与对照液的配制及其点样量，展开剂，展开距离，显色剂等；薄层色谱示意图可采用摄像设备拍摄，以光学照片或电子图像的形式保存。也可用薄层色谱扫描仪扫描或其他适宜的方式记录相应的色谱图，必要时，计算出R_f值。

7.结果判定　供试品色谱中，在与对照物质色谱相应的位置上，显相同颜色的斑点（或荧光斑点），则判断为符合规定；否则为不符合规定。

（三）应用实例

实例3.15　大山楂丸中山楂的鉴别

1.检验依据

【处方】山楂1000g　六神曲（麸炒）150g　炒麦芽150g

【制法】以上三味，粉碎成细粉，过筛，混匀；另取蔗糖600g，加水270ml与炼蜜600g，混合，炼至相对密度约为1.38（70℃）时，滤过，与上述粉末混匀，制成大蜜丸，即得。

【鉴别】（1）取本品，置显微镜下观察：果皮石细胞为淡紫红色、红色或黄棕色，类圆形或多角形，直径约125μm（山楂）。表皮细胞纵列，由1个长细胞与2个短细胞相间连接，长细胞壁厚，波状弯曲，木化（炒麦芽）。

（2）取本品9g，剪碎，加乙醇40ml，加热回流10分钟，滤过，滤液蒸干，残渣加水10ml，加热使溶解，用正丁醇15ml振摇提取，分取正丁醇液，蒸干，残渣加甲醇5ml使溶解，滤过。取滤液1ml，加少量镁粉与盐酸2～3滴，加热4～5分钟后，即显橙红色。

（3）取〔鉴别〕（2）项下的滤液，作为供试品溶液。另取熊果酸对照品，加甲醇制成每1ml含1mg的溶液，作为对照品溶液。照薄层色谱法（通则0502）试验，吸取上述两种溶液各2μl，分别点于同一硅胶 G 薄层板上，以三氯甲烷 – 丙酮（9∶1）为展开剂，展开，取出，晾干，喷以 10% 硫酸乙醇溶液，在 105℃加热至斑点显色清晰。供试品色谱中，在与对照品色谱相应的位置上，显相同的紫红色斑点。

2. 操作步骤

（1）薄层板的制备　实验室自制或市售硅胶 G 薄层板。

（2）供试液制备　取本品 1 丸，剪碎，加乙醇 40ml，加热回流 10 分钟，滤过，滤液蒸干，残渣加水 10ml，加热使溶解，用正丁醇 15ml 振摇提取，分取正丁醇液，蒸干，残渣加甲醇 5ml 使溶解，滤过，滤液作为供试品溶液。

（3）对照液制备　取熊果酸对照品，加甲醇制成每 1ml 含 1mg 的溶液，作为对照品溶液。

（4）展开剂配制　分别精密量取三氯甲烷 18ml、丙酮 2ml 混合于具塞锥形瓶中，摇匀混合，即得。

（5）点样　供试液和对照液分别点样 2μl。

（6）展开　上行展开。

（7）显色与检视　喷以 10% 硫酸乙醇溶液，在 105℃加热至斑点显色清晰，日光下检视。

3. 结果　供试品色谱中，在与对照品色谱相应的位置上，显相同的紫红色斑点，色谱图见图 3 – 15。

4. 结论　符合规定。

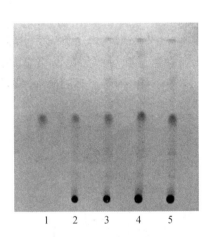

图 3 – 15　大山楂丸薄层色谱鉴别图
1. 熊果酸对照品；2～5. 大山楂丸

实例 3.16　更年安片中何首乌的鉴别

1. 检验依据

【处方】地黄 40g　泽泻 40g　麦冬 40g　熟地黄 40g　玄参 40g　茯苓 80g　仙茅 80g　磁石 80g　牡丹皮 26.67g　珍珠母 80g　五味子 40g　首乌藤 80g　制何首乌 40g　浮小麦 80g　钩藤 80g

【制法】以上十五味，浮小麦、磁石、珍珠母粉碎成细粉；地黄、熟地黄、玄参、茯苓、仙茅、麦冬加水煎煮二次，第一次 3 小时，第二次 2 小时，滤过，滤液浓缩至适量；其余五味子等六味用 60% 乙醇作溶剂进行渗漉，收集渗漉液，回收乙醇，浓缩至适量，与上述地黄等六味的浓缩液及浮小麦等三味的细粉混匀，制成粗颗粒，干燥，粉碎，过筛，制颗粒，低温干燥，过筛，加入硬脂酸镁，混匀，压制成 1000 片，包糖衣或薄膜衣，即得。

【鉴别】取本品 16 片，除去包衣，研细，加甲醇 100ml，加热回流 1 小时，滤过，滤液蒸干，残渣用水 10ml 溶解，加盐酸 2ml，置水浴中加热 30 分钟，立即冷却，用乙醚 20ml 分 2 次振摇提取，合并乙醚提取液，蒸干，残渣加三氯甲烷 1ml 使溶解，作为供试品溶液。另取何首乌对照药材 1.5g，加甲醇

20ml，同法制成对照药材溶液。再取大黄素对照品、大黄素甲醚对照品，加甲醇制成每1ml各含1mg的混合溶液，作为对照品溶液。照薄层色谱法（通则0502）试验，吸取上述三种溶液各2μl，分别点于同一用0.5%氢氧化钠溶液制备的硅胶G薄层板上，以甲苯-乙酸乙酯-甲酸（15:2:1）为展开剂，展开，取出，晾干，置紫外光灯（365nm）下检视。供试品色谱中，在与对照药材色谱和对照品色谱相应的位置上，显相同的橙色荧光斑点；置氨蒸气中熏后，置日光下检视，显相同的红色斑点。

2. 操作步骤

（1）薄层板的制备　硅胶G加0.5%氢氧化钠溶液的实验室自制板。

（2）供试液制备　取本品16片，除去包衣，研细，加甲醇100ml，加热回流1小时，滤过，滤液蒸干，残渣用水10ml溶解，加盐酸2ml，置水浴中加热30分钟，立即冷却，用乙醚20ml分2次振摇提取，合并乙醚提取液，蒸干，残渣加三氯甲烷1ml使溶解，作为供试品溶液。

（3）对照液制备　取何首乌对照药材1.5g，加甲醇20ml，同法制成对照药材溶液。再取大黄素对照品、大黄素甲醚对照品，加甲醇制成每1ml各含1mg的混合溶液，作为对照品溶液。

（4）展开剂配制　分别精密量取甲苯15ml、乙酸乙酯2ml、甲酸1ml后混合于具塞锥形瓶中，摇匀混合，放置分层后取上层溶液，即得。

（5）点样　供试液和对照液分别点样2μl。

（6）展开　层析缸用展开剂预平衡15～30分钟后，上行展开。

（7）显色与检视　置紫外灯（365nm）下检视；再用氨蒸气中熏后，置日光下检视。

3. 结果　供试品色谱中，与对照药材色谱和对照品色谱相应的位置上，显相同的橙色荧光斑点，色谱见图3-16；置氨蒸气中熏后，置日光下检视，显相同的红色斑点。

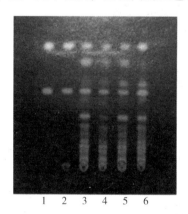

图3-16　更年安片薄层色谱图（荧光色谱）

1. 大黄素、大黄素甲醚混合对照液；2. 何首乌对照药材；3～6. 更年安片

说明：展开剂配制后放置取吸取上层溶液使用，目的是防止甲酸中带入微量的水分，会影响最终的色谱行为。

4. 结论　符合规定。

实例3.17　香砂养胃丸中枳实、木香、厚朴的鉴别

1. 检验依据

【处方】木香210g　砂仁210g　白术300g　陈皮300g　茯苓300g　半夏（制）300g　醋香附210g　枳实（炒）210g　豆蔻（去壳）210g　姜厚朴210g　广藿香210g　甘草90g　生姜90g　大枣150g

【制法】以上十四味，生姜、大枣切碎，分次加水煎煮，煎液滤过，备用。

其余木香等十二味粉碎成细粉，过筛，混匀，用煎液泛丸，以总量5%的滑石粉-四氧化三铁

（1∶1）的混合物包衣，低温干燥，即得。

【鉴别】取本品8g，研细，加石油醚（30～60℃）30ml，加热回流30分钟，滤过，滤液挥干，残渣加乙酸乙酯1ml使溶解，作为供试品溶液。另取枳实对照药材、木香对照药材各0.5g，分别加石油醚（30～60℃）15ml，同法制成对照药材溶液。再取厚朴酚对照品、和厚朴酚对照品，加乙酸乙酯制成每1ml含厚朴酚2mg、和厚朴酚1mg的混合溶液，作为对照品溶液。照薄层色谱法（通则0502）试验，吸取供试品溶液2～6μl，对照药材及对照品溶液各2μl，分别点于同一硅胶GF₂₅₄薄层板上，以环己烷－丙酮（10∶3）为展开剂，展开，取出，晾干。置紫外光灯（365nm）下检视，供试品色谱中，在与枳实对照药材色谱相应的位置上，显相同的蓝色荧光斑点；置紫外光灯（254nm）下检视，在与对照品色谱相应的位置上，显相同颜色的斑点；喷以5%香草醛硫酸溶液，加热至斑点显色清晰，供试品色谱中，在与木香对照药材色谱相应的位置上，显相同的紫红色至紫蓝色斑点。

2. 操作步骤

（1）薄层板的制备　硅胶GF₂₅₄实验室自制板。

（2）供试液制备　取本品8g，研细，加石油醚（30～60℃）30ml，加热回流30分钟，滤过，滤液挥干，残渣加乙酸乙酯1ml使溶解，作为供试品溶液。

（3）对照液制备　取枳实对照药材、木香对照药材各0.5g，分别加石油醚（30～60℃）15ml，同法制成对照药材溶液。再取厚朴酚对照品、和厚朴酚对照品，加乙酸乙酯制成每1ml含厚朴酚2mg、和厚朴酚1mg的混合溶液，作为对照品溶液。

（4）展开剂配制　分别精密量取环己烷10ml、丙酮3ml后混合于具塞锥形瓶中，摇匀混合，即得。

（5）点样　供试液和对照液分别点样2μl。

（6）展开　上行展开。

（7）显色与检视　①置紫外光灯（365nm）下检视；②置紫外光灯（254nm）下检视；③喷以5%香草醛硫酸溶液，加热至斑点显色清晰，在日光下检视。

3. 结果　①置紫外光灯（365nm）下检视，供试品色谱中，在与枳实对照药材色谱相应的位置上，显相同的蓝色荧光斑点，见图3－17；②置紫外光灯（254nm）下检视，在与对照品色谱相应的位置上，显相同颜色的斑点，见图3－18；③喷以5%香草醛硫酸溶液，加热至斑点显色清晰，供试品色谱中，在与木香对照药材色谱相应的位置上，显相同的紫红色至紫蓝色斑点，见图3－19。

4. 结论　符合规定。

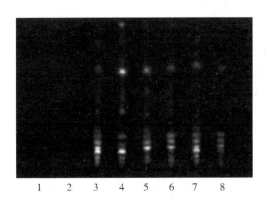

图3－17　香砂养胃丸薄层色谱图（荧光色谱）

1. 木香对照药材；2. 厚朴酚（上）＋和厚朴酚（下）；3～7. 香砂养胃丸；8. 枳实对照药材

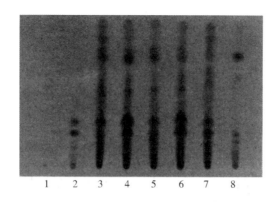

图 3 – 18　香砂养胃丸薄层色谱图（荧光猝灭色谱）

1. 木香对照药材；2. 厚朴酚（上）＋和厚朴酚（下）；3~7. 香砂养胃丸；8. 枳实对照药材

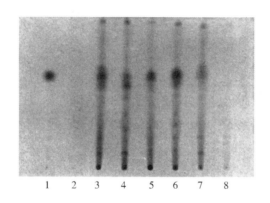

图 3 – 19　香砂养胃丸薄层色谱图（可见光色谱）

1. 木香对照药材；2. 厚朴酚（上）＋和厚朴酚（下）；3~7. 香砂养胃丸；8. 枳实对照药材

二、气相色谱鉴别法

（一）概述

气相色谱法（gas chromatography，简称 GC）是以被检成分的保留时间（t_R）作为鉴定依据的一种鉴别方法。因为在一定的色谱条件下，相同的物质应具有相同的色谱特性（分配系数）和色谱行为（保留值），故在同一色谱条件下，将供试品溶液和对照品溶液分别注入气相色谱仪中，供试品应呈现与对照品保留时间相同的色谱峰，从而对样品进行定性鉴别，这种方法称为保留时间比较法。其中对照物可以是中药制剂药味中的有效成分或特征成分，也可是对照药材或对照提取物。气相色谱法具有高分辨率、高灵敏度、快速、准确等特点，适合分析制剂中挥发性成分（如斑蝥素、麝香酮、薄荷醇、冰片等）以及经衍生后具有挥发性的成分。一般情况下，气相色谱法不适合分析挥发性较小的样品，因此该法在实际工作中具有一定的局限性。

在《中国药典》2020 年版中，安宫牛黄丸、麝香保心丸、藿香正气口服液等均采用此法进行鉴别。

（二）方法

1. 仪器与试剂　气相色谱仪（图 3 – 20）：载气源、进样系统、色谱柱、柱温箱、检测器、温度控制系统、数据处理系统等。

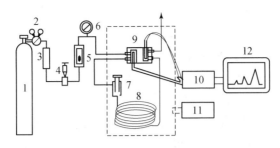

图 3－20　气相色谱仪示意图

1. 载气钢瓶；2. 减压阀；3. 净化干燥管；4. 针形阀；5. 流量计；6. 压力表；

7. 进样气化室；8. 色谱柱；9. 导热检测器；10. 放大器；11. 温度控制器；12. 记录仪

2. 操作方法

（1）开机前准备工作　检查仪器的使用记录和状态，仪器的开关、指示灯等应正常，选择合适的色谱柱，装好，检查是否漏气。

（2）开机　开启载气钢瓶总阀及分压阀、依次打开仪器各部分的电源开关，自检后打开色谱工作站，设定各项参数。按下点火按钮（部分仪器有自动点火功能）。

（3）进样　待色谱柱平衡，基线平稳后，按照设定好的程序开始进样进行数据采集。

（4）报告输出　记录或保存输出报告。

（5）关机　完成分析工作后，先关闭氢气和空气，再进行降温操作，将进样口、柱温箱、检测器以及顶空进样器的温度均设为40℃或更低，待降到设定温度以下后依次关闭载气、工作站、气相色谱仪，取下色谱柱保存。退出工作站，填写仪器使用记录。

（6）色谱系统的适用性试验　色谱系统的适用性试验通常包括理论板数、分离度、灵敏度、拖尾因子和重复性等五个参数。

测定前按各品种正文项下要求对色谱系统进行适用性试验，即用规定的对照品溶液或系统适用性试验溶液在规定的色谱系统进行试验，必要时，可对色谱系统进行适当调整，以符合要求。

3. 注意事项

（1）操作前，先通载气，确保管路无泄漏并使载气通过检测器后，再打开各部分电源开关，在工作站中设置各部分参数。温度设置检测器温度一般高于柱温30～50℃，并不得低于100℃，以免水汽凝结成液态。通常温度设置为250～350℃。

（2）色谱图应在30分钟内记录完毕，检测结束后，先关闭各加热电源以及氢气和空气开关，待检测器和柱温箱温度降至100℃以下时，关闭载气。

4. 检验记录　应记录仪器型号，色谱柱类型和规格，进样口、气化室、柱温箱和检测器温度，载气流量，供试品和对照品制备，进样量，进样方式，测定数据及色谱图等。如为引用检查或含量测定项下所得的色谱数据，记录可以简略；但应注明检查（或含量测定）项记录的页码。

5. 结果判定　比较供试品与对照品色谱图，供试品色谱中呈现与对照品色谱峰保留时间相同的色谱峰，则判为符合规定；否则为不符合规定。

（三）应用实例

实例 3.18　安宫牛黄丸中麝香的鉴别

【处方】牛黄 100g　水牛角浓缩粉 200g　麝香或人工麝香 25g　珍珠 50g　朱砂 100g　雄黄 100g　黄连 100g　黄芩 100g　栀子 100g　郁金 100g　冰片 25g

【鉴别】取本品3g，剪碎，照挥发油测定法（通则2204）试验，加环己烷0.5ml，缓缓加热至沸，并保持微沸约2.5小时，放置30分钟后，取环己烷液作为供试品溶液。另取麝香酮对照品，加环己烷制成每1ml含2.5mg的溶液，作为对照品溶液。照气相色谱法（通则0521）试验，以苯基（50%）甲基硅酮（OV－17）为固定相，涂布浓度为9%，柱长为2m，柱温为210℃。分别吸取对照品溶液和供试品溶液适量，注入气相色谱仪。供试品色谱中应呈现与对照品色谱峰保留时间相同的色谱峰（图3－21）。

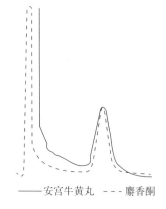

——安宫牛黄丸 ---麝香酮

图3－21 安宫牛黄丸气相色谱图

三、高效液相色谱鉴别法

（一）概述

高效液相色谱法（high performance liquid chromatography，简称HPLC）同气相色谱法较为相似，即也是以待测成分的保留时间作为定性依据。是用液体做流动相，与气相色谱法相比，该法不受样品挥发性、热稳定性的限制，流动相、固定相可选择种类更多，加之高效、快速、微量、自动化程度高，因此适用范围也更广。但由于操作相对繁琐，一般较少单独用于定性鉴别，而是将定性鉴别和定量测定同步进行。

在《中国药典》2020年版中，有很多中药制剂采用此法鉴别，如七叶神安片中人参皂苷的鉴别，四物颗粒中毛蕊花糖苷的鉴别，三七通舒胶囊中人参皂苷和三七皂苷的鉴别，三宝胶囊中原儿茶醛的鉴别，牛黄上清丸中黄芩苷、栀子苷、连翘酯苷、芍药苷的鉴别等。

（二）方法

1. 仪器与试剂 高效液相色谱仪（图3－22）、十八烷基硅烷键合硅胶色谱柱（C$_{18}$）、微孔滤膜、真空抽滤泵、紫外检测器、容量瓶以及各品种规定项下的有关试剂等。

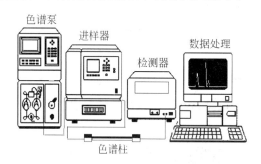

图3－22 高效液相色谱仪

2. 操作方法

（1）开机前准备工作 根据实验要求和流动相的pH范围，选择合适的色谱柱，配制好的流动相应先用0.45μm微孔滤膜过滤，再经脱气后放到贮液罐中。

（2）开机 依次打开仪器各部分的电源开关，自检后打开色谱工作站，设定各项参数。

（3）进样 待色谱柱平衡，基线平稳后，按照设定好的程序开始进样进行数据采集。

（4）报告输出 略。

（5）关机 完成分析工作后，冲洗色谱柱，关泵，退出工作站，填写仪器使用记录。

（6）色谱系统的适用性试验 色谱系统的适用性试验通常包括理论板数、分离度、灵敏度、拖尾因子和重复性等五个参数。

　　测定前按各品种正文项下要求对色谱系统进行适用性试验，即用规定的对照品溶液或系统适用性试验溶液在规定的色谱系统进行试验，必要时，可对色谱系统进行适当调整，以符合要求。

3. 注意事项

（1）有充分的柱平衡时间，待基线平稳后方可进样分析。

（2）流动相须用微孔滤膜（0.45μm，分有机系和水系）过滤并经脱气处理，方可使用，并打开冲洗键进行泵排气。

（3）供试品溶液须经微孔滤膜（0.45μm）过滤才可进样。

（4）分析结束后，应先用水和甲醇冲洗整个管路，若流动相加入了缓冲盐，冲洗应更加充分。

4. 检验记录　记录仪器型号，色谱柱类型和规格，色谱条件（流动相流速、检测波长、进样量等），检测数据和色谱图等。如为引用检查或含量测定项下所得的色谱数据，记录可以简略；但应注明检查（或含量测定）项记录的页码。

5. 结果判定　将供试品和对照品色谱图进行比较，供试品应呈现与对照品保留时间相同的色谱峰，则判定为符合规定；否则为不符合规定。

（三）应用实例

实例 3.19　三宝胶囊中原儿茶醛的鉴别

1. 检验依据

【处方】人参 20g　鹿茸 20g　当归 40g　山药 60g　醋龟甲 20g　砂仁（炒）10g　山茱萸 20g　灵芝 20g　熟地黄 60g　丹参 100g　五味子 20g　菟丝子（炒）30g　肉苁蓉 30g　何首乌 40g　菊花 20g　牡丹皮 20g　赤芍 20g　杜仲 40g　麦冬 10g　泽泻 20g　玄参 20g

【制法】以上二十一味，人参、鹿茸、山药、醋龟甲、当归、砂仁（炒）和山茱萸粉碎成细粉，过筛，混匀；其余灵芝等十四味加水煎煮二次，每次 1.5 小时，合并煎液，滤过，滤液浓缩至相对密度为 1.20～1.25（85℃），加入上述细粉，混匀，在 60℃以下干燥，粉碎成细粉，装入胶囊，制成 1000粒，即得。

【鉴别】取本品，照【含量测定】项下的方法试验，供试品色谱中应呈现与对照品色谱峰保留时间相同的色谱峰。

【含量测定】照高效液相色谱法（通则 0512）测定。

　　色谱条件与系统适用性试验　以十八烷基硅烷键合硅胶为填充剂；以甲醇 - 1% 醋酸溶液（12∶88）为流动相；检测波长为 279nm。理论板数按原儿茶醛峰计算应不低于 2000。

　　对照品溶液的制备　取原儿茶醛对照品适量，精密称定，加甲醇制成每 1ml 含 12μg 的溶液，即得。

　　供试品溶液的制备　取本品 20 粒的内容物，精密称定，研细，取约 2g，精密称定，置具塞锥形瓶中，精密加入甲醇 50ml，密塞，称定重量，加热回流 1 小时，放冷，再称定重量，用甲醇补足减失的重量，摇匀，滤过，精密量取续滤液 25ml，蒸干，残渣加水 10ml 使溶解，用稀盐酸调节至 pH 2，用乙醚提取 4 次，每次 10ml，合并乙醚提取液，挥干，残渣用甲醇溶解，转移至 10ml 量瓶中，加甲醇至刻度，摇匀，滤过，取续滤液，即得。

　　测定法　分别精密吸取对照品溶液与供试品溶液各 10μl，注入液相色谱仪，测定，即得。

　　本品每粒含丹参以原儿茶醛（$C_7H_6O_3$）计，不得少于 22μg。

2. 鉴别

（1）依照药典方法进行操作。

（2）色谱图　见图 3 - 23。

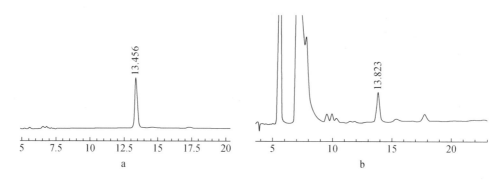

图 3 – 23　三宝胶囊中原儿茶醛高效液相色谱图

a. 原儿茶醛对照品色谱图；b. 样品色谱图

3. 结果　供试品呈现与对照品保留时间相同的色谱峰。

4. 结论　符合规定。

实训五　中药制剂的性状鉴别、一般化学反应鉴别

一、实训目的

1. 掌握中药制剂的性状鉴别方法的基本操作步骤和技能；掌握中药制剂中化学反应鉴别方法的基本操作步骤和技能。

2. 熟悉中药制剂中生物碱、黄酮、皂苷、氨基酸、无机盐等成分的有关化学鉴别原理和方法。

二、实训依据

1. 中药制剂的性状鉴别　《中国药典》2020 年版（一部）成方制剂和各单味制剂。

2. 中药制剂的一般鉴别试验　《中国药典》2020 年版（四部）通则 0301 一般鉴别试验。

3. 各药品的质量标准　包括石淋通片、复方金钱草颗粒、大黄流浸膏、冰硼散、止咳橘红口服液、血美安胶囊、小儿惊风散、桂林西瓜霜、柴胡口服液、大山楂丸。

三、药品质量标准

1. 石淋通片

【处方】广金钱草 3125g

【性状】本品为棕褐色的片或糖衣片或薄膜衣片；包衣片除去包衣后显棕褐色；味苦、涩。

【鉴别】取本品研成细粉，取约 1g，加 1% 盐酸的 70% 乙醇溶液 10ml，温热 10 分钟，滤过，滤液蒸去乙醇，加水 5ml 使溶解，滤过。取滤液各 1ml，分置两支试管中。一管中加碘化铋钾试液 2 滴，生成橘红色沉淀；另一管中加三硝基苯酚试液 2 滴，生成黄色沉淀。

2. 复方金钱草颗粒

【处方】广金钱草 218g　车前草 109g　光石韦 109g　玉米须 54.5g

【性状】规格（1）每袋装 10g：本品为棕黄色至棕褐色的颗粒；气香，味甜。规格（2）每袋装 3g（无蔗糖）：本品为棕色至棕褐色的颗粒；气香，味微甜。

【鉴别】取本品 10g［规格（1）或 3g 规格（2）］，研细，加乙醇 15ml，加热回流 20 分钟，滤过，取滤液 1ml，加盐酸 2～4 滴，再加少量镁粉，置水浴中加热数分钟，溶液变红色。

3. 大黄流浸膏

本品为大黄经加工制成的流浸膏。

【性状】本品为棕色液体；味苦而涩。

【鉴别】取本品 1ml，加 1% 氢氧化钠溶液 10ml，煮沸，放冷，过滤。取滤液 2ml，加稀盐酸数滴使呈酸性，加乙醚 10ml，振摇，乙醚层显黄色，分取乙醚液，加氨试液 5ml，振摇，乙醚层仍显黄色，氨液层显持久的樱红色。

4. 冰硼散

【处方】冰片 50g　硼砂（煅）500g　朱砂 60g　玄明粉 500g

【性状】本品为粉红色的粉末；气芳香，味辛凉。

【鉴别】取本品 1g，加水 6ml，振摇，加盐酸使成酸性，滤过，分取滤液 3ml，点于姜黄试纸上使润湿，即显橙红色，放置干燥，颜色变深，置氨蒸气中熏，变为绿黑色。

5. 止咳橘红口服液

【处方】化橘红 66g　陈皮 44g　法半夏 33g　茯苓 44g　款冬花 22g　甘草 22g　瓜蒌皮 44g　紫菀 33g　麦冬 44g　知母 22g　桔梗 33g　地黄 44g　石膏 44g　苦杏仁（去皮炒）44g　炒紫苏子 33g

【性状】本品为棕黑色的液体；气香，味甜、微苦。

【鉴别】取本品 2ml，加草酸铵试液 1ml，即生成白色沉淀，分离沉淀，所得沉淀不溶于醋酸，但溶于盐酸。

6. 血美安胶囊

【处方】猪蹄甲 109g　地黄 60g　赤芍 50g　牡丹皮 50g

【性状】本品为硬胶囊，内容物为黄褐色至深棕褐色的粉末；气香、微腥，味微甜。

【鉴别】取本品内容物 0.5g，加水 10ml，加热 15 分钟，滤过，取滤液 1ml，加茚三酮试液 3 滴，摇匀，加热数分钟，显红紫色。

7. 小儿惊风散

【处方】全蝎 130g　炒僵蚕 224g　雄黄 40g　朱砂 60g　甘草 60g

【性状】本品为橘黄色或棕黄色的粉末；气特异，味甜、咸。

【鉴别】取本品 1g，加盐酸 – 硝酸（3：1）5ml，置水浴上加热使溶解，蒸干，残渣加水 10ml 使溶解，滤过。取滤液 2ml，加氯化亚锡试液数滴，即生成白色沉淀并迅速变为灰黑色。另取滤液 2ml，加碘化钾试液数滴，即生成猩红色沉淀，加入过量的碘化钾试液，沉淀复溶解。

8. 桂林西瓜霜

【处方】西瓜霜 50g　煅硼砂 30g　黄柏 10g　黄连 10g　山豆根 20g　射干 10g　浙贝母 10g　青黛 15g　冰片 20g　无患子果（炭）8g　大黄 5g　黄芩 20g　甘草 10g　薄荷脑 8g

【性状】本品为灰黄绿色的粉末；气香，味咸、甜、微苦而辛凉。

【鉴别】取本品 0.5g，加硫酸 2ml，混合后加甲醇 8ml，点火燃烧，即可见边缘带绿色的火焰。

9. 柴胡口服液

【处方】柴胡 1000g

【性状】本品为棕红色的液体；味微甜、略苦。

【鉴别】取本品 10ml，置 250ml 烧瓶中，加水 50ml，加热蒸馏，收集蒸馏液 10ml，取 2ml，加入品红亚硫酸试液 2 滴，摇匀，放置 5 分钟，溶液显玫瑰红色。

10. 大山楂丸

【处方】山楂 1000g　六曲神（麸炒）150g　炒麦芽 150g

【性状】本品为棕红色或褐色的大蜜丸；味酸、甜。

【鉴别】取本品 9g，剪碎，加乙醇 40ml，加热回流 10 分钟，滤过，滤液蒸干，残渣加水 10ml，加热使溶解，用正丁醇 15ml 振摇提取，分取正丁醇液，蒸干，残渣加甲醇 5ml 使溶解，滤过，取滤液 1ml，加少量镁粉与盐酸 2~3 滴，加热 4~5 分钟后，即显橙红色。

四、实训内容

1. 实训预习

（1）掌握中药制剂性状鉴别的方法。

（2）熟悉化学反应鉴别的原理。

（3）根据实训内容，学会选用合适的仪器、试剂。

（4）制定实训步骤。

（5）查找各实验仪器，配制各试液。

（6）熟悉相关仪器的使用。

2. 实训操作

（1）实验用仪器的清洗。

（2）对中药制剂进行性状鉴别。

（3）进行化学反应鉴别试验，注意化学实验的规范操作。

（4）记录检验结果，按照"检验原始记录和报告"的要求记录。

3. 实训结束

（1）仪器的复原。

（2）清洗玻璃器皿。

（3）清扫实训场所。

（4）填写检验报告书。

五、实训评价

表 3-7　实训评价表

评价项目	评价内容	评价标准	分值	得分
实训预习	鉴别原理	正确	5	
	仪器、试剂选择	适宜、齐全	5	
	实训步骤	合理	10	
实训操作	玻璃仪器洗涤	干净	5	
	供试品溶液的制备	操作过程规范	30	
	试管反应	操作规范，实验现象观察仔细	15	
	检验原始记录	符合要求	10	
实训结束	清场	规范、合理、完整	5	
	检验报告书	符合要求	15	

六、实训思考

1. 如何快速准确地进行性状鉴别？

2. 如何提高化学反应鉴别的准确性？

实训六　中药制剂的显微鉴别

一、实训目的

1. 掌握中药制剂显微鉴别方法的基本操作和技能。
2. 掌握显微镜的操作技术。
3. 掌握中药制剂临时装片的制作技能。

二、实训依据

1. 显微鉴别法　参照《中国药典》2020 年版四部通则 2001。

2. 各药品的质量标准　包括六味地黄丸、蛇胆川贝胶囊、清热解毒片的项下要求。

三、药品的质量标准

1. 六味地黄丸

【处方】熟地黄 160g　酒萸肉 80g　牡丹皮 60g　山药 80g　茯苓 60g　泽泻 60g

【制法】以上六味，粉碎成细粉，过筛，混匀。用乙醇泛丸，干燥，制成水丸，或每 100g 粉末加炼蜜 35～50g 与适量的水，制丸，干燥，制成水蜜丸；或加炼蜜 80～110g 制成小蜜丸或大蜜丸，即得。

【性状】本品为棕褐色的水丸、水蜜丸、棕褐色至黑褐色的小蜜丸或大蜜丸；味甜而酸。

【显微鉴别】取本品，置显微镜下观察：淀粉粒三角状卵形或矩圆形，直径 24～40μm，脐点短缝状或人字状（山药）。不规则分枝状团块无色，遇水合氯醛试液熔化；菌丝无色，直径 4～6μm（茯苓）。薄壁组织灰棕色至黑棕色，细胞多皱缩，内含棕色核状物（熟地黄）。草酸钙簇晶存在于无色薄壁细胞中，有时数个排列成行（牡丹皮）。果皮表皮细胞橙黄色，表面观类多角形，垂周壁连珠状增厚（酒萸肉）。薄壁细胞类圆形，有椭圆形纹孔，集成纹孔群；内皮层细胞垂周壁波状弯曲，较厚，木化，有稀疏细孔沟（泽泻）。

2. 蛇胆川贝胶囊

【处方】蛇胆汁 49g　川贝母 295g

【制法】以上二味，川贝母粉碎成细粉，与蛇胆汁混匀，干燥，粉碎，过筛，装入胶囊，制成 1000 粒，即得。

【性状】本品为硬胶囊，内容物为浅黄色至浅棕色的粉末；味甘、微苦。

【显微鉴别】取本品置显微镜下观察：淀粉粒广卵形或贝壳形，直径 40～64μm，脐点短缝状、人字状或马蹄状，层纹可察见（川贝母）。

3. 清热解毒片

【处方】生石膏 670g　金银花 134g　玄参 107g　地黄 80g　连翘 67g　栀子 67g　甜地丁 67g　黄芩 67g　龙胆 67g　板蓝根 67g　知母 54g　麦冬 54g

【制法】以上十二味，连翘、黄芩粉碎成细粉；其余生石膏等十味加水煎煮三次，第一次温浸 2 小时后煎煮 1.5 小时，第二次 1.5 小时，第三次 1 小时。煎液滤过，合并滤液，浓缩成稠膏，加入上述细粉，混匀，干燥，粉碎成细粉，制粒，加 1% 硬脂酸镁混匀，压制成 1000 片，包糖衣或薄膜衣，即得。

【性状】本品为糖衣片或薄膜衣片，除去包衣后显棕黄色至棕褐色；气微，味苦。

【显微鉴别】取本品置显微镜下观察：韧皮纤维淡黄色，梭形，壁厚，孔沟细（黄芩）。石细胞单个散在或成群，长条形、类圆形或长圆形，层纹及纹孔明显，壁厚薄不一（连翘）。

四、实训内容

1. 实训预习

（1）熟悉显微鉴别方法的特点；

（2）根据实训内容，选用合适的仪器、试剂；

（3）制定实训步骤；

（4）熟悉显微镜的使用。

2. 实训操作

（1）玻璃仪器的洗涤；

（2）临时装片的制作；

（3）显微镜下观察；

（4）检验原始记录。

3. 实训结束

（1）仪器应复原；

（2）应清洗玻璃仪器；

（3）应清洁实训场所；

（4）检验报告书写。

五、实训评价

表 3-8 实训评价表

评价项目	评价内容	评价标准	分值	得分
实训预习	鉴别原理	正确	5	
	仪器、试剂选择	适宜、齐全	5	
	实训步骤	合理	10	
实训操作	制片	操作规范	15	
	显微镜的使用	操作规范	15	
	镜检观察	操作规范，镜检观察仔细	20	
	检验原始记录	符合要求	10	
实训结束	清场	规范、合理、完整	5	
	检验报告书	符合要求	15	

六、实训思考

1. 显微鉴别适用于哪些中药制剂？

2. 中药制剂显微鉴别应注意哪些问题？

实训七　牛黄解毒片中冰片的薄层色谱鉴别

一、实训目的

1. 学习薄层色谱的鉴别技术，理解该法的原理。

2. 能够根据药品标准要求，独立正确地进行牛黄解毒片的薄层色谱鉴别。

3. 能够正确书写检验记录和检验报告。

二、实训原理

牛黄解毒片由人工牛黄、雄黄、石膏、大黄、黄芩、桔梗、冰片、甘草等组成，冰片为龙脑香科植物龙脑香的加工品，其成分含右旋龙脑律草烯、β－榄香烯、石竹烯等。牛黄解毒片经石油醚（60～90℃）超声提取，提取液滤过挥干后加乙酸乙酯在硅胶 G 板上展开分离，利用冰片的挥发性成分可与 5% 香草醛硫酸发生显色反应使斑点显紫红色，与对照品色谱图进行比较，从而判断冰片是否存在。

三、实训依据

1. 牛黄解毒片药品标准　取本品 2 片（包衣片除去包衣），研细，加入石油醚（60～90℃）20ml，超声处理 30 分钟，滤过，滤液自然挥干（滤渣备用），残渣加乙酸乙酯 1ml 使溶解，作为供试品溶液。另取冰片对照品，加甲醇制成每 1ml 含 1mg 的溶液，作为对照品溶液。照薄层色谱法（通则 0502）试验，吸取供试品溶液 2μl，对照品溶液 5μl，分别点于同一硅胶 G 薄层板上，以环己烷－乙酸乙酯（17：3）为展开剂，展开，取出，晾干，喷以 5% 香草醛硫酸溶液，在 105℃加热至斑点显色清晰，供试品色谱中，在与对照品色谱相应的位置上，显相同颜色的斑点。

2. 薄层色谱法（《中国药典》2020 年版四部通则 0502）　略。

四、实训材料

1. 仪器　电子天平、超声波清洗器、水浴锅、自制薄层板或市售薄层板、微升毛细管、层析缸、喷雾瓶、移液管、烧瓶、量筒、刀片等。

2. 试剂　石油醚（60～90℃）、乙酸乙酯、甲醇、环己烷、5% 香草醛硫酸、硅胶 G 等。

3. 试药　牛黄解毒片（GMP 厂家生产）、冰片对照品。

五、实训内容

1. 薄层板的制备　取一块 10cm×10cm 的玻璃板放在水平实验台桌面上，称取硅胶（G）6g，置于研钵中，用量筒量取 0.3% 的羧甲基纤维素钠（预先配制）18ml，加入到研钵中，按顺时针方向充分研磨成稀糊状，去除表面气泡后，使其尽量均匀分散在玻璃板上，并将玻璃板的边与角补齐，用手抵住玻璃板边缘，小幅度快速左右振动，使薄层表面平整均匀后再水平放置。

2. 薄层板的活化　将制好的薄层板于室温置水平台上晾干（薄层板颜色明显发白），于烘箱中 110℃烘干活化 30 分钟，冷却后，贮存于干燥器内待用。

3. 供试品溶液制备　取本品 2 片（包衣片除去包衣），研细，加入石油醚（60～90℃）20ml，超声处理 30 分钟，滤过，滤液自然挥干（滤渣备用），残渣加乙酸乙酯 1ml 使溶解，作为供试品溶液。

4. 对照品溶液制备　取冰片对照品 10mg，置于 10ml 容量瓶中，加甲醇稀释至刻度，摇匀，即得对照品溶液。

5. 展开剂的制备　用刻度吸管分别量取环己烷 17ml、乙酸乙酯 3ml 混合备用。

6. 点样　从干燥器中取出活化好的薄层板，检查其表面应均匀、平整，无麻点、气泡、破损及污染。进行点样操作时用微升毛细管吸取上述两种溶液各 10μl，以垂直方向小心接触板面，要求点样呈圆点状，直径不超过 4mm，点样基线距离底边 1cm，点样间距 1cm，每种溶液分别点 2 次。

7. 展开　取双槽展开缸，在槽底一侧加入配制好的展开剂 20ml，另一侧放入点样的薄层板，密闭放置 30 分钟，倾斜层析缸使展开剂流入薄层板所在一侧，展开，待展开至约 8cm 时将薄层板取出，迅速在展开剂前沿划线做标记，晾干。

8. 显色与检视 喷雾瓶喷 5% 香草醛硫酸溶液，电吹风加热至呈现紫红色斑点。供试品色谱中在与对照品色谱相应的位置上，显相同颜色的斑点。

六、注意事项

1. 若为包衣片，去除包衣时应注意尽可能不要损失片芯。

2. 冰片为易升华和挥发，不同样品浓度可能不同，显色剂的用量以及加热程度等均可影响到斑点颜色。

七、实训报告

根据检验记录和结果，填写检验报告。

八、实训评价

表 3-9 实训评价表

评价项目	评价内容	评价标准	分值	得分
实训预习	鉴别原理	正确	5	
	仪器、试剂选择	适宜、齐全	5	
	实训步骤	合理	10	
实训操作	薄层板制备和活化	操作规范	15	
	供试品和对照品制备	操作规范	15	
	展开过程操作	操作规范	20	
	检验原始记录	符合要求	10	
实训结束	清场	规范、合理、完整	5	
	检验报告书	符合要求	15	

九、实训思考

1. 在薄层色谱鉴别过程中薄层板斑点显色利用了冰片的什么性质？

2. 在进行薄层色谱点样时应注意什么？

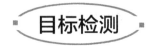

目标检测

答案解析

一、选择题

1. 鉴别富含生物碱类成分的药味常用 （ ）

    A. 碘化铋钾反应   B. 盐酸-镁粉反应

    C. 三氯化铁反应   D. 茚三酮反应

2. 鉴别富含黄酮类成分的药味常用 （ ）

    A. 醋酐-浓硫酸反应   B. 盐酸-镁粉反应

　　C. 三氯化铁反应　　　　　　　　　　D. 茚三酮反应

3. 鉴别富含蒽醌类成分的药味常用（　　）

　　A. 碘化铋钾反应　　　　　　　　　　B. 盐酸－镁粉反应

　　C. 三氯化铁反应　　　　　　　　　　D. 碱液反应

4. 鉴别富含香豆素类成分的药味常用（　　）

　　A. 碘化铋钾反应　　　　　　　　　　B. 异羟肟酸铁反应

　　C. 三氯化铁反应　　　　　　　　　　D. 碱液反应

5. 鉴别朱砂时常用（　　）

　　A. 铜片反应　　　　　　　　　　　　B. 硫化氢反应

　　C. 草酸铵反应　　　　　　　　　　　D. 硫酸钡反应

6. 鉴别石膏时常用（　　）

　　A. 铜片反应　　　　　　　　　　　　B. 硫化氢反应

　　C. 草酸铵反应　　　　　　　　　　　D. 硫酸钡反应

7. 在牙痛一粒丸的定性鉴别中：取本品约 0.2g，研细，加水湿润后，加氯酸钾的硝酸饱和溶液 2ml，振摇，放冷，离心，取上清液，加氯化钡试液 0.5ml，摇匀，溶液呈白色浑浊，离心，弃去上层酸液，再加水 2ml，振摇，沉淀不溶解。这是为鉴别方中（　　）

　　A. 蟾蜍　　　　　　　　　　　　　　B. 朱砂

　　C. 牛黄　　　　　　　　　　　　　　D. 雄黄

8. 下列关于化学反应鉴别法说法错误的是（　　）

　　A. 只能鉴别待测成分的类别　　　　　B. 专属性强于薄层色谱法

　　C. 否定的功能强于肯定的功能　　　　D. 必要时，可采用空白对照

9. 利用化学试剂与制剂中的指标成分发生化学反应，根据所产生的颜色、沉淀或气体等现象，判断某些药味或成分的有无，并以此鉴别制剂真伪的方法是（　　）

　　A. 化学反应鉴别法　　　　　　　　　B. 薄层色谱鉴别法

　　C. 紫外－可见分光光度法　　　　　　D. 高效液相色谱法

10. 复方丹参滴丸中用升华法检查的成分是（　　）

　　　A. 丹参素　　　　　　　　　　　　B. 原儿茶醛

　　　C. 人参皂苷　　　　　　　　　　　D. 冰片

11. 薄层色谱鉴别时，为控制相对湿度常用（　　）

　　　A. 一定浓度的盐酸溶液　　　　　　B. 一定浓度的硫酸溶液

　　　C. 一定浓度的氯化钠溶液　　　　　D. 五氧化二磷干燥剂

12. 手工制备薄层板时，除另有规定外，将（　　）份吸附剂与 3 份水（或 0.2%～0.5% CMC－Na）在研钵中向同一方向研磨混合

　　　A. 1　　　　　　　　　　　　　　B. 2

　　　C. 3　　　　　　　　　　　　　　D. 4

13. 在中药制剂的理化鉴别中，最常用的方法为（　　）

　　　A. 紫外－可见分光光度法　　　　　B. 薄层色谱法

　　　C. 高效液相色谱法　　　　　　　　D. 气相色谱法

14. 气相色谱法的定性参数为（　　）

    A. 保留时间　　　　　　　　　　B. 比移值

    C. 峰面积　　　　　　　　　　　D. 峰高

15. 用气相色谱法鉴别安宫牛黄丸中麝香酮成分，是为鉴别方中（　　）

    A. 牛黄　　　　　　　　　　　　B. 水牛角

    C. 麝香　　　　　　　　　　　　D. 冰片

16. 高效液相色谱法的定性参数为（　　）

    A. 保留时间　　　　　　　　　　B. 比移值

    C. 峰面积　　　　　　　　　　　D. 峰高

二、简答题

1. 薄层色谱法鉴别时，有哪几种对照方式，各有什么特点？

2. 薄层色谱法鉴别时的操作步骤有哪些？

三、实例分析

二妙丸的薄层色谱鉴别

1. 苍术的鉴别　取本品 2g，研细，加乙醚 15ml，超声处理 15 分钟，滤过，滤液挥去乙醚，残渣加乙酸乙酯 1ml 使溶解，作为供试品溶液。另取苍术对照药材 0.25g，同法制成对照药材溶液。照薄层色谱法（通则 0502）试验，吸取上述两种溶液各 5μl，分别点于同一硅胶 G 薄层板上，以石油醚(60～90℃) –乙酸乙酯（10∶1）为展开剂，展开，展距 4cm，取出，晾干，再以环己烷为展开剂，展开，展距 7cm，取出，晾干，喷以 5% 对二甲氨基苯甲醛的 10% 硫酸乙醇溶液，在 80℃ 加热至斑点显色清晰。供试品色谱中，在与对照药材色谱相应的位置上，显相同颜色的斑点。

试回答：

（1）二次展开的目的是什么？

（2）简述 5% 对二甲氨基苯甲醛的 10% 硫酸乙醇的作用。

2. 黄柏的鉴别　取本品 0.1g，研碎，加甲醇 5ml，加热回流 15 分钟，滤过，滤液补加甲醇使成 5ml，作为供试品溶液。另取黄柏对照药材 0.1g，同法制成对照药材溶液。再取盐酸小檗碱对照品，加甲醇制成每 1ml 含 0.5mg 的溶液，作为对照品溶液。照薄层色谱法（通则 0502）试验，吸取上述三种溶液各 1μl，分别点于同一硅胶 G 薄层板上，以甲苯 – 乙酸乙酯 – 异丙醇 – 甲醇 – 浓氨试液（12∶6∶3∶3∶1）为展开剂，置氨蒸气预饱和的展开缸内展开，取出，晾干，置紫外光灯（365nm）下检视。供试品色谱中，在与对照药材色谱和对照品色谱相应的位置上，显相同的黄色荧光斑点。

试回答：

（1）鉴别时对照品都有哪些？有什么样的目的。

（2）展开剂中浓氨的作用是什么？

书网融合……

重点回顾　　　　　微课 3 – 1　　　　　微课 3 – 2　　　　　习题

第四单元　中药制剂的杂质检测技术

<table>
<tr><td rowspan="2">学习目标</td><td>

知识目标：

1. 掌握　一般杂质及杂质限量的概念、限量检查的常用方法、限量的表示方法及有关计算；重金属、砷盐、农药残留量等一般性杂质的检查原理、检查方法及检查条件。

2. 熟悉　炽灼残渣、灰分、黄曲霉毒素、二氧化硫残留量等杂质的检查原理和方法。

3. 了解　特殊杂质的概念、中药制剂中引入杂质的途径、引入特殊杂质的原因及常用的检查方法。

技能目标：

1. 熟练掌握重金属、砷盐检查的操作技能。

2. 学会炽灼残渣检查、灰分测定、农药残留量、黄曲霉毒素检查、二氧化硫残留量测定法的操作技能。

素质目标：

培养科学严谨的工作态度、实事求是的工作作风、扎实细致的实验习惯、精益求精的工作态度。

</td></tr>
</table>

📖 导学情景

情景描述：

1. 四季感冒片，还有降压药、降糖药等都有多家药企生产，购买使用时，是不是有效成分都一样就可以选择价格低的呢？作为一名药学生，你是如何看待这个问题的呢？

2. 近年来，我国出口到欧美市场的中药多次因农药残留超标等原因而被查扣，中药材会受到病虫草害的影响，不可避免地要使用农药，但滥用农药会使中药的疗效降低，甚至危害身体健康。

3. 中药材及其饮片大多需要储存一段时间，霉变的药材质量发生变异，疗效降低，甚至危害人类生命，不论药材原价值多高，均应该舍弃不用。

4. 几年前，中央电视台《经济半小时》播出《变性的草药》，曝光了甘肃省陇西县用硫黄熏制黄芪、党参、当归等药材的事件，引起社会广泛关注。硫黄熏蒸作为一种流传上千年的中药传统加工方法，由于会产生二氧化硫残留，对人体产生危害，已经被明令禁止使用。

情景分析：药品中除了说明书上标示的药效成分外，还有其他成分吗？如果有，这些成分又会是什么呢？霉变后的中药会产生哪些有害物质？查阅《中国药典》2020年版，中药农药残留控制标准严格吗？如何判断中药材是否经过硫黄熏蒸处理？

讨论：中药的农药残留、黄曲霉毒素有何危害？为什么要用硫黄熏蒸中药材？

学前导语：通过绪论的学习，大家已经知道评价药物的质量要从性状、显微、鉴别、检查、含量测定等方面综合分析，进行"真、伪、优、劣"的判断。中药制剂的鉴别就是确定药物的"真伪"，那么"优劣"又是如何判定的呢？需要哪些指标的考察呢？

《中国药典》2020 年版的【检查】项下规定的内容包括安全性、有效性、均一性与纯度要求四个方面。药物的纯度是指药物的纯净程度，又称为药用纯度或药用规格，是反应药品质量的一项重要指标。药物的纯度评价要从药物的性状、理化性质、杂质检查、含量测定等几个方面综合来进行评定，而杂质检查是其中最重要的方面，因此常将药物的纯度检查称为杂质检查。药材和饮片中混存的杂质系指下列各类物质：①来源与规定相同，但其性状或药用部位与规定不符；②来源与规定不同的物质；③无机杂质，如砂石、泥块、尘土等。概括起来，中药制剂的杂质是指在中药制剂中不具有治疗作用的或影响中药制剂的疗效和稳定性，甚至有可能对人体造成危害的物质。中药制剂检查的内容主要包括杂质检查、制剂通则检查及卫生学检查三类，应严格按照药典通则和具体品种项下的有关规定依法进行检查。常规检查及卫生学检查见第五单元。本单元主要介绍《中国药典》2020 年版四部通则中各种杂质的检查方法以及常见的特殊杂质检查方法。杂质检查项目包括：灰分、酸败度、炽灼残渣、重金属、砷盐、农药残留量、黄曲霉毒素、二氧化硫残留量的检查等。

👁 看一看

药物的纯度与化学试剂纯度的区别

药物的纯度主要从临床用药安全性、有效性以及对药物稳定性的影响等方面考虑。化学试剂的纯度是从杂质可能引起的化学变化对试剂的使用范围和使用目的影响来考虑的，并不考虑对生物体的生理作用及毒副作用。药品只有合格品与不合格品；而化学试剂可根据杂质的含量高低分为不同级别：优级纯（GR，绿标签）、分析纯（AR，红标签）、化学纯（CP，蓝标签）、实验纯（LR，黄标签）、指示剂和染色剂（ID 或 SR，紫标签）等。

因此，不能用化学试剂的规格代替药品标准，更不能将化学试剂当作药品直接用于临床治疗。

项目一　中药制剂的杂质检查概述

PPT

一、杂质的来源

中药制剂中杂质的检查项目是根据可能存在的杂质来确定的，只有了解杂质可能的来源，才能有针对性地制定出杂质检查的项目和方法。中药制剂中的杂质主要来源于以下三个方面。

（一）中药材原料中带入

在中药制剂制备过程中，由于处方原料药材的不纯可能带进杂质。中药制剂原料药材来源广泛，中药材本身的质量又受生长环境、采收季节、炮制、加工及储藏条件等多种因素的影响，不同产地的药材其质量相差很大。同一品种的药材由于其药用部位不同，质量也有所不同。例如：来源与规定相同，但其性状或部位与规定不符的物质，如山茱萸中带有果核、果柄，柴胡中带有地上茎叶等；来源与规定不同的物质，如大黄中掺有土大黄；混入的泥土沙石等无机杂质，使总灰分或酸不溶性灰分增高。因此带有杂质的原料药材在制备前不除尽，极有可能带入制剂成品中。另外，植物在生产过程中所使用的农药、化肥等都有可能使植物带有一定量的重金属、砷盐、有机磷、钾离子、钙离子、硫酸盐、草酸等杂质。对于一些从中药材提取分离的单一成分或有效部位制剂，由于植物中常含有多种化学结构、性质相似的成分，在提取、分离、精制过程中除不尽，也有可能引入成品之中成为杂质。如从植物中提取的盐酸小檗碱也含有药根碱、巴马汀等其他小檗碱型生物碱。

（二）生产制备过程中引入

中药制剂在制备生产过程中常需加入各种辅料，使用各种试剂、溶剂等，辅料中所含的杂质及试剂、溶剂的残留物都有可能引入产品中。在生产中用污染的水清洗中药原料，粉碎过程中的机器磨损，制备环境卫生条件差而使微生物限度超标，制备过程所用的金属用具、装置等也可能引进许多杂质。

（三）储存过程中引入

在制成制剂后，由于包装、运输、储存、保管不当，产品会发生霉变、腐败、鼠咬、虫蛀及包装破损等现象，也会使制剂产生大量杂质。如一些制剂在外界条件（日光、空气、温度、湿度等）影响下，内部成分会发生聚合、分解、氧化还原、水解、发霉等变化，产生一些新的杂质。在适宜的水分、温度、pH等条件下，微生物也会使药物变质，如霉菌能使一些中药制剂特别是含糖分、蛋白质、淀粉较多的制剂霉变失效。因此中药制剂应按规定的条件储存，加强养护，以保证其质量的稳定性。

这些杂质不仅使药物外观性状发生改变，降低药物的稳定性和质量，甚至会对人体产生毒害或使药物失去疗效。

二、杂质的种类

中药制剂的杂质按照来源可分为一般杂质和特殊杂质两种类型。

（一）一般杂质

一般杂质是指在自然界中分布比较广泛，在原料药材的生产、收购、炮制以及制剂的生产或储存过程中容易引入的杂质，如泥沙、非药用部位、酸碱、氯化物、硫酸盐、重金属、砷盐、农药残留、有机溶剂残留等。由于对此类杂质的控制涉及多种药物，故在《中国药典》2020年版通则中规定了它们的检查方法，如总灰分测定、重金属检查等。对于中药制剂，并非每种剂型、每个品种都进行一般杂质的全面检查，而是根据具体要求进行一定项目的检查。

近年来，随着人们崇尚健康无污染意识的不断增强，世界各国日益重视中药的安全性（有害物质）问题。中药的安全性涉及以下几个方面：①药物本身含有的毒性或潜在毒性因素，如具有肾毒性的马兜铃酸；②化学污染，如重金属和有害元素、农药残留等；③生物污染，如黄曲霉毒素污染；④人为添加，如非法添加化学药品。当前发达国家在农药残留量、重金属和有害元素分析、黄曲霉毒素测定及药物掺杂检查等方面制定了严格的质量标准，我国也开始关注相关研究并取得了长足的进步。《中国药典》2020年版收载了农药残留量的测定法，铅、镉、砷、汞、铜测定法，重金属测定法，砷盐检查法等，采用了气相 – 质谱联用（GC – MS）、电感耦合等离子质谱（ICP – MS）、高效液相（HPLC）荧光检测、液相 – 质谱联用（LC – MS）等高效、可靠、快速、灵敏、准确的检测技术手段。

（二）特殊杂质

特殊杂质是指某些制剂在生产和储存过程中，根据其来源、生产工艺及药物本身的性质有可能引入或存在，而非其他制剂所共有的杂质。一般来说，某种特殊杂质只存在于特定的药物中，故其检查方法收载于该药物或该制剂的质量标准，即药典的正文中。如大黄流浸膏的原料药材大黄常有同属的波叶大黄等多种植物的根茎（土大黄）掺杂，伪品含有特征性成分土大黄苷，故《中国药典》2020年版规定对大黄流浸膏应进行土大黄苷的检查。

💙 **药爱生命**

原料药质量是药品质量控制的关键和源头。其中，杂质的研究与控制事关药品的临床安全性，因而成为原料药质量控制的关键环节之一。药品临床使用中的不良反应除取决于药品本身的药理活性外，有时还与药品中的杂质密切相关，须严格控制。

从杂质来源分析，几乎不可能完全除去产品中的杂质，也没有必要。通过选择合适的分析方法，准确分辨与测定杂质含量，综合药学、毒理学及临床研究的结果，确定杂质的合理限度，通过对起始原辅料的源头控制、制备工艺的过程控制、包装材料、贮藏条件及有效期的确立等终端控制措施，将杂质控制在安全合理的范围内是杂质研究的最终目的。采用适当的分析方法实现各类杂质的检出与识别在杂质研究中居于重要的基础地位。

三、杂质的检查方法

药物在生产和贮存过程中会不可避免地引入杂质，在大多数情况下，要完全除去药物中的杂质，不仅没有必要，而且还会增加药物的成本，有时还可能受到生产工艺和条件的制约。实际上，只要不影响药物的疗效和不发生毒性的前提下，少量或微量杂质的存在是允许的。同样，在杂质控制中，绝大多数情况是没有必要准确测定杂质的实际含量，只要把杂质控制在一定水平之内，能够保证用药安全、有效，不影响药物的稳定性即可。

杂质限量是指药物中所含杂质的最大允许量，通常用百分之几（%）或百万分之几（ppm）来表示。药物中杂质检查，一般不要求检查出杂质的准确含量，而只是检查杂质的量是否超过限量。这种杂质检查的方法叫作杂质的限量检查（limit test）。目前各国药典对绝大多数的药物中的杂质都采取控制限量的方法，我国亦不例外。

杂质限量检查通常是指取一定量待检杂质对照品溶液与一定量供试品溶液在相同条件下处理后，比较反应结果，从而确定供试品中杂质的含量是否超过杂质对照液的量（限量）。应用此类方法时，要注意供试液和对照液的处理相互平行的原则，即两者在所用试剂、反应条件、反应时间、实验顺序等方面均要相同，以保证结果的可比性。各国药典主要采用本法检查药物的杂质，应用此法，可计算杂质的限量。计算公式为：

$$杂质的限量 = \frac{杂质最大允许量}{供试品取样量} \times 100\%$$

$$= \frac{对照液浓度 \times 对照液体积}{供试品取样量} \times 100\%$$

$$或 \quad L = \frac{c \times V}{S} \times 100\%$$

式中，L 为杂质的限量（%）；c 为对照液浓度（g/ml）；V 为对照液体积（ml）；S 为供试品的量（g）。

实例 4.1　注射用双黄连（冻干粉）中砷盐限量检查

方法：取本品 1.0g，加 2% 硝酸镁乙醇溶液 3ml，点燃，燃尽后，先用小火炽灼使炭化，再在 500～600℃ 炽灼至完全灰化，放冷，残渣加盐酸 5ml 与水 21ml 使溶解，依法检查（《中国药典》2020 年版四部通则 0822），与对照标准砷溶液（1μg/ml As）2.0ml 所得的砷斑比较，不得更深。杂质限量的计算方法如下：

$$L = \frac{c \times V}{S} \times 100\%$$

$$= \frac{1.0 \times 10^{-6} \times 2}{1.0} \times 100\%$$

$$= 0.0002\% = 2ppm（百万分之二）$$

杂质的限量检查，也可以不用与标准溶液进行对比，而是在供试品溶液中加入某种试剂，在一定反应条件下，观察有无正反应出现，即通过该测试条件下的反应灵敏度来控制杂质的限量。如肉桂油中重金属的检查：取肉桂油 10ml，加水 10ml 与盐酸 1 滴，振摇后，通硫化氢气体使饱和，水层与油层均不得变色。

一般来说，凡是影响疗效和对人体健康有害的杂质均应制定相应的检查项目和限量。制定药物的杂质检查项目和限量要掌握以下几点原则。

1. 质量标准中规定的杂质和限量是根据正常生产和贮藏过程中可能引入的杂质而制定的。标准中未规定的杂质，在正常生产和贮藏过程中一般不可能引入，或虽可能引入，但杂质量极少，对人体和药物无不良影响，原则上无需检查；但遇特殊情况如药物性状不正常，或反应不正常，则应根据具体情况追踪检查，以弄清异常的原因和性质。

2. 制定杂质的检查项目和限量不是永远不变的，随着生产工艺水平的提高，或生产工艺发生变化，或对杂质的认识逐渐地深入等，杂质检查的项目、方法和限量都是不断完善和提高的。

3. 制定杂质的检查项目和限量不能追求越纯越好，要结合实际水平和条件制定，即杂质项目和限量的制定要有针对性，能反映生产水平的高低以及生产工艺是否正常。

4. 严重危害人体健康和影响药物稳定性的杂质必须制定相应的检查项目，并严格控制其限量。例如，砷限量一般不得超过百万分之十，这是因为重金属易在人体内蓄积引起慢性中毒，还会降低某些药物的稳定性，其限量一般不得超过百万分之五十。

5. 药物的杂质检查项目和限量制定与化学试剂的杂质控制项目和限量是完全不同的，不能混淆。前者的出发点首先是保证用药的安全、有效，而后者是保证试剂在参与相应物理、化学反应时，不受杂质干扰的程度，两者纯化的目的和出发点、控制和排除的对象完全不同，所以，检查的项目与限量也不同，不能互为替代。

练一练4-1

注射用双黄连（冻干粉）中重金属的限量检查：取本品适量，依法检查（《中国药典》2020年版四部通则0821），含重金属不得超过百万分之十。如果标准铅溶液（10μg/ml Pb）取用量1ml，则供试品取样量应为多少？

答案解析

项目二　炽灼残渣检查法 　微课4-1

PPT

本法用于检查不含金属的有机药物中所含的无机金属杂质。

一、检查原理

中药及其制剂多由有机化合物组成，有机物经高温加热炭化后，加硫酸湿润，低温加热至硫酸蒸气除尽后，于高温（700~800℃）炽灼至完全灰化，使有机质破坏分解变为挥发性物质逸出，非挥发性无机物（多为金属的氧化物或其盐类）成为硫酸盐而残留，称为炽灼残渣。

二、操作方法

取供试品1.0~2.0g或该药品项下规定的量，置已炽灼至恒重的坩埚中，精密称定质量，缓缓炽灼至完全炭化，放冷至室温。除另有规定外，加硫酸0.5~1.0ml使湿润，低温加热至硫酸蒸气除尽后，在700~800℃炽灼使完全灰化，移置干燥器内，放冷至室温，精密称定后，再在700~800℃炽灼至恒重，即得。

如需将残渣留做重金属检查，则炽灼温度必须控制在500~600℃。

三、注意事项

（一）取样量问题

应根据待检药物规定的残渣限度来决定取样量。一般残渣的量为 1～2mg 为宜。如规定限度为 0.1％ 者，取样在 1g 左右；0.05％ 者以 2g 为宜；限量在 1％ 以上者，取样可在 1g 以下；如遇贵重药品或样品量少时，可考虑减少取样。

（二）炽灼温度

炭化时，应控制温度，缓慢炽灼，避免供试品骤然膨胀而逸出。炽灼至供试品全部炭化呈黑色，不冒浓烟为止。灰化时，应加热至蒸气除尽，白烟完全消失，残渣为灰白色。坩埚取出时由于温度极高，应在炉口稍冷后再置于干燥器中，不能把刚取出的坩埚置于冷处，以免坩埚炸裂。

（三）坩埚的标记、称量和选用

坩埚称量顺序应与坩埚从高温炉取出的先后次序一致，以保证各个坩埚放置时间大致相同，且各坩埚不能混淆，所以所有瓷坩埚应做编号标记。简单而实用的方法是用三氯化铁溶液在坩埚上书写数字，加热炽灼后即显数码。此外，每一干燥器内同时放置坩埚最好不要过多，否则不易恒重。供试品中含有碱金属或氟元素时，应使用铂坩埚。

练一练4-2

中药进行炽灼残渣检查后，需要做重金属检查时，炽灼的温度为（　　）

A. 500～600℃　　　　B. 600～700℃　　　　C. 700～800℃　　　　D. 800～900℃

答案解析

PPT

项目三　灰分测定法

本法的依据是《中国药典》2020 年版的四部通则 2302，主要是检查中药药材的无机盐类和外来的泥沙等杂质。

中药中的灰分包括生理灰分和外来灰分，合称总灰分。总灰分是指中药经高温炽灼至灰化，残留细胞壁和细胞内含物成为灰烬而残留。大多数中药的生理灰分都在一定的范围内，通过测定总灰分不仅可以控制中药中的无机杂质的含量，而且对于保证中药的纯净度都有重要的意义。但是，有些中药的生理灰分差异较大，在这种情况下，测定总灰分并不能说明有无外来无机杂质的存在，需要测定酸不溶性灰分。酸不溶性灰分是指总灰分加盐酸处理，得到不溶于盐酸的部分，因生理灰分一般溶于稀盐酸，而外来灰分如泥沙等主成分为硅酸盐，不溶于稀盐酸，所以酸不溶性灰分主要是检查外来的泥土沙石等。

一、总灰分测定法

测定用的供试品须粉碎，使能通过二号筛，混合均匀后，取供试品 2～3g（如需测定酸不溶性灰分，可取供试品 3～5g），置炽灼至恒重的坩埚中，称定重量（准确至 0.01g），缓缓炽热，注意避免燃烧，至完全炭化时，逐渐升高温度至 500～600℃，使完全灰化并至恒重。根据残渣重量，计算供试品中总灰分的含量（％）。

如供试品不易灰化，可将坩埚放冷，加热水或 10％ 硝酸铵溶液 2ml，使残渣湿润，然后置水浴上蒸干，残渣照前法炽灼，至坩埚内容物完全灰化。

如预胶化淀粉中灰分检查：取本品 1.0g 置炽灼至恒重的坩埚中，精密称定，缓缓炽灼至完全炭化后，逐渐升高温度至 600～700℃，使完全灰化并恒重，灰分不得超过 0.3%。

二、酸不溶性灰分测定法

取上项所得的灰分，在坩埚中小心加入稀盐酸约 10ml，用表面皿覆盖坩埚，置水浴上加热 10 分钟，表面皿用热水 5ml 冲洗，洗液并入坩埚中，用无灰滤纸滤过，坩埚内的残渣用水洗于滤纸上，并洗涤至洗液不显氯化物反应为止。滤渣连同滤纸移置同一坩埚中，干燥，炽灼至恒重。根据残渣重量，计算供试品中酸不溶性灰分的含量（%）。

练一练4-3

总灰分与酸不溶性灰分的组成差别在（　　）

A. 有机物　　　B. 硝酸盐　　　C. 泥土

D. 沙石　　　E. 钙盐

答案解析

项目四　重金属检查法 微课4-2

PPT

重金属是指在一定的实验条件下，能与硫代乙酰胺（CH_3CSNH_2）试液或硫化钠（Na_2S）试液作用而显色的金属杂质。这些杂质包括银、铅、汞、铜、镉、锑、锡、砷、锌与镍等离子。在弱酸性条件下，能与硫代乙酰胺生成不溶性硫化物而显色的金属离子有 Ag^+、As^{3+}、As^{5+}、Bi^{3+}、Cu^{2+}、Cd^{2+}、Hg^{2+}、Ni^{2+}、Pb^{2+}、Sb^{3+}、Sn^{2+}、Sn^{4+}等；在碱性溶液中，能与硫化钠生成不溶性硫化物而显色的金属离子有 Bi^{3+}、Cd^{2+}、Cu^{2+}、Co^{2+}、Fe^{3+}、Hg^{2+}、Ni^{2+}、Pb^{2+}、Zn^{2+}等。重金属离子的存在，有时会对人体有较大危害，如铅离子，有时还可能催化和参与药物的化学反应，影响药品的稳定性，故有必要严格控制重金属离子在药品中的量。由于在药品生产过程中遇到铅的机会多，并且铅易在体内积蓄导致中毒，故以铅为重金属的代表作为限量对照。

从 2005 年版的《中国药典》开始，新增了采用原子吸收或电感耦合等离子体质谱法测定铅、镉、砷、汞、铜含量的方法。目前《中国药典》2020 年版中需要限定重金属的植物类药材有：丹参、人参、山楂、枸杞子、甘草、白芍、西洋参、金银花、黄芪、当归、山茱萸、三七、酸枣仁、桃仁、白芷、葛根、黄精、栀子等十八种，规定含重金属铅（Pb）不得过 5.0mg/kg（百万分之五），镉（Cd）不得过 1mg/kg（百万分之一），砷（As）不得过 2.0mg/kg（百万分之二），汞（Hg）不得过 0.2mg/kg（千万分之二），铜（Cu）不得过 20.0 mg/kg（百万分之二十）。

看一看

重金属的毒性

重金属是指原子量超过钙-40 以上金属的总称。人体中的重金属元素有些是人体健康必需的常量元素和微量元素，有些是有害于人体健康的，如汞、镉、铅、铜、锌、镍、钡、钒等。侵入人体后，将会使某些酶失去活性而出现不同程度的中毒症状。其毒性大小与金属种类、理化性质、浓度及存在的价态和形态有关。例如，汞、镉、铬（六价）、铅及其化合物是对人体健康产生长远影响的有害金属；汞、铅等金属的有机化合物比相应的无机化合物毒性要强得多；可溶性金属要比颗粒态金属的毒性大；六价铬比三价铬的毒性大等。

铅可在人体和动植物组织中蓄积，其主要的毒性效应是导致贫血、神经功能失调和肾损伤等。镉毒性很强，可在人体的肝、肾等组织中蓄积，造成各种脏器组织的破坏，尤以对肾脏损害最为明显，还可以导致骨质疏松和软化，引起骨痛病。汞以无机汞和有机汞两种形式存在，价态有三种：元素汞、+1价汞和+2价汞。汞及其化合物属于剧毒物质，日本有名的公害传染病水俣病就是因为工程排水中的甲基汞所致。

一、检查原理

药物中重金属离子在 pH 3.5 的酸性条件下与硫代乙酰胺的分解产物 H_2S 反应，或在碱性条件下与 Na_2S 反应，生成黄色至棕黑色的硫化物均匀悬浮液，与一定量的标准 Pb^{2+} 在相同条件下反应生成的有色悬浮液比色，以判断供试品中的重金属是否超过限量。

$$CH_3CSNH_2 + H_2O \xrightarrow{pH\,3.5} CH_3CONH_2 + H_2S$$

$$H_2O + Pb^{2+} \xrightarrow{pH\,3.5} PbS\downarrow + 2H^+$$

$$Na_2S + Pb^{2+} \xrightarrow{NaOH} PbS\downarrow + 2Na^+$$

二、操作方法

由于实验条件、药物性质、重金属的限量和存在状态等方面的不同，重金属检查分为下列三种方法。

（一）第一法（硫代乙酰胺法）

本法适用于无需有机破坏，在酸性条件下可溶解的、无色的药物的重金属检查。

操作方法：除另有规定外，取 25ml 纳氏比色管三支（甲、乙、丙管），甲管中加标准铅溶液一定量与醋酸盐缓冲液（pH 3.5）2ml 后，加水或各品种项下规定的溶剂稀释成 25ml，乙管中加入按各品种项下规定的方法制成的供试品溶液 25ml，丙管中加入与乙管相同量的供试品，加配制供试品溶液的溶剂适量使溶解，再加与甲管相同量的标准铅溶液与醋酸盐缓冲液（pH 3.5）2ml 后，用溶剂稀释成 25ml；若供试品溶液带颜色，可在甲管中滴加少量的稀焦糖溶液或其他无干扰的有色溶液，使之与乙管、丙管一致。

再在甲、乙、丙三管中分别加硫代乙酰胺试液各 2ml，摇匀，放置 2 分钟，同置白纸上，自上向下透视，当丙管中显出的颜色不浅于甲管时，乙管中显示的颜色与甲管比较，不得更深。如不浅于甲管时，乙管中显示的颜色与甲管比较，不得更深。如丙管中显出的颜色浅于甲管，应取样按第二法重新检查。如在甲管中滴加稀焦糖溶液或其他无干扰的有色溶液，仍不能使颜色一致时，应取样按第二法检查。

供试品如含高铁盐影响重金属检查时，可在甲、乙、丙三管中分别加入相同量的维生素 C 0.5 ～ 1.0g，再照上述方法检查。配制供试品溶液时，如使用的盐酸超过 1ml，氨试液超过 2ml，或加入其他试剂进行处理者，除另有规定外，甲管溶液应取同样同量的试剂置瓷皿中蒸干后，加醋酸盐缓冲液（pH 3.5）2ml 与水 15ml，微热溶解后，移置纳氏比色管中，加标准铅溶液一定量，再用水或各品种项下规定的溶剂稀释成 25ml。

（二）第二法（炽灼破坏后检查重金属）

本法适用于含芳香环、杂环以及不溶于水、稀酸及乙醇的有机药物的重金属检查。这类药物中，要么重金属与环状结构牢固结合，不能与硫离子反应，要么药物不溶解，干扰检查，必须把有机结构破坏，得到重金属盐或氧化物残渣，然后才能检查。

操作方法：除另有规定外，取各品种项下规定量的供试品，按炽灼残渣检查法（通则0841）进行炽灼处理，然后取遗留的残渣；或直接取炽灼残渣项下遗留的残渣；如供试品为溶液，则取各品种项下规定量的溶液，蒸发至干，再按上述方法处理后取遗留的残渣；加硝酸0.5ml，蒸干，至氧化氮蒸气除尽后（或取供试品一定量，缓缓炽灼至完全炭化。放冷，加硫酸0.5～1ml，使恰湿润，用低温加热至硫酸除尽后，加硝酸0.5ml，蒸干，至氧化氮蒸气除尽后，放冷，在500～600℃炽灼使完全灰化），放冷，加盐酸2ml，置水浴上蒸干后加水15ml，滴加氨试液至对酚酞指示液显微粉红色，再加醋酸盐缓冲液（pH 3.5）2ml，微热溶解后，移置纳氏比色管中，加水稀释成25ml，作为乙管；

另取配制供试品溶液的试剂，置瓷皿中蒸干后，加醋酸盐缓冲液（pH 3.5）2ml与水15ml，微热溶解后，移置纳氏比色管中，加标准铅溶液一定量，再用水稀释成25ml，作为甲管。

再在甲、乙两管中分别加硫代乙酰胺试液各2ml，摇匀，放置2分钟，同置白纸上，自上向下透视，乙管中显出的颜色与甲管比较，不得更深。

（三）第三法（硫化钠法）

本法适用于溶于碱而不溶于稀酸或在稀酸中生成沉淀的药物。

操作方法：除另有规定外，取供试品适量，加氢氧化钠试液5ml与水20ml溶解后，置纳氏比色管中，加硫化钠试液5滴，摇匀，与一定量的标准铅溶液同样处理后的颜色比较，不得更深。

三、注意事项

1. 标准铅溶液应配成贮备液存放。其配制方法为：称取硝酸铅0.1599g，置1000ml容量瓶中，加硝酸5ml与水50ml溶解后，用水稀释至刻度，摇匀，作为贮备液。临用前新鲜稀释配制标准铅液（精密量取标准铅贮备液10ml，置100ml容量瓶中，加水稀释到刻度，即得，每1ml相当于10μg Pb。为防止硝酸铅水解而造成误差，配制标准铅溶液使用的玻璃仪器均不得含有铅，且配制好标准铅溶液仅供当日使用。

2. 硫代乙酰胺试液与重金属反应的最佳pH是3.5，配制醋酸盐缓冲液时，要用酸度计测定并调至3.5，在此酸度下，硫化铅的沉淀较完全。

3. 第一法中，适宜的比色范围是在27ml溶液中含10～20μg Pb，相当于标准铅溶液1～2ml，可根据限量大小和此范围，计算供试品取量。

4. 如供试品分子中含有碱金属或氟元素，在炽灼时能腐蚀瓷坩埚而带入较多的重金属，应改用石英坩埚或铂坩埚操作。

5. 供试品如含高铁盐，在弱酸性溶液中会使硫代乙酰胺水解生成的硫化氢进一步氧化析出硫，会影响检查。可取该药品项下规定方法制成的供试液，加抗坏血酸0.5～1.0g，将高铁离子还原为亚铁离子而消除干扰，并依照平行原则，在对照液中加入相同量的抗坏血酸，依法检查。

6. 在用第二法检查时，要注意以下几点。

（1）炽灼温度应控制在500～600℃，温度过低，灰化不完全；温度过高，重金属会挥发损失。

（2）加硝酸加强有机物的破坏后，一定要除尽氧化氮，防止亚硝酸氧化硫化氢而析出单质硫，干扰检查。

（3）本法为使样品分解，加入试剂种类较多，量较大，遵循平行原则，对照液管采用相同试剂，经相同过程处理，以使结果具有可比性。

👁 **看一看**

原子吸收分光光度法测定中药中的铅、砷

一、铅的测定

本法系按照《中国药典》2020年版四部通则2321采用原子吸收分光光度计石墨炉法进行测定，所用仪器应符合使用要求（通则0406）。除另有规定外，按下列方法测定。

测定条件

参考条件：波长283.3nm，干燥温度100～120℃，持续20秒；灰化温度400～750℃，持续20～25秒；原子化温度1700～2100℃，持续4～5秒。

铅标准贮备液的制备　精密量取铅单元素标准溶液适量，用2%硝酸溶液稀释，制成每1ml含铅（Pb）1μg的溶液，即得（0～5℃贮存）。

标准曲线的制备　分别精密量取铅标准贮备液适量，用2%硝酸溶液制成每1ml分别含铅0ng、5ng、20ng、40ng、60ng、80ng的溶液。分别精密量取1ml，精密加含1%磷酸二氢铵和0.2%硝酸镁的溶液0.5ml，混匀，精密吸取20μl注入石墨炉原子化器，测定吸光度，以吸光度为纵坐标，浓度为横坐标，绘制标准曲线。

供试品溶液的制备

A法　取供试品粗粉0.5g，精密称定，置聚四氟乙烯消解罐内，加硝酸3～5ml，混匀，浸泡过夜，盖好内盖，旋紧外套，置适宜的微波消解炉内，进行消解（按仪器规定的消解程序操作）。消解完全后，取消解内罐置电热板上缓缓加热至红棕色蒸气挥尽，并继续缓缓浓缩至2～3ml，放冷，用水转入25ml量瓶中，并稀释至刻度，摇匀，即得。同法同时制备试剂空白溶液。

B法　取供试品粗粉1g，精密称定，置凯氏烧瓶中，加硝酸–高氯酸（4：1）混合溶液5～10ml，混匀，瓶口加一小漏斗，浸泡过夜。置电热板上加热消解，保持微沸，若变棕黑色，再加硝酸–高氯酸（4：1）混合溶液适量，持续加热至溶液澄明后升高温度，继续加热至冒浓烟，直至白烟散尽，消解液呈无色透明或略带黄色，放冷，转入50ml量瓶中，用2%硝酸溶液洗涤容器，洗液合并于量瓶中，并稀释至刻度，摇匀，即得。同法同时制备试剂空白溶液。

C法　取供试品粗粉0.5g，精密称定，置瓷坩埚中，于电热板上先低温炭化至无烟，移入高温炉中，于500℃灰化5～6小时（若个别灰化不完全，加硝酸适量，于电热板上低温加热，反复多次直至灰化完全），取出冷却，加10%硝酸溶液5ml使溶解，转入25ml量瓶中，用水洗涤容器，洗液合并于量瓶中，并稀释至刻度，摇匀，即得。同法同时制备试剂空白溶液。

测定法　精密量取空白溶液与供试品溶液各1ml，精密加含1%磷酸二氢铵和0.2%硝酸镁的溶液0.5ml，混匀，精密吸取10～20μl，照标准曲线的制备项下方法测定吸光度，从标准曲线上读出供试品溶液中铅（Pb）的含量，计算，即得。

二、砷的测定（氢化物法）

测定条件　采用适宜的氢化物发生装置，以含1%硼氢化钠和0.3%氢氧化钠溶液（临用前配制）作为还原剂，盐酸溶液（1→100）为载液，氮气为载气，检测波长为193.7nm。

砷标准贮备液的制备　精密量取砷单元素标准溶液适量，用2%硝酸溶液稀释，制成每1ml含砷（As）1μg的溶液，即得（0～5℃贮存）。

标准曲线的制备　分别精密量取砷标准贮备液适量，用2%硝酸溶液稀释制成每1ml分别含砷0ng、5ng、10ng、20ng、30ng、40ng的溶液。分别精密量取10ml，置25ml量瓶中，加25%碘化钾溶液（临

用前配制）1ml，摇匀，加 10% 抗坏血酸溶液（临用前配制）1ml，摇匀，用盐酸溶液（20→100）稀释至刻度，摇匀，密塞，置 80℃ 水浴中加热 3 分钟，取出，放冷。取适量，吸入氢化物发生装置，测定吸收值，以峰面积（或吸光度）为纵坐标，浓度为横坐标，绘制标准曲线。

供试品溶液的制备　同铅测定项下供试品溶液的制备中的 A 法或 B 法制备。

测定法　精密吸取空白溶液与供试品溶液各 10ml，照标准曲线的制备项下，自"加 25% 碘化钾溶液（临用前配制）1ml"起，依法测定。从标准曲线上读出供试品溶液中砷（As）的含量，计算，即得。

练一练4-4

1. 重金属检查中，若介质环境呈碱性，则应用（　）做显色剂。

A. 硫代乙酰胺　　　　　B. 氯化钡　　　　　C. 硫化钠

D. 氯化铝　　　　　　　E. 硫酸钠

答案解析

PPT

项目五　砷盐检查法

砷盐多从药物生产过程中所使用的无机试剂及搪瓷反应器引入，对人体有剧毒。许多药物质量控制中要求检查砷盐。《中国药典》2020 年版规定的方法是古蔡氏法和二乙基二硫代氨基甲酸银法。此外，四部通则 2321 中收载了采用原子吸收或电感耦合等离子体质谱法测定铅、镉、砷、汞、铜含量的方法。本单元重点介绍古蔡氏法和二乙基二硫代氨基甲酸银法。

👁 **看一看**

砷的毒性

砷是指人体非必需元素，砷的化合物均有剧毒，三价砷化合物比五价砷化合物毒性更强，有机砷对人体和生物都有剧毒。砷通过呼吸道、消化道和皮肤接触人体。如摄入量超过排泄量，砷就会在人体的肝、肾、肺、子宫、胎盘、骨骼、肌肉等部位，特别是在毛发、指甲中蓄积，从而引起慢性砷中毒。砷还有致癌作用，能引起皮肤癌。砷对人的中毒剂量为 0.01～0.052g，致死剂量为 0.06～0.02g。

一、古蔡氏法

（一）检查原理

利用金属锌与酸作用产生新生态的氢，与供试品中微量砷盐反应生成具有挥发性的砷化氢，遇溴化汞试纸产生黄色至棕色砷斑，与一定量的标准砷溶液同法处理后所产生的砷斑比较，以判断供试品中的砷盐是否超过限量。反应式如下：

$$As^{3+} + 3Zn + 3H^+ \longrightarrow 3Zn^{2+} + AsH_3 \uparrow$$

$$AsO_3^{3-} + 3Zn + 9H^+ \longrightarrow 3Zn^{2+} + 3H_2O + AsH_3 \uparrow$$

$$AsO_4^{3-} + 4Zn + 11H^+ \longrightarrow 4Zn^{2+} + 4H_2O + AsH_3 \uparrow$$

砷化氢与溴化汞试纸反应，生成砷斑的反应如下：

$$AsH_3 + 2HgBr_2 \longrightarrow 2HBr + AsH(HgBr)_2$$
（黄色）

$$AsH_3 + 3HgBr_2 \longrightarrow 3HBr + AsH(HgBr)_3$$
（棕色）

（二）操作方法

古蔡氏法的装置见图4-1。A 为 100ml 标准磨口锥形瓶；B 为中空的标准磨口塞。上连导气管 C（外径 8.0mm，内径 6.0mm），全长约 180mm；D 为具孔的有机玻璃旋塞，其上部为圆形平面，中央有一圆孔，孔径与导气管 C 的内径一致。其下部孔径与导气管 C 的外径相适应，将导气管 C 的顶端套入旋塞下部孔内，并使管壁与旋塞的圆孔相互吻合，予以固定。E 为中央具有圆孔（孔径 6mm）的有机玻璃旋塞盖，与 D 紧密吻合。

检查时，于导气管 C 中装入醋酸铅棉花 60mg（装管高度为 60～80mm），再于旋塞 D 的顶端平面上放一片溴化汞试纸（试纸大小能覆盖孔径而不露出平面外为宜），盖上旋塞盖 E 并旋紧，即得。

1. 标准砷斑的制备　精密量取标准砷溶液 2ml，置 A 瓶中，加盐酸 5ml 与水 21ml，再加碘化钾试液 5ml 与酸性氯化亚锡试液 5 滴，在室温放置 10 分钟后，加锌粒 2g，立即将按照上法装好的导气管 C 密塞于 A 瓶上，并将 A 瓶置 25～40℃水浴中，反应 45 分钟，取出溴化汞试纸，即得。

若供试品需经有机破坏后再行检查，则应取标准砷溶液代替供试品，按照各药品项下规定的方法同法处理后，依法制备标准砷斑。

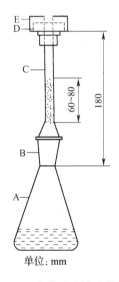

单位：mm

图4-1　古蔡氏法检砷装置图

A. 为砷化氢发生瓶；B. 为中空的标准磨口瓶塞；C. 为导气管；D. 为具孔的
有机玻璃旋塞；E. 为中央具有圆孔（孔径6mm）的有机玻璃旋塞盖

2. 检查法　取采用各药品项下规定的方法制成的供试液，置 A 瓶中，采用标准砷斑的制备，自"再加碘化钾试液 5ml"起，依法操作。将生成的砷斑与标准砷斑比较，不得更深。

（三）注意事项

1. 反应液的酸度及各种试液用量　反应液的酸度相当于 2mol/L 的盐酸液。含 KI 的浓度为 2.5%，含 $SnCl_2$ 的浓度为 0.3%，加入锌粒以 2g 为宜。

2. 反应温度和时间　反应温度一般控制在 25～40℃之间，时间为 45 分钟。冬季气温低时，可置温水浴中进行反应，如反应太快，则宜适当降低反应温度，使砷化氢气体能被均匀吸收。

3. 对实验仪器和试剂的要求　所用仪器和试液等照本法检查，均不应生成砷斑或至多生成仅可辨认的斑痕。新购置的仪器，在使用前应检查是否符合要求。可用其依法制备标准砷斑，所得的砷斑应呈色一致。同一套仪器应能辨别出标准砷溶液 1.5ml 与 2.0ml 所呈砷斑的深浅。锌粒大小以能通过一号筛为宜，如锌粒较大，应酌情增加用量，反应时间亦应延长至 1 小时。

4. KI 与 SnCl₂ 的作用　由于五价砷在酸性溶液中被金属锌还原为砷化氢的速率较三价砷慢，故在反应液中加入碘化钾及酸性氯化亚锡将五价砷还原为三价砷，碘化钾被氧化生成的碘又可被氯化亚锡还原为碘离子。碘离子既可被再利用，又可与产生的锌离子形成配位离子，有利于砷化氢的不断生成。

$$AsO_4^{3-} + 2I^- + 2H^+ \longrightarrow AsO_3^{3-} + I_2 + H_2O$$
$$AsO_4^{3-} + Sn^{2+} + 2H^+ \longrightarrow AsO_3^{3-} + Sn^{4+} + H_2O$$
$$I_2 + Sn^{2+} \longrightarrow 2I^- + Sn^{4+}$$
$$4I^- + Zn^{2+} \longrightarrow [ZnI_4]^{2-}$$

此外，KI 和 SnCl₂ 还能抑制锑化氢的生成，防止锑斑形成。在实验条件下，100μg 的锑都不会对本检查产生干扰。SnCl₂ 还可与金属 Zn 在锌粒表面形成锌锡齐（即纯锌与纯盐酸的作用较慢，加入氯化亚锡，锌置换出锡，沉积在锌的表面，形成局部原电池），加快锌与盐酸的作用，有助于氢气均匀而连续地发生。

酸性氯化亚锡试液宜新鲜配制，且放置时间不宜过长，否则不能把反应中生成的碘还原，影响色斑的色调。本液配成后 3 个月即不可使用。

5. 制备标准砷斑　应与供试品检查同时进行。因砷斑不稳定，反应中应保持干燥及避光，并立即比较。如需要保存砷斑，可将砷斑在石蜡饱和的石油醚溶液中浸泡后，晾干保存或避光置于干燥器中，也可以将砷斑用滤纸包好夹在记录本中。

6. 标准砷液配制　标准砷液应先配成贮备液，实验当天配制标准砷溶液。

标准砷贮备液的配制：称取 105℃ 干燥至恒重的三氧化二砷 0.132g，置 1000ml 容量瓶中，加 20% 氢氧化钠溶液 5ml 溶解后，用适量的稀硫酸中和，再加稀硫酸 10ml，用水稀释至刻度，摇匀，作为贮备液。贮备液存放时间一般不宜超过 1 年。

临用前，精密量取贮备液 10ml，置 1000ml 容量瓶中，加稀硫酸 10ml，用水稀释至刻度，摇匀，即得（每 1ml 相当于 1μg 的 As）。

7. 标准砷液取量　本法反应灵敏度约为 0.75μg（以 As 计），砷斑色泽的深度随砷化氢的量而异。由于 2μg 砷所产生的砷斑色度适中，清晰，容易辨认，最为灵敏，所以药典规定取 2ml 标准砷溶液（约相当于 2μg As）作对照。根据供试品含砷的限度，调整供试品的取用量，来与标准砷斑相对应。

8. 醋酸铅棉花作用　醋酸铅棉花的制备是通过将 1.0g 脱脂棉，浸入 12ml 由等比例的醋酸铅试液和水组成的混合液中，经湿透、挤压去除过多的溶液，并在 100℃ 以下干燥制得后，贮于玻璃塞瓶中备用。醋酸铅棉花用来除去供试品及锌粒中可能存在的硫化物在酸性溶液中生成的硫化氢气体，后者能与溴化汞作用生成硫化汞的色斑，影响测定结果。但醋酸铅棉花用量过多或塞得过紧会影响砷化氢气体的通过，用量过少或填塞稀疏，无法起到阻挡硫化氢的作用，因此导气管中的醋酸铅棉花用量与填装应按药典规定进行，一般为称取 60mg 醋酸铅棉花，装管高度 60～80mm，在 1000μg 的 S²⁻ 存在下，不干扰测定。在管内置干燥醋酸铅棉花时，应先将棉花撕成疏松薄片状，每次少量以细玻璃棒轻轻塞入测砷管，不得塞入近下端。

$$H_2S + Pb(Ac)_2 \longrightarrow PbS\downarrow + 2HAC$$

9. 供试品的前处理　因砷盐通常在中药及其制剂中以有机状态存在，故在进行砷盐检查时常需进行有机破坏，使砷盐析出。常用的方法有酸破坏法（溴－稀硫酸破坏法、硫酸－过氧化氢破坏法）、碱破坏法（氢氧化钙破坏法、无水碳酸钠破坏法、硝酸钠、无水碳酸钠破坏法）及直接炭化法等。上述方法中，以氢氧化钙破坏法较为常用。方法为：取一定量的供试品，加入等量的无砷氢氧化钙混匀后，加水湿润，烘干，在小火上小心炽灼（注意切勿使内容物溅出）至烟雾除尽，移入高温炉中，在500～600℃炽灼至灰化，砷成为非挥发性的亚砷酸钙，取出放冷，加蒸馏水5ml，再缓缓加入盐酸及浓溴液数滴，再全部转入测砷瓶中，依法测定，作空白试验校正。注意炽灼温度以600℃左右较为合适，温度过高，As_2O_3损失大，给检查带来误差。此外，一定要灰化完全，若不完全，有游离碳存在，能使所显砷斑颜色变浅且不规律。

10. 汞试纸的选择　浸入乙醇制溴化汞试液的滤纸的质量，对生成砷斑的色泽有影响。必须选择质量较好，组织疏松的中速定量滤纸，以使所显砷斑色调鲜明，有较为规律的梯度层次。不宜使用定性滤纸，否则所显砷斑色暗，深浅梯度无规律。溴化汞试纸宜新鲜制备。

11. 供试品的成分对本法的影响　本测定法的干扰因素较多，应根据实际情况，对供试品进行特殊处理后，再按照《中国药典》规定的方法检查。干扰物质若为硫化物、亚硫酸盐、硫代硫酸盐等，在反应条件下均可生成硫化氢和二氧化硫气体，与溴化汞作用生成黑色硫化汞或金属汞，干扰砷斑检查。应先加适量的硝酸（如硝酸过量后，能与盐酸作用产生氯气，氯气与锌粒作用放出氮的氧化物，使新生态的氢被氧化，导致砷不能成为砷化氢而逸出）处理，使上述物质氧化成硫酸盐，以消除干扰。供试品中的干扰物质若为氧化性强的药物，可与还原剂 Zn、KI 和 $SnCl_2$ 反应，并能氧化砷化氢，故应设法消除其氧化性，如检查枸橼酸铁中的砷盐，先加过量酸性氯化亚锡试液，将铁离子还原为亚铁离子，然后再检查砷盐。

二、二乙基二硫代氨基甲酸银法（Ag–DDC 法）

（一）检查原理

金属锌与酸作用，产生新生态的氢，与供试品中微量砷盐反应，生成具有挥发性的砷化氢，砷化氢遇二乙基二硫代氨基甲酸银，使其还原产生红色的胶态银，与同一条件下一定量标准砷溶液所产生的色度，进行目视颜色深浅的比较或比较 510nm 波长处吸光度大小，以判断供试品中的砷盐是否超过限量。

$$AsH_3 + 6\ \underset{C_2H_5}{\overset{C_2H_5}{}}N-C\overset{S}{\underset{S}{}}Ag \Longrightarrow 6\ Ag + As\left[\underset{C_2H_5}{\overset{C_2H_5}{}}N-C\overset{S}{\underset{S}{}}\right]_3 + 3\ \underset{C_2H_5}{\overset{C_2H_5}{}}N-C\overset{S}{\underset{SH}{}}$$

（二）方法

仪器装置见图 4–2。A 为 100ml 标准磨口锥形瓶；B 为中空的标准磨口塞；上连导气管 C（一端的外径 8mm，内径 6mm；另一端长 180mm，外径 4mm，内径 1.6mm，尖端内径 1mm）；D 为平底玻璃管（长 180mm，内径 10mm，于 5.0ml 处有一刻度）。

检测时，于导气管 C 中装入醋酸铅棉花 60mg（装管高度约 80mm），并于 D 管中精密加入二乙基二硫代氨基甲酸银试液 5ml。

标准砷对照液的制备：精密量取标准砷溶液 5ml，置 A 瓶中，加盐酸 5ml 与水 21ml，再加碘化钾试液 5ml 与酸性氯化亚锡试液 5 滴，在室温放置 10 分钟后，加锌粒 2g，立即将导气管 C 与 A 瓶密塞，使生成的砷化氢气体导入 D 管中，并将 A 瓶置 25～40℃水浴中反应 45 分钟，取出 D 管，添加三氯甲烷至刻度，混匀，即得。

若供试品需经有机破坏后再行检查，则应取标准砷溶液代替供试品，按照各品种项下规定的方法同法处理后，依法制备标准砷对照液。

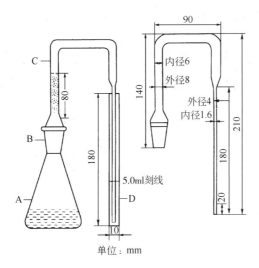

图 4-2 二乙基二硫代氨基甲酸银法装置图

A. 砷化氢发生瓶；B. 中空磨口塞；C. 导气管；D. 平底玻璃瓶（具 50ml 刻度）

检查法 取按照各品种项下规定方法制成的供试品溶液，置 A 瓶中，按照标准砷对照品的制备，自"再加碘化钾试液 5ml"起，依法操作。将所得溶液与标准砷对照液同置白色背景上，从 D 管上方向下观察、比较，所得溶液的颜色不得比标准砷对照液更深。必要时，可将所得溶液转移至 1cm 吸收池中，在 510nm 波长处以二乙基二硫代氨基甲酸银试液作空白，测定吸光度，与标准砷对照液按同法测得的吸光度比较，即得。

本法砷在 0.75~7.5μg 范围内吸光度线性关系良好，显色在 2 小时内稳定，重现性好，并可测定砷盐含量。

👁 看一看

电感耦合等离子体质谱法测定中药中的铅、砷、镉、汞、铜

本法系按照《中国药典》2020 年版四部（通则 2321）采用电感耦合等离子体质谱仪测定中药中的铅、砷、镉、汞、铜，所用仪器应符合使用要求（通则 0412）。

标准品贮备溶液的制备 分别精密量取铅、砷、镉、汞、铜单元素标准溶液适量，用 10% 硝酸溶液稀释制成每 1ml 分别含铅、砷、镉、汞、铜为 1μg、0.5μg、1μg、1μg、10μg 的溶液，即得。

标准品溶液的制备 精密量取铅、砷、镉、铜标准品贮备液适量，用 10% 硝酸溶液稀释制成每 1ml 含铅、砷 0ng、1ng、5ng、10ng、20ng，含镉 0ng、0.5ng、2.5ng、5ng、10ng，含铜 0ng、50ng、100ng、200ng、500ng 的系列浓度混合溶液。另精密量取汞标准品贮备液适量，用 10% 硝酸溶液稀释制成每 1ml 分别含汞 0ng、0.2ng、0.5ng、1ng、2ng、5ng 的溶液，本液应临用配制。

内标溶液的制备 精密量取锗、铟、铋单元素标准溶液适量，用水稀释制成每 1ml 各含 1μg 的混合溶液，即得。

供试品溶液的制备 取供试品于 60℃ 干燥 2 小时，粉碎成粗粉，取约 0.5g，精密称定，置耐压耐高温微波消解罐中，加硝酸 5~10ml（如果反应剧烈，放置至反应停止）。密闭并按各微波消解仪的相应要求及一定的消解程序进行消解。消解完全后，消解液冷却至 60℃ 以下，取出消解罐，放冷，将消解液转入 50ml 量瓶中，用少量水洗涤消解罐 3 次，洗液合并于量瓶中，加入金单元素标准溶液（1μg/ml）200μl，用水稀释至刻度，摇匀，即得（如有少量沉淀，必要时可离心分取上清液）。

除不加金单元素标准溶液外，余同法制备试剂空白溶液。

测定法 测定时选取的同位素为 ^{63}Cu、^{75}As、^{114}Cd、^{202}Hg 和 ^{208}Pb，其中 ^{63}Cu、^{75}As 以 ^{72}Ge 作为内标，

^{114}Cd 以 ^{115}In 作为内标，^{202}Hg、^{208}Pb 以 ^{209}Bi 作为内标，并根据不同仪器的要求选用适宜校正方程对测定的元素进行校正。

仪器的内标进样管在仪器分析工作过程中始终插入内标溶液中，依次将仪器的样品管插入各个浓度的标准品溶液中进行测定（浓度依次递增），以测量值（3 次读数的平均值）为纵坐标，浓度为横坐标，绘制标准曲线。将仪器的样品管插入供试品溶液中，测定，取 3 次读数的平均值。从标准曲线上计算得相应的浓度。

在同样的分析条件下进行空白试验，根据仪器说明书的要求扣除空白干扰。

✎ **练一练4-5** —————

砷盐检查法中，制备砷斑所采用的滤纸是（　　）

A. 氯化汞试纸　　　　　　　　　B. 溴化汞试纸

C. 氯化铅试纸　　　　　　　　　D. 碘化汞试纸

答案解析

PPT

项目六　农药残留量的检查　ⓔ 微课4-3

中药制剂的原料药材大多来自人工栽培种植，从种植到成为成品的过程中极易被外源性有害物质污染。其中，为提高药材产量，减少病虫害，保障种植效果，往往会使用多种农药。农药在中药种植及制剂加工过程中的普遍应用，带来了严重的农药残留问题，而农药残留问题也是影响中药制剂出口和使用安全的重要问题之一。研究表明，农药残留可导致过敏、畸形、癌变、蓄积中毒等，如果患者长期服用了含有农药残留的中药制剂，不但无法达到治疗疾病的效果，还会对身体造成极大危害。由于农药对人体的较大危害，所以，控制中药材及其制剂中的农药残留量是非常必要的。农药种类繁多，目前《中国药典》2020 年版规定的被检农药主要包括有机氯类（六六六、滴滴涕、五氯硝基苯等）、有机磷类（对硫磷、甲基对硫磷、乐果、氧化乐果、甲胺磷、久效磷、二嗪农等）、拟除虫菊酯类（氯氰菊酯、氰戊菊酯、溴氰菊酯等）。

《中国药典》2020 年版四部采用气相色谱法和质谱法测定药材、饮片及制剂中部分有机氯、有机磷、拟除虫菊酯类及禁用农药的残留量。方法有五种，包括第一法（有机氯类农药残留量测定法 - 色谱法）、第二法（有机磷类农药残留量测定法 - 色谱法）、第三法（拟除虫菊酯类农药残留量测定法 - 色谱法）、第四法（农药多残留量测定法 - 质谱法）和第五法（药材及饮片中禁用农药多残留测定法），本节主要介绍第一、第二和第三法。

一、第一法（有机氯类农药残留量测定法——色谱法）

（一）概述

有机氯类农药是持久性有机污染物，也是农药史中使用史最长、使用量最大的一类农药，其具有化学性质稳定、不易挥发、脂溶性强、降解缓慢等特点，容易在脂肪组织中蓄积从而造成慢性中毒，对人体健康危害严重。《中国药典》2020 年版四部收载有机氯类农药（六六六、滴滴涕、五氯硝基苯等）残留量的测定方法，其通过提取、净化和富集等步骤先制备供试品溶液，再采用气相色谱法，电子捕获检测器测定。有机氯类农药残留量测定法包括 9 种有机氯类农药残留量测定法和 22 种有机氯类农药残留量测定法，本节只介绍 9 种有机氯类农药残留量测定法。

（二）仪器与用具

气相色谱仪及^{63}Ni－ECD电子捕获检测器（载气为高纯氮，安装脱氧管）、弹性石英毛细管色谱柱、离心机、超声波清洗器、旋转蒸发仪、具塞刻度离心管、具塞锥形瓶（100ml）、刻度浓缩瓶、移液管、分析天平（感量0.01mg）、小型粉碎机、恒温干燥箱、三号标准筛、干燥器、恒温水浴锅、减压装置、量瓶（100ml）等。

（三）试药与试液

1. 丙酮、石油醚（60～90℃）、二氯甲烷均为分析纯，需经过重蒸馏及气相色谱法检查后，确认符合农残检测的要求，有条件的可采用进口农残级试剂。

2. 无水硫酸钠和氯化钠均为分析纯，硫酸为优级纯。

3. 农药对照品：六六六（BHC）（α－BHC、β－BHC、γ－BHC、δ－BHC），滴滴涕（DDT）（p，p'－DDE、p，p'－DDD、o，p'－DDT、p，p'－DDT）及五氯硝基苯（PCNB），由国家标准物质研究中心提供（标识含量或浓度），也可以采用目前国际上公认的农药标准品自行配制使用。

（四）操作方法

1. 色谱条件与系统适用性试验　以（14%－氰丙基－苯基）甲基聚硅氧烷或（5%苯基）甲基聚硅氧烷为固定液的弹性石英毛细管柱（30m×0.32mm×0.25μm），^{63}Ni－ECD电子捕获检测器。进样口温度230℃，检测器温度300℃，不分流进样。程序升温：初始温度100℃，以每分钟10℃升温至220℃，再以每分钟8℃升温至250℃，保持10分钟。理论板数按α－BHC峰计算应不低于$1×10^6$，两个相邻色谱峰的分离度应大于1.5。

2. 对照品贮备液的制备　精密称取六六六，滴滴涕及五氯硝基苯农药对照品溶液适量，分别用石油醚（60～90℃）稀释制成每1ml含4～5μg的溶液，即得。

3. 混合对照品贮备液的制备　精密量取上述各对照品贮备液0.5ml，置10ml量瓶中，用石油醚（60～90℃）稀释至刻度，摇匀，即得。

4. 混合对照品溶液的制备　精密量取上述混合对照品贮备液，用石油醚（60～90℃）制成每1L分别含0μg、1μg、5μg、10μg、50μg、100μg和250μg的溶液，即得。

5. 供试品溶液的制备

（1）药材或饮片　取干燥供试品，粉碎成粉末，过三号筛，精密称定约2g，置100ml具塞锥形瓶中，加水20ml浸泡过夜，精密加丙酮40ml，称定重量，超声处理30分钟，放冷，再称定重量，用丙酮补足减失的重量，再加氯化钠约6g及二氯甲烷30ml，称定重量，超声15分钟，再称定重量，用二氯甲烷补足减失的重量，静置使之分层，将有机相迅速转移到装有适量无水硫酸钠的100ml具塞锥形瓶中，放置约4小时，精密量取35ml，置于40℃水浴上减压浓缩至近干，加少量石油醚（60～90℃）如前反复操作至二氯甲烷及丙酮去除干净，用石油醚（60～90℃）溶解并转移至10ml具塞刻度离心管中，再加石油醚（60～90℃）精密稀释至5ml，加入硫酸1ml，振摇1分钟，离心（3000r/min）10分钟，精密量取上清液2ml，置具刻度的浓缩瓶中，连接旋转蒸发仪，于40℃下（或用氮气吹）将溶液浓缩至适量，精密稀释至1ml，即得。

（2）制剂　取供试品，研成细粉（蜜丸切碎，液体直接量取），精密称取适量（相当于药材2g），按上述药材或饮片的供试品溶液制备法制备，即得制剂供试品溶液。

6. 测定法　分别精密吸取供试品溶液和与之相对应浓度的混合对照品溶液各1μl，注入气相色谱仪，按外标法计算供试品中9种有机氯农药残留量。

（五）注意事项

1. 试验用到的器皿必须严格清洗至无卤素离子残存，溶剂和试剂应不含有能干扰化学反应，改变分析结果或促使农药降解的物质。

2. 制备供试品溶液，有机相必须减压浓缩至近干，以防止待测成分损失。

3. 溶液浓缩到最后要特别小心，以防止农药残留量的损失。

4. 为避免出现假阳性结果，应选用不同极性的色谱柱分别进行验证，有条件的可采用气质联用加以确认。

5. 中药样品成分复杂，若存在其他成分干扰，则可视具体情况适当改变色谱条件，但需进行空白试验。

（六）记录与计算

记录色谱仪型号、检测器类型、色谱柱长与内径、柱填料与固定相、载气及流速、进样口及检测器温度、柱温、对照品与供试品的称量和配制过程、进样量、测定数据、计算公式与结果并附色谱图。如标准中有系统适用性试验要求，则应记录该试验的数据（如理论塔板数、分离度、拖尾因子等）。

练一练4-6

下列几种农药，属于有机氯类农药的是（　　）

A. 敌敌畏　　　　　B. 马拉硫磷　　　　　C. 乐果

D. 滴滴涕　　　　　E. 氯氰菊酯

答案解析

（七）应用实例

实例4.2　黄芪有机氯类农药残留量测定

黄芪为豆科植物蒙古黄芪 *Astragalus membranaceus*（Fisch.）Bge. var. *mongholicus*（Bge.）Hsiao 或膜荚黄芪 *Astragalus membranaceus*（Fisch.）Bge. 的干燥根。春、秋二季采挖，除去须根及根头，晒干。黄芪是一味中医临床常用的补气良药，具有补气升阳、固表止汗、利水消肿、生津养血、行滞通痹、托毒排脓、敛疮生肌的功效。常用于气虚乏力、食少便溏、中气下陷、久泻脱肛、便血崩漏、表虚自汗、气虚水肿、内热消渴、血虚萎黄、半身不遂、痹痛麻木、痈疽难溃、久溃不敛等。《中国药典》2020 年版规定对其进行有机氯类农药残留量测定。

有机氯类农药残留量检查　照农药残留测定法（通则2341 有机氯类农药残留量测定－第一法）测定。含五氯硝基苯（PCNB）不得过 0.1mg/kg。

二、第二法（有机磷类农药残留量测定法——色谱法）

（一）概述

有机磷类农药是一类含磷的有机化合物，多为杀虫剂，在防治农作物病虫草害方面发挥着重要的作用，其在中药材种植中的广泛应用，不可避免会存在残留，人体反复接触后会发生一系列神经中毒症状，从而对人体健康产生严重危害。《中国药典》2020 年版四部收载有机磷类农药（对硫磷、甲基对硫磷、乐果、氧化乐果、甲胺磷、久效磷、二嗪磷、乙硫磷、马拉硫磷、杀扑磷、敌敌畏、乙酰甲胺磷）残留量的测定方法，通过提取、净化和富集等步骤制备供试品溶液，再采用气相色谱法、氮磷检测器等测定。

（二）仪器与用具

气相色谱仪及氮磷检测器（载气为高纯氮）、弹性石英毛细管色谱柱、多功能真空样品处理器、超声波清洗器、旋转蒸发仪、活性炭小柱（120～400 目、石墨碳填料）、氮吹仪、250ml 平底烧瓶、具塞锥形瓶、棕色量瓶、移液管、分析天平（感量 0.01mg）、三号标准筛、小型粉碎机等。

（三）试药与试液

1. 乙酸乙酯、正己烷均为农残级或分析纯试剂，需经过重蒸馏及气相色谱法检查后，确认符合农残检测的要求；无水硫酸钠为分析纯。

2. 农药对照品：对硫磷、甲基对硫磷、乐果、氧化乐果、甲胺磷、久效磷、二嗪磷、乙硫磷、马拉硫磷、杀扑磷、敌敌畏、乙酰甲胺磷，由国家标准物质研究中心提供（纯度大于99%），也可以使用国际认可的、纯度要求等符合规定的进口标准物质。

（四）操作方法

1. 色谱条件与系统适用性试验 以（50%苯基）50%二甲基聚硅氧烷或（5%苯基）甲基聚硅氧烷为固定液的弹性石英毛细管柱（30m×0.25mm×0.25μm），氮磷检测器（NPD）或火焰光度检测器（FPD）。进样口温度220℃，检测器温度300℃，不分流进样。程序升温：初始温度120℃，以10℃/min升至200℃，以5℃/min升至240℃，保持2分钟，再以20℃/min升至270℃，保持0.5分钟。理论板数按敌敌畏峰计算应不低于6000，两个相邻色谱峰的分离度应大于1.5。

2. 对照品储备液的制备 精密称取对硫磷、甲基对硫磷、乐果、氧化乐果、甲胺磷、久效磷、二嗪磷、乙硫磷、马拉硫磷、杀扑磷、敌敌畏、乙酰甲胺磷农药对照品适量，分别用乙酸乙酯稀释制成每1ml约含100μg的溶液，即得。

3. 混合对照品储备液的制备 分别精密量取上述各对照品储备液1ml，置20ml棕色量瓶中，加乙酸乙酯稀释至刻度，摇匀，即得。

4. 混合对照品溶液的制备 精密量取上述混合对照品储备液，用乙酸乙酯制成每1ml分别含0.1μg、0.5μg、1μg、2μg和5μg的浓度系列溶液，即得。

5. 供试品溶液的制备

药材或饮片 取干燥供试品，粉碎成粉末，过三号筛，精密称定约5g，置具塞锥形瓶中，加无水硫酸钠5g，加入乙酸乙酯50～100ml，冰浴超声处理3分钟，放置，取上层液过滤，药渣加入乙酸乙酯30～50ml，冰浴超声处理2分钟，放置，过滤，合并两次滤液，用少量乙酸乙酯洗涤滤纸及残渣，与上述滤液合并。取滤液置于40℃下减压浓缩至近干，用乙酸乙酯转移至5ml量瓶中，并稀释至刻度；精密吸取上述溶液1ml，置石墨化炭小柱（250mg/3ml，用乙酸乙酯5ml预洗）上，用正己烷－乙酸乙酯（1:1）混合溶液5ml洗脱，收集洗脱液，置氮吹仪上浓缩至近干，加乙酸乙酯定容至1ml，涡旋使溶解，即得。

6. 测定法 分别精密吸取供试品溶液和与之相对应浓度的混合对照品溶液各1μl，注入气相色谱仪，按外标法计算供试品中12种有机磷农药残留量。

（五）注意事项

1. 试验用到的玻璃器皿不能用含磷洗涤液洗涤，应用洗液浸泡，使用前用丙酮荡洗并挥干溶剂。

2. 乙酸乙酯提取液减压浓缩时，水浴温度不能高于40℃，且减压浓缩务必至近干，以防止待测成分损失。

3. 为避免出现假阳性结果，应选用不同极性的色谱柱分别进行验证，有条件的可采用气质联用加以确认。

4. 中药样品成分复杂，若存在其他成分干扰，则可视具体情况适当改变色谱条件，但需进行空白试验。

5. 本方法的加样回收率应为70%～110%。

（六）记录与计算

记录色谱仪型号、检测器类型、色谱柱长与内径、柱填料与固定相、载气及流速、进样口及检测器温度、柱温、对照品与供试品的称量和配制过程、进样量、测定数据、计算公式与结果并附色谱图。如标准中有系统适用性试验要求，则应记录该试验的数据（如理论塔板数、分离度、拖尾因子等）。

三、第三法（拟除虫菊酯类农药残留量测定法——色谱法）

（一）概述

拟除虫菊酯类农药是一类模拟天然除虫菊酯化学结构而合成的农药，具有杀虫谱广、高效、低毒、低残留等优点，是目前较理想的农药，在中药材种植中也有广泛应用，人体长时间皮肤接触吸收或口服后会发生中毒症状，从而对人体健康产生严重危害。《中国药典》2020 年版四部收载拟除虫菊酯类农药（氯氰菊酯、氰戊菊酯、溴氰菊酯）残留量的测定方法，通过提取、净化和富集等步骤制备供试品溶液，再采用气相色谱法、电子捕获检测器测定。

（二）仪器与用具

气相色谱仪及 ^{63}Ni – ECD 电子捕获检测器（载气为高纯氮，安装脱氧管）、弹性石英毛细管色谱柱、超声波清洗器、旋转蒸发仪、离心机、圆底烧瓶、100ml 具塞锥形瓶、量瓶、移液管、小型粉碎机、分析天平（感量 0.01mg）、三号标准筛等。

（三）试药与试液

1. 试液 丙酮、石油醚（60～90℃）、乙醚均为分析纯，需经过重蒸馏，气相色谱法确认符合农残检测的要求，有条件的可采用进口农残级试剂。

2. 试药 氧化铝（80～100 目）、无水硫酸钠、微晶纤维素均为分析纯；弗罗里硅土（80～100 目）。

3. 农药对照品 氯氰菊酯、氰戊菊酯、溴氰菊酯对照品，由国家标准物质研究中心提供（纯度大于 98%）。

（四）操作方法

1. 色谱条件与系统适用性试验 以（5% 苯基）甲基聚硅氧烷为固定液的弹性石英毛细管柱（30m×0.32mm×0.25μm），^{63}Ni – ECD 电子捕获检测器。进样口温度 270℃，检测器温度 330℃，不分流进样（或根据情况设置合适的分流比）。程序升温：初始温度 160℃，保持 1 分钟，以 10℃/min 升至 278℃，保持 0.5 分钟，以 1℃/min 升至 290℃，保持 5 分钟。理论塔板数按溴氰菊酯峰计算应不低于 10^5，两个相邻色谱峰的分离度应大于 1.5。

2. 对照品储备液的制备 精密称取氯氰菊酯、氰戊菊酯、溴氰菊酯农药对照品适量，分别用石油醚（60～90℃）稀释制成每 1m 含 20～25μg 的溶液，即得。

3. 混合对照品储备液的制备 分别精密量取上述各对照品储备液 1ml，置 10ml 量瓶中，加石油醚（60～90℃）稀释至刻度，摇匀，即得。

4. 混合对照品溶液的制备 精密量取上述混合对照品储备液，用石油醚（60～90℃）制成每 1L 分别含 0μg、4μg、8μg、40μg 和 200μg 的浓度系列溶液，即得。

5. 供试品溶液的制备

药材或饮片 取干燥供试品，粉碎成粉末，过三号筛，精密称定 1～2g，置 100ml 具塞锥形瓶中，加石油醚（60～90℃）－丙酮（4:1）混合溶液 30ml，超声处理 15 分钟，过滤，药渣再重复上述操作 2 次后，合并滤液，滤液加入适量无水硫酸钠脱水后，置 100ml 圆底烧瓶中，于 40～45℃下减压浓缩至近干，用少量石油醚（60～90℃）反复操作将丙酮除净，残渣再用适量石油醚（60～90℃）溶解，后置混合小柱〔从上往下依次为无水硫酸钠 2g、弗罗里硅土 4g、微晶纤维素 1g、氧化铝 1g、无水硫酸钠

2g，用石油醚（60～90℃）－丙酮（4∶1）混合溶液 20ml 预洗〕上，用石油醚（60～90℃）－丙酮（4∶1）混合溶液 90ml 洗脱，收集洗脱液，于 40～45℃下减压浓缩至近干，再用石油醚（60～90℃）3～4ml 重复操作将乙醚除净，用石油醚（60～90℃）溶解并转移至 5ml 量瓶中，石油醚（60～90℃）稀释至刻度，摇匀，即得。

6. 测定法　分别精密吸取供试品溶液和与之相对应浓度的混合对照品溶液各 1μl，注入气相色谱仪，按外标法计算供试品中 3 种拟除虫菊酯类农药残留量。

（五）注意事项

1. 试验用到的器皿必须严格清洗至无卤素离子残存，溶剂和试剂应不含有能干扰化学反应，改变分析结果或促使农药降解的物质。

2. 制备供试品溶液，有机相必须减压浓缩至近干，以防止待测成分损失。

3. 溶液浓缩到最后要特别小心，以防止农药残留量的损失。

4. 为避免出现假阳性结果，应选用不同极性的色谱柱分别进行验证，有条件的可采用气质联用加以确认。

5. 中药样品成分复杂，若存在其他成分干扰，则可视具体情况适当改变色谱条件，但需进行空白试验。

（六）记录与计算

记录色谱仪型号、检测器类型、色谱柱长与内径、柱填料与固定相、载气及流速、进样口及检测器温度、柱温、对照品与供试品的称量和配制过程、进样量、测定数据、计算公式与结果，并附色谱图。如标准中有系统适用性试验要求，则应记录该试验的数据（如理论塔板数、分离度、拖尾因子等）。

👁 **看一看**

如何最大限度地控制农药残留

农药喷洒到中药材或土壤中，一段时间后，在光照、自然降解、降雨、高温、微生物分解等作用下，绝大部分会消失，但还是会存在微量的农药残留。残留的农药对病、虫和杂草已无效，但却会对直接或间接接触的人造成一定危害。当今，农药使用范围和使用量不断扩大，控制农药残留已成为亟需解决的问题。那么，如何最大限度地控制农药残留呢？

1. 合理使用农药　应根据中药材的不同，结合农药的性质、病虫草害的原理，辨证地施用农药。合理用药一般应注意以下几点：①对症用药，掌握关键用药期和最有效的用药方式；②掌握正确的用药浓度与用量，改进农药性能；③合理混用农药。

2. 安全使用农药　按照《农药安全使用规定》《农药安全使用标准》《中药材生产质量管理规范》等规定，预防为主，防治结合。特别注意高毒、高残留农药在中药材种植中的应用，施用农药务必在安全间隔期内进行。

3. 采取避毒措施　在一定地区、一定时期内栽培抗病、抗虫作物新品种，减少农药的施用。

4. 综合防治　政府有关部门应积极开展农业防治、生物防治宣传教育，推行农作物的合理轮作，积极发展高效、低毒、低残留的农药品种，禁止使用已淘汰的农药品种。

5. 进行去污处理　对残留在中药材表面的农药可通过暴晒、清洗等方法去污处理，可在一定程度上减少或去除农药残留污染。

PPT

项目七　黄曲霉毒素的检查

黄曲霉毒素（AFT）是一类化学结构类似的化合物，均为二氢呋喃香豆素的衍生物，其主要是由曲霉菌黄曲霉、寄生曲霉、集封曲霉和伪溜曲霉四种真菌产生的次生代谢产物。中药材在生产、加工、储藏、运输等过程中，因工序多，耗时长，加之部分药材含油脂、蛋白质、糖较多的，使得中药材很容易受潮霉变而发生黄曲霉毒素污染。黄曲霉毒素是世界卫生组织划定的 1 类致癌物，是一种毒性极强的剧毒物质，中药材、食品等的相关国家标准中都对黄曲霉毒素限量作了严格规定。目前《中国药典》2020 年版规定需要对黄曲霉毒素进行严格检测的中药品种包括：远志、胖大海、陈皮、桃仁、酸枣仁、大枣、肉豆蔻、决明子、麦芽、使君子、柏子仁、莲子、槟榔、薏苡仁、水蛭、地龙、全蝎、蜈蚣、僵蚕、土鳖虫、九香虫、马钱子、延胡索及蜂房。

《中国药典》2020 年版四部 2351 真菌毒素测定法规定的方法有三种，包括第一法（液相色谱法）、第二法（液相色谱 – 串联质谱法）、第三法（酶联免疫法）。

练一练4-7

下列中药材中，需要进行黄曲霉毒素检测的是（　　）

A. 人参　　　　　B. 延胡索

C. 马兜铃　　　　D. 使君子

答案解析

一、第一法（液相色谱法）

（一）原理

本法基本原理为样品经有机溶剂提取、免疫亲和柱净化后，利用液相色谱仪进行分离，柱后衍生 – 荧光检测器进行分析检测。该法用于测定中药材、饮片及中药制剂中的黄曲霉毒素（以黄曲霉毒素 B_1、黄曲霉毒素 B_2、黄曲霉毒素 G_1 和黄曲霉毒素 G_2 总量计），除另有规定外，均按下列方法测定。

（二）仪器与用具

高效液相色谱仪及荧光检测器、高速匀浆机、柱后衍生系统（碘衍生系统或光化学衍生系统）、黄曲霉总量（B_1、B_2、G_1 和 G_2）免疫亲和柱、离心机、超声波清洗器、固相萃取装置、振荡器、超纯水处理系统、二号标准筛、离心管、具塞锥形瓶、刻度浓缩瓶、移液管、容量瓶等。

（三）试药与试液

1. 乙腈、甲醇均为色谱纯，水为超纯水，0.05% 的碘溶液。

2. 黄曲霉毒素混合对照品：黄曲霉毒素 B_1、黄曲霉毒素 B_2、黄曲霉毒素 G_1 和黄曲霉毒素 G_2 标示浓度分别为 $1.0\mu g/ml$、$0.3\mu g/ml$、$1.0\mu g/ml$、$0.3\mu g/ml$。

（四）操作方法

1. 色谱条件与系统适用性试验　以十八烷基硅烷键合硅胶为填充剂；以甲醇 – 乙腈 – 水（40∶18∶42）为流动相；采用柱后衍生法检测，①碘衍生法：衍生溶液为 0.05% 的碘溶液（取碘 0.5g，加入甲醇 100ml 使之溶解，再用水稀释至 1000ml 制成），衍生化泵流速每分钟 0.3ml，衍生化温度 70℃；②光化学衍生法：光化学衍生器（254nm），以荧光检测器检测，激发波长 $\lambda_{ex} = 360nm$（或 365nm），发射波长 $\lambda_{ex} = 450nm$。两个相邻色谱峰的分离度应大于 1.5。

2. 混合对照品溶液的制备　精密量取黄曲霉毒素混合对照品溶液（黄曲霉毒素 B_1、黄曲霉毒素 B_2、黄曲霉毒素 G_1 和黄曲霉毒素 G_2 标示浓度分别为 $1.0\mu g/ml$、$0.3\mu g/ml$、$1.0\mu g/ml$、$0.3\mu g/ml$）$0.5ml$，置于 $10ml$ 容量瓶中，用甲醇稀释至刻度，作为贮备溶液。精密量取贮备溶液 $1ml$，置于 $25ml$ 量瓶中，用甲醇稀释至刻度，摇匀，即得。

3. 供试品溶液的制备　取干燥供试品粉末约 $15g$（过二号筛），精密称定，置于均质瓶中，加入氯化钠 $3g$，精密加入 70% 甲醇溶液 $75ml$，高速搅拌 2 分钟（搅拌速度大于 $11000r/min$），离心 5 分钟（离心速度 $4000r/min$），精密量取上清液 $15ml$，置 $50ml$ 量瓶中，用水稀释至刻度，摇匀，离心 10 分钟（离心速度 $4000r/min$），精密量取上清液 $20ml$，通过免疫亲合柱，流速每分钟 $3ml$，用水 $20ml$ 洗脱（必要时可以先用淋洗缓冲液 $10ml$ 洗脱，再用水 $10ml$ 洗脱），弃去洗脱液，使空气进入柱子，将水挤出柱子，再用适量甲醇洗脱，收集洗脱液，置 $2ml$ 量瓶中，加甲醇稀释至刻度，摇匀，用微孔滤膜（$0.22\mu m$）滤过，取续滤液，即得。

4. 测定法　分别精密吸取上述混合对照品溶液 $5\mu l$、$10\mu l$、$15\mu l$、$20\mu l$、$25\mu l$，注入液相色谱仪，测定峰面积，以峰面积为纵坐标，进样量为横坐标，绘制标准曲线。另精密吸取上述供试品溶液 $20 \sim 25\mu l$，注入液相色谱仪，测定峰面积，从标准曲线上读出供试品中相当于黄曲霉毒素 B_1、黄曲霉毒素 B_2、黄曲霉毒素 G_1 和黄曲霉毒素 G_2 的量，计算，即得。

（五）注意事项

1. 本实验要具备完善的安全、防护措施，对环境不得有污染。

2. 玻璃器皿若残留有黄曲霉毒素的废液或废渣，必须置于专用贮存容器（内装有 10% 次氯酸钠溶液）内，需先浸泡 24 小时以上，再用清水将玻璃器皿冲洗干净。实验室废液也需要加入次氯酸钠溶液进行处理。

3. 紫外线对低浓度黄曲霉毒素具有破坏性，所以配制混合黄曲霉毒素对照品贮备液时需在棕色量瓶中进行，并避光保存。黄曲霉毒素对照品溶液也应临用新配，并注意避光。

4. 黄曲霉毒素 B_1、黄曲霉毒素 G_1 检出限应为 $0.5\mu g/kg$，定量限应为 $1\mu g/kg$；黄曲霉毒素 B_2、黄曲霉毒素 G_2 检出限应为 $0.2\mu g/kg$，定量限应为 $1.4\mu g/kg$。

5. 当测定结果超出限度时，采用第二法进行确认。

（六）记录与计算

记录液相色谱仪型号、检测器类型及其灵敏度、色谱柱长与内径、柱填料与固定相、流动相及流速、对照品与供试品的称量和配制过程、进样量、测定数据、计算公式与结果，并附色谱图。如标准中有系统适用性试验要求，则应记录该试验的数据（如理论塔板数、分离度、拖尾因子等）。

结果判定：计算结果需按有效数字修约规则进行修约，以使其与标准中规定的限度有效数字一致，实测数值需在规定范围内，则判定结果符合规定。

二、第二法（液相色谱法 – 串联质谱法）

（一）原理

本法基本原理为样品经有机溶剂提取、免疫亲和柱净化后，利用高效液相色谱 – 质谱法测定中药材、饮片及中药制剂中的黄曲霉毒素（以黄曲霉毒素 B_1、黄曲霉毒素 B_2、黄曲霉毒素 G_1 和黄曲霉毒素 G_2 总量计），除另有规定外，均按下列方法测定。

（二）仪器与用具

高效液相色谱 – 质谱系统、高速匀浆机、黄曲霉总量（B_1、B_2、G_1 和 G_2）免疫亲和柱、离心机、超声波清洗器、超纯水处理系统、二号标准筛、离心管、具塞锥形瓶、移液管、容量瓶等。

（三）试药与试液

1. 甲醇为色谱纯，水为超纯水，10mmol/L 醋酸铵溶液。

2. 黄曲霉毒素混合对照品：黄曲霉毒素 B_1、黄曲霉毒素 B_2、黄曲霉毒素 G_1 和黄曲霉毒素 G_2 标示浓度分别为 1.0μg/ml、0.3μg/ml、1.0μg/ml、0.3μg/ml。

（四）操作方法

1. 色谱、质谱条件与系统适用性试验

色谱条件：以十八烷基硅烷键合硅胶为填充剂；以 10mmol/L 醋酸铵溶液为流动相 A，以甲醇为流动相 B；柱温 25℃；流速每分钟 0.3ml；按表 4-1 进行梯度洗脱。

表 4-1　梯度洗脱的时间及流动相的比例

时间/min	流动相 A/%	流动相 B/%
0～4.5	65→15	35→85
4.5～6	15→0	85→100
6～6.5	0→65	100→35
6.5～10	65	35

质谱条件：以三重四极杆串联质谱仪检测；电喷雾离子源（ESI），采集模式为正离子模式；各化合物监测离子对和碰撞电压（CE）见表 4-2。

表 4-2　黄曲霉毒素 B_1、B_2、G_1、G_2 对照品的监测离子对和碰撞电压（CE）参考值

编号	中文名	英文名	母离子	子离子	CE（V）	检出限（μg/kg）	定量限（μg/kg）
1	黄曲霉毒素 G_2	Aflatoxin G_2	331.1 331.1	313.1 245.1	33 40	0.1	0.3
2	黄曲霉毒素 G_1	Aflatoxin G_1	329.1 329.1	243.1 311.1	35 30	0.1	0.3
3	黄曲霉毒素 B_2	Aflatoxin B_2	315.1 315.1	259.1 287.1	35 40	0.1	0.3
4	黄曲霉毒素 B_1	Aflatoxin B_1	313.1 313.1	241.0 285.1	50 40	0.1	0.3

2. 系列混合对照品溶液的制备　精密量取黄曲霉毒素混合对照品溶液（黄曲霉毒素 B_1、黄曲霉毒素 B_2、黄曲霉毒素 G_1 和黄曲霉毒素 G_2 标示浓度分别为 1.0μg/ml、0.3μg/ml、1.0μg/ml、0.3μg/ml）适量，用 70% 甲醇稀释成含黄曲霉毒素 B_2、G_2 浓度为 0.04～3ng/ml，含黄曲霉毒素 B_1、G_1 浓度为 0.12～10ng/ml 的系列对照品溶液，即得（必要时可根据样品实际情况，制备系列基质对照品溶液）。

3. 供试品溶液的制备　同第一法。

4. 测定法　精密吸取上述系列对照品溶液各 5μl，注入高效液相色谱-串联质谱仪，测定峰面积，以峰面积为纵坐标，进样浓度为横坐标，绘制标准曲线。另精密吸取上述供试品溶液 5μl，注入高效液相色谱-串联质谱仪，测定峰面积，从标准曲线上读出供试品中相当于黄曲霉毒素 B_1、黄曲霉毒素 B_2、黄曲霉毒素 G_1 和黄曲霉毒素 G_2 的量，计算，即得。

（五）注意事项

1. 本实验要具备完善的安全、防护措施，对环境不得有污染。

2. 玻璃器皿若残留有黄曲霉毒素的废液或废渣，必须置于专用贮存容器（内装有 10% 次氯酸钠溶

液）内，需先浸泡24小时以上，再用清水将玻璃器皿冲洗干净。

（六）记录与计算

记录液相色谱仪及质谱仪型号、检测器类型及其灵敏度、色谱柱长与内径、柱填料与固定相、流动相及流速、对照品与供试品的称量和配制过程、进样量、测定数据、计算公式与结果、并附色谱图。如标准中有系统适用性试验要求，则应记录该试验的数据（如理论塔板数、分离度、拖尾因子等）。

（七）结果判定

计算结果需按有效数字修约规则进行修约，以使其与标准中规定的限度有效数字一致，实测数值需在规定范围内，则判定结果符合规定。

👁 看一看

如何防止黄曲霉毒素污染药材

面对黄曲霉毒素超标事件频发的问题，应该如何防止黄曲霉毒素污染药材呢？预防黄曲霉毒素的产生，需要从中药材的生长期、成熟期、收获、运输、贮存和加工等多个环节着手。

1. 规范种植管理　中药材的种植环境容易受产毒真菌污染，通过规范种植管理，提高植物的抵抗力，改变环境因子抑制产毒真菌的生长，可有效降低黄曲霉毒素的量。

2. 引入生物竞争抑制　在药材生长时，对其接种不产毒素的菌株，与产毒菌株竞争营养物质和生存空间，从而抑制产毒菌株的生长，达到减少黄曲霉毒素产生的目的；也可以施用杀虫剂减少霉菌感染的机会。

3. 控制温湿度及含水量　产毒真菌最适宜生长及产毒的温度和相对湿度分别为25～30℃和80%～90%。通过改善储存条件和水分活度，同时控制药材及原料药的水分含量，是目前采用的最常见和实用的抑制霉菌方法。如中药材采收后应及时在阳光下晾晒、风干或密封加吸湿剂储存。

三、第三法（酶联免疫法）

（一）概述

本法利用高通量单克隆抗体筛选技术，筛选得到可特异性识别黄曲霉毒素 B_1 和可特异性识别黄曲霉毒素 B_1、黄曲霉毒素 B_2、黄曲霉毒素 G_1 和黄曲霉毒素 G_2 总量的2类特异性单克隆抗体，建立专属性酶联免疫吸附法，测定中药材、饮片及中药制剂中的黄曲霉毒素（以黄曲霉毒素 B_1，或黄曲霉毒素 B_1、黄曲霉毒素 B_2、黄曲霉毒素 G_1 和黄曲霉毒素 G_2 总量计），除另有规定外，均按下列方法测定。

（二）仪器与用具

酶标仪、恒温培养箱、离心机、电子天平（感量0.01g）、超声波清洗器、冰箱、小型粉碎机、酶联免疫测试盒、氮吹仪、水浴锅、离心管、具塞锥形瓶、微量移液器、分液漏斗、量筒等。

（三）试药与试液

1. 抗体　采用常规制备方法分别筛选黄曲霉毒素 B_1 和黄曲霉毒素 B_1、B_2、G_1、G_2 总量特异性单克隆抗体。

2. 酶标抗原　采用常规碳二亚胺法或其他适宜方法将黄曲霉毒素 B_1 衍生物与辣根过氧化物酶反应即得。

3. 磷酸盐缓冲液　称取磷酸二氢钾0.2g、十二水合磷酸氢二钠2.9g、氯化钠8.0g、氯化钾0.2g，加水溶解并稀释至1000ml。

4. **酶标抗原稀释液** 在 3 中加入 8mg 牛血清白蛋白，即得。

5. **洗涤工作液** 在 3 中加入 0.5ml 聚山梨酯 20，即得。

6. **底物缓冲液** 称取柠檬酸 21.0g，加水溶解并稀释至 1000ml，作为甲液；称取十二水合磷酸氢二钠 28.4g，加水溶解并稀释至 1000ml，作为乙液；量取甲液 24.3ml，乙液 25.7ml，加水稀释至 100ml。

7. **底物显色液** 称取四甲基联苯胺 10mg 溶于 1ml 二甲基甲酰胺，量取 5μl，加入底物缓冲液 10ml、30% 过氧化氢 10μl，混匀即得。

8. **终止液** 量取 108.7ml 浓硫酸，缓慢加入水中，冷却至室温后，加水稀释至 1000ml。

（四）操作方法

1. 标准品溶液的制备 精密量取黄曲霉毒素 B_1 标准品溶液，用磷酸盐缓冲液稀释成每 1L 含 0μg、0.05μg、0.15μg、0.45μg、1.35μg（测定黄曲霉毒素 B_1）或 0μg、0.025μg、0.075μg、0.225μg、0.675μg（测定黄曲霉毒素总量）的系列标准品溶液，即得。

2. 供试品溶液的制备 称取供试品粉末约 2.0g，置于 50ml 离心管中，加入 20ml 甲醇，振荡 5 分钟，室温（20~25℃）下以每分钟 3000 转离心 5 分钟，取 2ml 上清液至 10ml 干净离心管中，于 50~60℃ 水浴氮气流下吹干，加入 2ml 去离子水涡动 30 秒，再加入 6ml 三氯甲烷振荡 2 分钟，室温下以每分钟 3000 转离心 5 分钟，取下层三氯甲烷液 3ml 至 10ml 离心管中，置氮吹仪上于 50~60℃ 水浴浓缩至干，加入 1ml 正己烷涡旋 30 秒，再加入 2ml 磷酸盐缓冲液涡旋 1 分钟，室温下以每分钟 3000 转离心 5 分钟，取下层液，即得。

3. 测定法 黄曲霉毒素 B_1 和黄曲霉毒素总量的测定：分别采用合适浓度的抗体包被微孔板孔，经封闭、干燥等处理后加入系列标准品溶液，再加入经酶标抗原稀释液稀释至合适工作浓度的酶标抗原，混匀，于 25℃ 反应 45 分钟，用洗涤工作液洗涤，每孔加入底物显色液 100μl，于 25℃ 反应 15 分钟，每孔加入终止液 50μl，采用酶标仪于 450nm 处，参比波长 630nm，测定每孔吸光度值，按下式计算百分吸光率：

$$百分吸光率(\%) = \times \frac{B}{B_0} 100\%$$

式中，B 为标准品溶液的吸光度值；B_0 为 0μg/L 标准品溶液的吸光度值。

以黄曲霉毒素 B_1 标准品溶液浓度的对数值（$\lg C$）为横坐标，标准品溶液的百分吸光率为纵坐标，分别绘制黄曲霉毒素 B_1 和黄曲霉毒素总量的标准曲线。另精密吸取上述供试品溶液，按上述方法测定吸光度值并计算百分吸光率，从标准曲线上分别读出供试品中所含的黄曲霉毒素 B_1 和黄曲霉毒素总量的浓度，计算，即得。

（五）注意事项

1. 测定前，可选择阴性样本进行添加回收试验，样本回收率应在 60%~120%。

2. 线性回归的相关系数应不低于 0.990。

3. 供试品溶液百分吸光率超出标准曲线范围时，须对已制备好的供试品溶液进行稀释，使其百分吸光率落入曲线范围后再检测。

4. 当测定结果超出限度时，采用第二法进行确认。

（六）应用实例

实例 4.3 **酸枣仁黄曲霉毒素测定**

酸枣仁为鼠李科植物酸枣 *Ziziphus jujuba* Mill. var. *spinosa*（Bunge）Hu ex H. F. Chou 的干燥成熟种

子。秋末冬初采收成熟果实，除去果肉及核壳，收集种子，晒干。大枣甘、酸、平，归肝、胆、心经，具有养心补肝、宁心安神、敛汗、生津的功效，常用于虚烦不眠、惊悸多梦、体虚多汗、津伤口渴。《中国药典》2020 年版规定对其进行黄曲霉毒素测定。

黄曲霉毒素检查　照真菌毒素测定法（通则 2351）测定。

取本品粉末（过二号筛）约 5g，精密称定，加入氯化钠 3g，照黄曲霉毒素测定法项下供试品的制备方法，测定，计算，即得。

本品每 1000g 含黄曲霉毒素 B_1 不得过 5μg，黄曲霉毒素 B_2、黄曲霉毒素 G_1、黄曲霉毒素 G_2 和黄曲霉毒素 B_1 的总量不得过 10μg。

练一练4-8

黄曲霉毒素测定中，主要检测（　　）

A. 黄曲霉毒素 B_1 　　　　B. 黄曲霉毒素 B_2

C. 黄曲霉毒素 G_1 　　　　D. 黄曲霉毒素 G_2

答案解析

项目八　二氧化硫残留量的检查

PPT

在中药材和饮片生产加工过程中，为防止虫蛀、霉变和延长保质期，常采用硫黄进行熏蒸或浸泡。但是，不法商贩为了使卖相好看，同时节约成本，多用硫黄反复、过量熏蒸，造成中药材或饮片中有较多的二氧化硫残留，对中药材或饮片的安全性产生较大影响；同时，中药材熏硫会破坏或改变药材的化学成分，从而影响中药材及饮片的疗效，甚至产生不良反应。

研究表明二氧化硫可引起多种器官损伤和疾病，人体如果摄入过多二氧化硫，会对心血管系统、血液系统、肺组织、生殖系统等产生不同程度的损伤，尤其是易引起呼吸道疾病如气管炎、哮喘、肺气肿，甚至可引发肺癌。中药材、食品等的相关国家标准中都对二氧化硫残留量作了严格规定，目前《中国药典》2020 年版四部规定需要对二氧化硫残留量进行严格检测的中药品种包括：山药、天冬、天花粉、天麻、牛膝、白及、白术、白芍、党参、粉葛。二氧化硫残留量测定法（通则 2331）有三种，包括第一法（酸碱滴定法）、第二法（气相色谱法）、第三法（离子色谱法）。

一、第一法（酸碱滴定法）

（一）原理

本方法系将中药材以蒸馏法进行处理，样品中的亚硫酸盐系列物质加酸处理转化为二氧化硫后，随氮气流带入到含有双氧水的吸收瓶中，双氧水将其氧化为硫酸根离子，采用酸碱滴定法测定，计算药材及饮片中的二氧化硫残留量。

（二）仪器与用具

酸碱滴定法蒸馏仪器装置（图 4-3）、磁力搅拌器、电热套、氮气源、气体流量计等。

（三）试药与试液

3% 过氧化氢溶液、甲基红乙醇溶液指示剂（2.5mg/ml）、氢氧化钠滴定液（0.01mol/L）、盐酸溶液（6mol/L）。

（四）操作方法

取药材或饮片细粉约 10g（如二氧化硫残留量较高，超过 1000mg/kg，可适当减少取样量，但应不

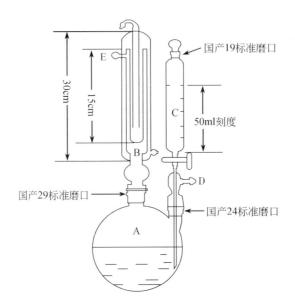

图 4-3 酸碱滴定法蒸馏仪器装置

A. 1000ml 两颈圆底烧瓶；B. 竖式回流冷凝管；C. 分液漏斗（带刻度）；D. 连接氮气流入口；E. 二氧化硫气体导入口

少于 5g），精密称定，置两颈圆底烧瓶中，加水 300~400ml。打开回流冷凝管开关给水，将冷凝管的上端 E 口处连接一橡胶导气管于 100ml 锥形瓶底部。锥形瓶内加入 3% 过氧化氢溶液 50ml 作为吸收液（橡胶导气管的末端应在吸收液液面以下）。使用前，在吸收液中加入 3 滴甲基红乙醇溶液指示剂（2.5mg/ml），并用 0.01mol/L 氢氧化钠滴定液滴定至黄色（即终点；如果超过终点，则应舍弃该吸收溶液）。开通氮气，使用流量计调节气体流量至约 0.2L/min；打开分液漏斗 C 的活塞，使盐酸溶液（6mol/L）10ml 流入蒸馏瓶，立即加热两颈烧瓶内的溶液至沸，并保持微沸；烧瓶内的水沸腾 1.5 小时后，停止加热。吸收液放冷后，置于磁力搅拌器上不断搅拌，用氢氧化钠滴定液（0.01mol/L）滴定，至黄色持续时间 20 秒不褪，并将滴定的结果用空白试验校正。

（五）注意事项

1. 使用前对吸收液进行滴定的目的是排除二氧化硫的干扰。

2. “操作方法”中的“并将滴定的结果用空白试验校正”，是指按供试品所耗滴定液的量与空白试验中所耗滴定液的量之差进行计算。

3. 加热前应先打开氮气，加热完毕取走吸收液之后再关闭氮气，实验过程中应保持氮气流速均匀。

（六）记录与计算

1. 记录 记录供试品重量、供试品溶液消耗氢氧化钠滴定液的体积、空白消耗氢氧化钠滴定液的体积等。

2. 计算

$$二氧化硫残留量(\mu g/g) = \frac{(A - B) \times c \times 0.032 \times 10^6}{W}$$

式中，A 为供试品溶液消耗氢氧化钠滴定液的体积，ml；B 为空白消耗氢氧化钠滴定液的体积，ml；C 为氢氧化钠滴定液摩尔浓度，mol/L；0.032 为 1ml 氢氧化钠滴定液（1mol/L）相当的二氧化硫的质量，g；W 为供试品的重量，g。

（七）结果判定

计算结果需按有效数字修约规则进行修约，以使其与标准中规定的限度有效数字一致，实测数值需在规定范围内，则判定结果符合规定。

二、第二法（气相色谱法）

（一）原理

本法是指用气相色谱法（通则0521）测定中药材及饮片中的二氧化硫残留量。

（二）仪器与用具

气相色谱仪（含热导检测器和顶空进样系统）、电热恒温水浴、分析天平（感量0.01mg）、容量瓶等。

（三）试药与试液

亚硫酸钠对照品、氯化钠、液体石蜡、含0.5%甘露醇和0.1%乙二胺四乙酸二钠的混合溶液、2mol/L盐酸溶液等。

（四）操作方法

1. 色谱条件与系统适用性试验　采用GS－GasPro键合硅胶多孔层开口管色谱柱（如GS－GasPro，柱长30m，柱内径0.32mm）或等效柱，热导检测器，检测器温度为250℃。程序升温：初始50℃，保持2分钟，以每分钟20℃升至200℃，保持2分钟。进样口温度为200℃，载气为氦气，流速为每分钟2.0ml。顶空进样，采用气密针模式（气密针温度为105℃）的顶空进样，顶空瓶的平衡温度为80℃，平衡时间均为10分钟。系统适用性试验应符合气相色谱法要求。

2. 对照品溶液的制备　精密称取亚硫酸钠对照品500mg，置10ml量瓶中，加入含0.5%甘露醇和0.1%乙二胺四乙酸二钠的混合溶液溶解，并稀释至刻度，摇匀，制成每1ml含亚硫酸钠50.0mg的对照品贮备溶液。分别精密量取对照品贮备溶液0.1ml、0.2ml、0.4ml、1ml、2ml，置10ml量瓶中，用含0.5%甘露醇和0.1%乙二胺四乙酸二钠的溶液分别稀释成每1ml含亚硫酸钠0.5mg、1mg、2mg、5mg、10mg的对照品溶液。

分别准确称取1g氯化钠和1g固体石蜡（熔点52～56℃）于20ml顶空进样瓶中，精密加入2mol/L盐酸溶液2ml，将顶空瓶置于60℃水浴中，待固体石蜡全部溶解后取出，放冷至室温使固体石蜡凝固密封于酸液层之上（必要时用空气吹去瓶壁上冷凝的酸雾）；分别精密量取上述0.5mg/ml、1mg/ml、2mg/ml、5mg/ml、10mg/ml的对照品溶液各100μl置于石蜡层上方，密封，即得。

3. 供试品溶液的制备　分别准确称取1g氯化钠和1g固体石蜡（熔点52～56℃）于20ml顶空进样瓶中，精密加入2mol/L盐酸溶液2ml，将顶空瓶置于60℃水浴中，待固体石蜡全部溶解后取出，放冷至室温使固体石蜡重新凝固，取样品细粉约0.2g，精密称定，置于石蜡层上方，加入含0.5%甘露醇和0.1%乙二胺四乙酸二钠的混合溶液100μl，密封，即得。

4. 测定法　分别精密吸取经平衡后的对照品溶液和供试品溶液的顶空瓶气体1ml，注入气相色谱仪，记录色谱图。

（五）记录与计算

1. 记录　记录色谱仪型号、检测器类型、色谱柱长与内径、柱填料与固定相、载气及流速、进样口及检测器温度、柱温、对照品与供试品的称量和配制过程、进样量、测定数据、计算公式与结果，并附色谱图。如标准中有系统适用性试验要求，则应记录该试验的数据（如理论塔板数、分离度、拖尾因子等）。

2. 计算　按外标工作曲线法定量，计算样品中亚硫酸根含量，测得结果乘以0.5079，即为二氧化硫含量。

（六）结果判定

计算结果需按有效数字修约规则进行修约，以使其与标准中规定的限度有效数字一致，实测数值需在规定范围内，则判定结果符合规定。

三、第三法（离子色谱法）

（一）原理

本法是指将中药材以水蒸气蒸馏法进行处理，样品中的亚硫酸盐系列物质加酸处理后转化为二氧化硫，随水蒸气蒸馏，并被双氧水吸收、氧化为硫酸根离子后，采用离子色谱法（通则0513）检测，并计算药材及饮片中二氧化硫残留量。

（二）仪器与用具

离子色谱法水蒸气蒸馏装置（图4-4）、离子色谱仪、电热套、微孔滤膜等。

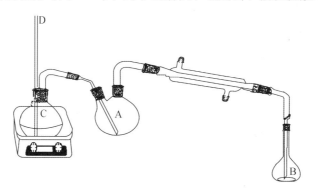

图4-4 离子色谱法水蒸气蒸馏装置
A. 两颈烧瓶；B. 接收瓶；C. 圆底烧瓶；D. 直行长玻璃管

（三）试药与试液

硫酸根标准溶液、盐酸、3%过氧化氢溶液等。

（四）操作方法

1. 色谱条件与系统适用性试验 采用离子色谱法。色谱柱采用以烷醇季铵为功能基的乙基乙烯基苯-二乙烯基苯聚合物树脂作为填料的阴离子交换柱（如 AS 11 - HC，250mm×4mm）或等效柱，保护柱使用相同填料的阴离子交换柱（如 AG 11 - HC，50mm×4mm），洗脱液为20mmol/L氢氧化钾溶液（由自动洗脱液发生器产生）；若无自动洗脱液发生器，洗脱液采用终浓度为 3.2mmol/L Na_2CO_3，1.0mmol/L $NaHCO_3$的混合溶液；流速为1ml/min，柱温为30℃。阴离子抑制器和电导检测器。系统适用性试验应符合离子色谱法要求。

2. 对照品溶液的制备 取硫酸根标准溶液，加水制成每1ml分别含硫酸根1μg/ml、5μg/ml、20μg/ml、50μg/ml、100μg/ml、200μg/ml的溶液，各进样10μl，绘制标准曲线。

3. 供试品溶液的制备 取供试品粗粉5~10g（不少于5g），精密称定，置瓶A（两颈烧瓶）中，加水50ml，振摇，使分散均匀，接通水蒸气蒸馏瓶C。吸收瓶B（100ml纳氏比色管或量瓶）中加入3%过氧化氢溶液20ml作为吸收液，吸收管下端插入吸收液液面以下。A瓶中沿瓶壁加入5ml盐酸，迅速密塞，开始蒸馏，保持C瓶沸腾并调整蒸馏火力，使吸收管端的馏出液的流出速率约为2ml/min。蒸馏至瓶B中溶液总体积约为95ml（时间30~40分钟），用水洗涤尾接管并将其转移至吸收瓶中，并稀释至刻度，摇匀，放置1小时后，以微孔滤膜滤过，即得。

4. 测定法　分别精密吸取相应的对照品溶液和供试品溶液各 10μl，进样，测定，计算样品中硫酸根含量。

（五）记录与计算

1. 记录　记录仪器型号、检测器类型、柱填料、流速、柱温、对照品与供试品的称量和配制过程、进样量、测定数据、计算公式与结果，并附色谱图。如标准中有系统适用性试验要求，则应记录该试验的数据。

2. 计算　按标准曲线法定量，计算样品中硫酸根含量，按照（$SO_2/SO_4^{2-} = 0.6669$）计算样品中二氧化硫的含量。

（六）结果判定

计算结果需按有效数字修约规则进行修约，以使其与标准中规定的限度有效数字一致，实测数值需在规定范围内，则判定结果符合规定。

👁 **看一看**

如何判断中药材是否经过硫黄熏蒸

中药材饮片有时存在很多问题，比如硫黄熏蒸就是较为普遍的问题之一。在购买中药时，可通过以下几个方面来判断药材是否经过硫黄熏蒸处理。

1. 闻一闻　如果明显闻到一股发酸呛鼻子的硫黄味，说明此中药中二氧化硫残存较严重。

2. 看一看　一般硫黄熏蒸过的药材，表面更光洁，颜色会更加的洁白和亮艳。如山药，百合等，本来的颜色偏淡黄或者灰白，如果出现雪白的颜色就有问题；枸杞，颜色偏暗，硫黄熏后颜色红润鲜艳。

3. 称一称　硫黄熏蒸后的中药材要比未熏蒸的药材重。

4. 泡一泡　如果以上方法无法准确辨别，可以将中药材浸泡 10 分钟，然后尝一尝水里有没有酸味，若有酸味，则表示中药材熏蒸过。

（七）应用实例

实例 4.4　白术二氧化硫残留量测定

白术为菊科植物白术 *Atractylodes macrocephala* Koidz. 的干燥根茎。在冬季下部叶枯黄、上部叶变脆时采挖，除去泥沙，烘干或晒干，再除去须根。白术甘、苦，温，归脾、胃经，具有健脾益气、燥湿利水、止汗、安胎的功效，常用于脾虚食少、腹胀泄泻、痰饮眩悸、水肿、自汗、胎动不安等。《中国药典》2020 年版规定对其进行二氧化硫残留量测定。

二氧化硫残留量检查　照二氧化硫残留量测定法（通则 2331）测定，不得过 400mg/kg。

✎ **练一练4-9**

下列中药材中，需要进行二氧化硫残留量检测的是（　　）

A. 山药　　　　 B. 延胡索

C. 马兜铃　　　 D. 使君子

答案解析

项目九　特殊杂质的检查

PPT

中药在检查一般杂质的同时，还需要对特殊杂质进行检查。特殊杂质一般是指中药制剂在生产和贮存过程中，因药物本身性质、工艺路线、生产方式等可能引入的杂质，如大黄浸膏中引入土大黄苷、天然牛黄中引入熊去氧胆酸等。特殊杂质的存在会影响中药的疗效，甚者会引发毒副作用，所以需要对其进行严格的限量检查。特殊杂质的检查一般是根据药品和杂质在理化性质及生理作用上的不同，采用物理的、化学的、药理的或微生物的方法进行，该项检查一般出现在《中国药典》正文中各药品的检查项下。

一、生物碱的检查

（一）乌头碱类

1. 概述　乌头类药物如川乌、草乌、附子及其炮制品等，含有多种生物碱类成分，其中乌头酯型生物碱中 C_{14}、C_8 位的羟基常和苯甲酸、乙酸反应生成双酯型生物碱，如乌头碱、次乌头碱等，双酯型乌头碱具有强烈麻辣味，亲脂性强，毒性大，是乌头类药材具有大毒的主要成分。因此，为保证用药安全，《中国药典》2020 年版规定需对乌头类药物及其制剂进行乌头碱类酯型生物碱的限量检查。

2. 应用实例

实例 4.5　制川乌

本品为川乌的炮制加工品。

乌头碱限量检查　取本品粉末（过三号筛）约 2g，精密称定，置具塞锥形瓶中，加氨试液 3ml，精密加入异丙醇 – 乙酸乙酯（1∶1）混合溶液 50ml，称定重量，超声处理（功率 300W，频率 40kHz，水温在 25℃以下）30 分钟，放冷，再称定重量，用异丙醇 – 乙酸乙酯（1∶1）混合溶液补足减失的重量，摇匀，滤过。精密量取续滤液 25ml，40℃以下减压回收溶剂至干，残渣精密加入异丙醇三氯甲烷（1∶1）混合溶液 3ml 溶解，滤过，取续滤液，作为供试品溶液。取苯甲酰乌头原碱、苯甲酰次乌头原碱、苯甲酰新乌头原碱对照品适量，精密称定，加异丙醇 – 三氯甲烷（1∶1）混合溶液制成每 1ml 含苯甲酰乌头原碱和苯甲酰次乌头原碱各 0.05mg、苯甲酰新乌头原碱 0.3mg 的混合溶液，作为对照品溶液。照高效液相色谱法（通则 0512）测定，以十八烷基硅烷键合硅胶为填充剂，以乙腈 – 四氢呋喃（25∶15）为流动相 A，以 0.1mol/L 醋酸铵溶液（每 1000ml 加冰醋酸 0.5ml）为流动相 B，按表 4 – 3 进行梯度洗脱；检测波长 235nm。理论板数按苯甲酰新乌头原碱峰计算应不低于 2000。分别精密吸取对照品溶液与供试品溶液各 10μl，注入液相色谱仪，测定。

按干燥品计算，含苯甲酰乌头原碱（$C_{32}H_{45}NO_{10}$）、苯甲酰次乌头原碱（$C_{31}H_{43}NO_9$）及苯甲酰新乌头原碱（$C_{31}H_{43}NO_{10}$）的总量应为 0.070% ~ 0.15%。

表 4 – 3　梯度洗脱的时间及流动相的比例

时间/min	流动相 A/%	流动相 B/%
0 ~ 48	15→26	85→74
48 ~ 49	26→35	74→65
49 ~ 58	35	65
58 ~ 65	35→15	65→85

实例 4.6 附子理中丸

【处方】附子（制）100g 党参200g 炒白术150g 干姜100g 甘草100g

乌头碱限量检查 取本品水蜜丸适量，研碎，取25g；或取小蜜丸或大蜜丸适量，剪碎，取36g，加氨试液4ml，拌匀，放置2小时，加乙醚60ml，振摇1小时，放置24小时，滤过，滤液蒸干，残渣用无水乙醇溶解使成1ml，作为供试品溶液。取乌头碱对照品适量加无水乙醇制成每1ml含10mg的溶液，作为对照品溶液。照薄层色谱法（通则0502）试验，吸取供试品溶液12μl、对照品溶液5μl，分别点于同一硅胶G薄层板上，以二氯甲烷（经无水硫酸钠脱水处理）–丙酮–甲醇（6：1：1）为展开剂，展开，取出，晾干，喷以稀碘化铋钾试液。供试品色谱图中，在与对照品色谱相应位置上出现的斑点应小于对照品的斑点，或不出现斑点。

实例 4.7 活血壮筋丸

【处方】制川乌400g 红花40g 血竭50g 乳香（去油）20g 乳香（去油）20g 土鳖虫40g 地龙40g 全蝎40g 川牛膝80g 桂枝40g 人参40g

双酯型生物碱检查 取本品20丸，除去糖衣，精密称定，研细，取约相当于5丸的重量，精密称定，置具塞锥形瓶中，分别加入氨试液3ml及异丙醇–乙酸乙酯（1：1）混合溶液15ml，超声处理（功率240W，频率45kHz，水温在25℃以下）30分钟，放冷，摇匀，滤过，用少量异丙醇–乙酸乙酯（1：1）混合溶液洗涤残渣，合并滤液，40℃以下减压回收溶剂至干，残渣用异丙醇–三氯甲烷（1：1）混合溶液溶解并定容至5ml，摇匀，滤过，取续滤液，作为供试品溶液。取乌头碱、次乌头碱及新乌头碱对照品适量，置棕色量瓶中，精密称定，加异丙醇–三氯甲烷（1：1）混合溶液分别制成每1ml含乌头碱50μg、次乌头碱和新乌头碱各150μg的混合溶液，作为对照品溶液。照高效液相色谱法（通则0512）测定，以十八烷基硅烷键合硅胶为填充剂，以乙腈–四氢呋喃（25：15）为流动相A，以0.1mol/L醋酸铵溶液（每1000ml加冰醋酸0.5ml）为流动相B，按表4–3梯度洗脱；检测波长235nm。理论板数按乌头碱、次乌头碱、新乌头碱峰计算均应不低于2000。

分别精密吸取对照品溶液与供试品溶液各10μl，注入液相色谱仪，测定。

本品每丸含双酯型生物碱以乌头碱（$C_{34}H_{47}NO_{11}$）、次乌头碱（$C_{33}H_{45}NO_{10}$）、新乌头碱（$C_{33}H_{45}NO_{11}$）的总量计，不得过20μg。

练一练4-10

特殊杂质的检查方法列入《中国药典》（ ）检查项下。

A. 正文 　　　　　B. 凡例

C. 品名目次 　　　D. 索引

答案解析

（二）其他生物碱类

1. 概述 除乌头碱类成分的检查外，还包括总生物碱限量、莨菪碱限量、士的宁限量、盐酸罂粟碱和吗啡限量等检查。

2. 应用实例

实例 4.8 复方夏天无片

【处方】夏天无60g 夏天无总碱2.25g 制草乌15g 人工麝香4.5mg 制乳香3.75g 蕲蛇0.75g 独活7.5g 豨莶草45g 安痛藤45g 威灵仙22.5g 丹参22.5g 鸡矢藤30g 鸡血藤37.5g 山楂叶7.5g 牛膝7.5g 当归15g 防己7.5g 苍术7.5g

士的宁限量检查 取本品40片，除去包衣，研细，置具塞锥形瓶中，加乙醚50ml与氨试液4ml，密塞，摇匀，放置 12 小时，滤过，药渣加乙醚 50ml，振摇 1 小时，滤过，药渣再用乙醚洗涤 3～4 次，每次 15ml，滤过，洗液与滤液合并，低温蒸干，残渣加三氯甲烷 2ml 使溶解，转移至分液漏斗中，用三氯甲烷 3ml 分次洗涤容器，洗液并入分液漏斗中，用 0.05mol/L 硫酸溶液振摇提取 3 次，每次 5ml，提取液分别用三氯甲烷 10ml 洗涤，合并提取液，用氨试液调节至 pH 9，再用三氯甲烷振摇提取 3 次，每次 10ml，三氯甲烷液分别用水 20ml 洗涤，合并三氯甲烷液低温蒸干，残渣用适量无水乙醇溶解，转移至 5ml 量瓶中，用无水乙醇分次洗涤容器，洗液并入量瓶中，加无水乙醇至刻度，摇匀，作为供试品溶液。取士的宁对照品，加无水乙醇制成每 1ml 含 1.0mg 的溶液，作为对照品溶液。照薄层色谱法（通则 0502）试验，吸取供试品溶液 5μl 及对照品溶液 2μl，分别点于同一硅胶 G 薄层板上，以环己烷 - 乙酸乙酯 - 二乙胺（6∶1∶1）为展开剂，展开，取出，晾干，喷以稀碘化铋钾试液，供试品色谱中，在与对照品色谱相应的位置上，出现的斑点应小于对照品斑点，或不出现斑点。

实例 4.9 咳喘宁口服液

【处方】麻黄 134g　石膏 67g　苦杏仁 133g　桔梗 67mg　百部 67g　罂粟壳 67g　甘草 133g

盐酸罂粟碱和吗啡限量检查　取本品 25.0ml，加浓氨试液调节 pH 至 9～10，用三氯甲烷振摇提取 3 次，每次 40ml，合并三氯甲烷液，蒸干，残渣用甲醇溶解使成 10.0ml，作为供试品溶液。另取盐酸罂粟碱和吗啡对照品，分别加甲醇制成每 1ml 各含 5.0mg 和 2.0mg 的溶液，作为对照品溶液。照薄层色谱法（通则 0502）试验，吸取供试品溶液 4μl 盐酸罂粟碱对照品溶液 10μl 与吗啡对照品溶液 6μl，分别点于同一用 2% 氢氧化钠溶液制备的硅胶 G 薄层板上，以甲苯 - 丙酮 - 乙醇 - 浓氨试液（20∶20∶3∶1）为展开剂，展开，取出，晾干，喷以稀碘化铋钾试液，置日光下检视。供试品色谱中，在与对照品色谱相应的位置上，出现的斑点应小于对照品斑点。

❓ 想一想4

如何有效地控制含乌头碱成分中药及其制剂的安全性？

答案解析

二、土大黄苷的检查

（一）概述

大黄为蓼科植物掌叶大黄、唐古特大黄或药用大黄的干燥根或根茎，正品大黄主含番泻苷，含痕量或少量土大黄苷及其土大黄苷元，而劣质大黄中土大黄苷的含量高。番泻苷具有泻下作用，而土大黄苷不具有泻下作用或泻下作用较弱，一般认为含有土大黄苷的大黄质量较次。为保证药材质量及疗效，常以大黄中不得检测出土大黄苷为鉴定大黄真伪的标准。

《中国药典》2020 年版规定对大黄及其制剂进行土大黄苷检查，包括大黄、大黄流浸膏、大黄浸膏、三黄片、致康胶囊、九味肝泰胶囊等。

（二）应用实例

实例 4.10　大黄

本品为蓼科植物掌叶大黄 *Rheum palmatum* L.、唐古特大黄 *Rheum tanguticum* Maxim. ex Balf. 或药用大黄 *Rheum officinale* Baill. 的干燥根和根茎。

土大黄苷检查　取本品粉末 0.1g，加甲醇 10ml，超声处理 20 分钟，滤过，取滤液 1ml，加甲醇至 10ml，作为供试品溶液。另取土大黄苷对照品，加甲醇制成每 1ml 含 10μg 的溶液，作为对照品溶液

（临用新制）。照薄层色谱法（通则 0502）试验，吸取上述两种溶液各 5μl，分别点于同一聚酰胺薄膜上，以甲苯 – 甲酸乙酯 – 丙酮 – 甲醇 – 甲酸（30∶5∶5∶20∶0.1）为展开剂，展开，取出，晾干，置紫外光灯（365nm）下检视。供试品色谱中，在与对照品色谱相应的位置上，不得显相同的亮蓝色荧光斑点。

实例 4.11　三黄片

【处方】 大黄 300g　盐酸小檗碱 5g　黄芩浸膏 21g

土大黄苷检查　取本品小片 2 片或大片 1 片，糖衣片除去糖衣，研细，加甲醇 15ml，加热回流 30分钟，放冷，滤过，滤液作为供试品溶液。另取土大黄苷对照品，加甲醇制成每 1ml 含 0.3mg 的溶液，作为对照品溶液。照薄层色谱法（通则 0502）试验，吸取上述两种溶液各 2μl，分别点于同一硅胶 G薄层板上，以三氯甲烷 – 甲醇 – 甲酸 – 水（100∶30∶2∶3）为展开剂，展开，取出，晾干，置紫外光灯（365nm）下检视。供试品色谱中，在与对照品色谱相应的位置上，不得显相同颜色的荧光斑点。

三、猪去氧胆酸和猪胆的检查

（一）概述

天然牛黄和熊胆均为含有胆酸类成分的昂贵中药，两者均不应含猪去氧胆酸，猪去氧胆酸是猪、牛、羊等的胆汁的主要成分，国家严禁以人工牛黄以次充好替代天然牛黄。《中国药典》2020 年版对含有天然牛黄和熊胆的中药进行包括猪去氧胆酸（六应丸、西黄丸、十香返生丸、安宫牛黄丸、安宫牛黄散、梅花点舌丸、局方至宝散等）、猪胆（熊胆胶囊等）等检查。

（二）应用实例

实例 4.12　西黄丸

【处方】 牛黄或体外培育牛黄 15g　麝香或人工麝香 15g　醋乳香 550g　醋没药 550g

熊去氧胆酸检查　取本品 2g，研细，精密称定，加甲醇 40ml，超声处理（功率 200W，频率40kHz）40 分钟，放冷，滤过，滤液蒸干，残渣用甲醇溶解，转移至 10ml 量瓶中，加甲醇至刻度，摇匀，滤过，取续滤液，作为供试品溶液。取猪去氧胆酸对照品适量，精密称定，加甲醇制成 1ml 含0.2mg 的溶液，作为对照品溶液。照高效液相色谱法（通则 0512）测定，以十八烷基硅烷键合硅胶为填充剂；以乙腈 – 0.5% 甲酸溶液（38∶62）为流动相，蒸发光散射检测器检测，理论塔板数按猪去氧胆酸峰计算应不低于 4000。分别精密吸取对照品溶液与供试品溶液各 10μl，注入液相色谱仪，测定，供试品色谱中不得呈现与猪去氧胆酸对照品保留时间相对应的色谱峰。

实例 4.13　熊胆胶囊

【处方】 熊胆粉 50g

猪胆检查　取本品内容物适量（相当于熊胆粉 0.06g），加乙醇 5ml 使溶解，滤过，滤液蒸干，残渣加 10% 氢氧化钠溶液 5ml，置水浴上加热水解 8 小时（或 120℃ 水解 2 小时），放冷，滴加盐酸调节pH 至 2~3，用乙酸乙酯振摇提取 2 次，每次 10ml，合并乙酸乙酯液，蒸干，残渣加乙醇 5ml 使溶解，静置，取上清液，作为供试品溶液。取猪去氧胆酸对照品加乙醇制成 1ml 含 0.5mg 的溶液，作为对照品溶液。照薄层色谱法（通则 0502）试验，吸取供试品溶液和对照品溶液各 4μl，分别点于同一硅胶 G薄层板上，以异辛烷 – 异戊醚 – 正丁醇 – 冰醋酸 – 水（10∶5∶3∶5∶1）的上层溶液（临用配制）为展开剂，展开，取出，晾干，喷以 10% 硫酸乙醇溶液，在 105℃ 加热至斑点显色清晰，置紫外光灯（365nm）下检视。供试品色谱中，在与对照品色谱相应的位置上，不得显相同颜色的荧光斑点。

♥ 药爱生命 ────────────────────────────────

　　安宫牛黄丸因在新冠肺炎治疗过程中发挥的作用，被写入《新型冠状病毒肺炎诊疗方案》中，新冠肺炎重症患者服用此药可起到醒神、开窍功效。安宫牛黄丸作为我国传统药物中最负盛名的急症用药之一，主治高热、神昏、惊厥，迄今已有200多年的应用历史，与至宝丹、紫雪丹并称为中医"温病三宝"。

　　清代温病学大家吴鞠通所著的《温病条辨》最早记录了安宫牛黄丸配方，包括牛黄、麝香、珍珠、朱砂、雄黄、黄连等11味药材。制剂时，对选料需要严格把控，如主成分牛黄是牛胆管中的结石，产量稀少，安宫牛黄丸也是少数仍用天然牛黄的中成药。同仁堂选用牛黄要3人共同检验，逐个挑拣，看外观、掂轻重，必要时还要捻看层次色泽，闻香尝味，同时进行相关杂质检查，以剔除次品、劣品、假冒品，从而保证药物质量和疗效。

──

实训八　玄明粉中重金属的检查

一、实训目的

1. 掌握中药及中药制剂中重金属检查法。
2. 熟悉目视比色法的操作与判断。

二、实训原理

　　玄明粉为芒硝经风化干燥制得，主含硫酸钠（Na_2SO_4）。加水溶解后，根据重金属检查第一法进行重金属检查。

三、实训材料

1. 仪器　电炉、恒温水浴、25ml纳氏比色管及比色管架、万分之一分析天平、量瓶、刻度吸管、烧杯、量筒等。

2. 试药　试剂与玄明粉（市售），其他试剂均为AR级。

四、实训内容

1. 标准铅溶液制备　精密称取105℃干燥至恒重的硝酸铅0.1598g，置1000ml量瓶中，加硝酸5ml，水50ml溶解后，用水稀释至刻度，作为储备液。

　　临用前，精密量取10ml，置100ml量瓶中，加水稀释至刻度，摇匀，即得（每毫升相当于10μg的铅）

2. 重金属的检查　取25ml纳氏比色管3支，甲管中加标准铅溶液2ml与醋酸盐缓冲液（pH 3.5）2ml后，加水成25ml。乙管取玄明粉1.0g，加醋酸盐缓冲液2ml与适量水溶解成25ml。丙管中加入标准铅溶液2ml和玄明粉1.0g，加水适量，再加醋酸盐缓冲液（pH 3.5）2ml后，加水成25ml。在甲、乙、丙三管中分别加入硫代乙酰胺试液各2ml，摇匀，放置2分钟，同置白纸上，自上而下透视，如甲管所显的颜色浅于丙管，则用甲管与乙管比较，乙管中显出的颜色不得深于甲管。

五、实训思考

1. 实验中使用的丙管的作用是什么?
2. 如果甲管所显的颜色不浅于丙管,本实验应如何处理?

实训九 牛黄解毒片中三氧化二砷的检查

一、实训目的

1. 掌握中药制剂中砷盐检查法。
2. 理解砷盐的不同存在形式及检验方法。

二、实训原理

牛黄解毒片中含有人工牛黄、雄黄等,其中雄黄为硫化物类矿物雄黄族雄黄,主含二硫化二砷(As_2S_2)。雄黄中主要杂质三氧化二砷(As_2O_3)有剧毒,为确保药品临床用药的安全,应对雄黄及含雄黄的制剂进行三氧化二砷限量检查。三氧化二砷易溶于稀盐酸中,与二硫化二砷分离,对稀盐酸的溶出液按砷盐检查法进行检查,即可检定雄黄药材和制剂中三氧化二砷的限量。

三、实训材料

1. 仪器 恒温水浴、古蔡氏法测砷装置、万分之一分析天平、量瓶、刻度吸管、烧杯、量筒等。
2. 试剂与试药 牛黄解毒片(市售),其他试剂均为 AR 级。

四、实训内容

取本品适量(包衣片除去包衣),研细,精密称取 1.52g,加稀盐酸 20ml,搅拌 1 小时,滤过,残渣用稀盐酸洗涤 2 次,每次 10ml,搅拌 10 分钟,洗液与滤液合并,置 500ml 量瓶中,加水稀释至刻度,摇匀。精密量取 5ml,量 10ml 量瓶中,加水至刻度,摇匀。精密量取 2ml,加盐酸 5ml 与水 21ml,照砷盐检查法(古蔡砷斑法)检查,所显砷斑颜色不得深于标准砷斑。

五、实训思考

试计算牛黄解毒片中三氧化二砷的限量。

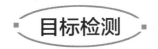

答案解析

一、选择题

1. 属于中药制剂一般杂质检查的项目是( )
   A. 重量差异　　　　　B. 微生物限度　　　　　C. 性状　　　　　D. 炽灼残渣
2. 中药制剂的杂质分为一般杂质和特殊杂质,不属于一般杂质的有( )
   A. 砷盐　　　　　B. 重金属　　　　　C. 酯型生物碱　　　　　D. 灰分
3. 杂质限量的表示方法常用( )
   A. ppm　　　　　B. 百万分之几　　　　　C. μg　　　　　D. mg

4. 在酸性溶液中检查重金属常用以下哪种试剂作显色剂 （ ）

    A. 硫代乙酰胺   B. 氯化钡   C. 硫化钠   D. 氯化铝

5. 对于重金属限量在 $2 \sim 5\mu g$ 的供试品，《中国药典》2020 年版采用的检查方法是 （ ）

    A. 第一法   B. 第二法   C. 第三法   D. 第四法

6. 硫代乙酰胺与重金属反应的最佳 pH 是 （ ）

    A. 2.5   B. 2.0   C. 3.0   D. 3.5

7. 中药材、中药制剂和一些有机药物重金属的检出通常需先将药品灼烧破坏，灼烧时需控制温度在 （ ）

    A. $400 \sim 500℃$ B. $500 \sim 600℃$ C. $600 \sim 700℃$ D. $300 \sim 400℃$

8. 标准铅溶液应在临用前取贮备液新鲜稀释配制，其目的是 （ ）

    A. 防止硝酸铅水解   B. 防止硝酸铅氧化   C. 防止硝酸铅还原   D. 防止二氧化氮释放

9. 砷盐检查法中，制备砷斑所采用的滤纸是 （ ）

    A. 氯化汞试纸   B. 溴化汞试纸   C. 氯化铅试纸   D. 溴化铅试纸

10. 砷盐检查法的干扰因素很多，许多无机物也有干扰，不会对其造成干扰的物质是 （ ）

    A. 硝酸   B. 盐酸   C. 碘   D. 硫化物

11. 砷盐限量检查中，醋酸铅棉花的作用是 （ ）

    A. 将 As^{5+} 还原为 As^{3+} B. 过滤空气   C. 除 H_2S D. 抑制锑化氢的产生

12. 下列几种农药，除 （ ） 外，均属于有机氯类农药

    A. 滴滴涕   B. 马拉硫磷   C. 六六六   D. 五氯硝基苯

13. 有机磷类农药残留采用气相色谱法测定，其使用的检测器是 （ ）

    A. 氢火焰离子化检测器   B. 电子捕获检测器   C. 氮磷检测器   D. 热导池检测器

14. 农药残留量检测一般采用 （ ） 进行

    A. 高效液相色谱法   B. 容量测定法   C. 减压干燥法   D. 气相色谱法

15. 下列不属于中药制剂特殊杂质的是 （ ）

    A. 乌头碱   B. 土大黄苷   C. 砷盐   D. 猪去氧胆酸

16. 附子理中丸中乌头碱的检查，属于 （ ）

    A. 一般杂质检查   B. 特殊杂质检查   C. 制剂通则检查   D. 微生物检查

二、简答题

1. 干燥失重测定和水分测定有何区别？常用水分测定方法有哪些？

2. 为什么中药制剂的杂质只进行限量检查，一般不测定其准确含量？

3. 进行砷盐检查时，反应液中加入 KI 和氯化亚锡的目的是什么？

4. 简述有机氯类农药残留测定的注意事项。

书网融合……

重点回顾   微课4-1   微课4-2   微课4-3   习题

第五单元　中药制剂的常规检查技术

<table>
<tr><td rowspan="1">学习目标</td><td>

知识目标：

1. 掌握　水分测定法的原理和方法；崩解时限检查法的原理和方法；重（装）量差异检查法的原理和方法；相对密度测定法的原理和方法。

2. 熟悉　乙醇量测定法的原理和方法；甲醇量检查法的原理和方法；pH 检查法的原理和方法；可见异物检查法的原理和方法；注射剂有关物质检查法的原理和方法。

3. 了解　生物检查法的原理和方法。

技能目标：

1. 熟练掌握水分测定、崩解时限检查、重（装）量差异检查、相对密度测定的操作技能。

2. 学会乙醇量测定、甲醇量测定、pH 测定、可见异物检查、注射剂有关物质检查的操作技能。

素质目标：

具备实事求是、科学严谨的工作作风，扎实细致的实验习惯，精益求精的工作态度。

</td></tr>
</table>

导学情景

情景描述： 2017 年 4 月，国家食品药品监督管理总局发布不合格药品通告，其中×××生物制药有限公司生产的参芪五味子片第 1601273001 批（规格：每片重 0.26g），经浙江省食品药品检验研究院检验，结果为重量差异不合格。浙江省食品药品监督管理局已采取查封扣押等控制措施，要求企业暂停销售使用、召回产品，并进行整改。

情景分析： 重量差异检查属于片剂的常规检查项目之一，在一定程度上客观地反映药品的内在质量。

讨论： 中药制剂的常规检查包含哪些项目？为什么中药制剂不同剂型的常规检查项目不相同？

学前导语： 中药制剂的常规检查是以各种剂型的通性为指标，对药品的有效性、稳定性进行评价和控制。

中药制剂的常规检查是以各种剂型的通性为指标，对药品的有效性、稳定性进行评价和控制的一项药品检验工作。

中药制剂的常规检查大多使用经典的检测方法，在一定程度上客观地反映药品的内在质量。《中国药典》2020 年版四部的通则和指导原则部分对各种制剂的检查项目做出了相应的规定。

中药制剂的常规检查项目包括：水分、重（装）量差异、相对密度、崩解时限、pH、乙醇量、甲醇量、可见异物、注射剂有关物质等检查项目。

部分中药剂型的检查项目见表 5 - 1、表 5 - 2。

表 5 – 1　部分中药剂型的检查项目

检查项目	丸剂	颗粒剂	片剂	胶囊剂	散剂	茶剂	栓剂	滴丸剂（锭剂）	备注
固体中药制剂									
水分	+ ①	+	–	+ ④	+	+	–	–	①蜡丸不检查水分； ②含片和咀嚼片不检查此项目； ③只有阴道片需要检查此项目； ④硬胶囊剂检查此项目； ⑤用于烧伤或严重创伤的外用散剂需要检查此项目； ⑥煎煮茶剂除外
重量差异	+	–	+	+		+	+	+	
装量差异（或装量）	+	+	–	–	+	+	–	–	
崩解（溶散）时限	+②	–	+	+	–	–	–	–	
融变时限	–	–	+③	–	–	–	+	–	
溶化性	–	+	–	–	–	+	–	–	
粒度	–	+	–	–	+⑤	–	–	–	
外观均匀度	–	–	–	–	+	–	–	–	
微生物限度	+	+	+	+	+	+⑥	+	+	
无菌	–	–	–	–	+⑤	–	–	–	

检查项目	合剂	酒剂	酊剂	搽剂	洗剂	涂膜剂	注射剂	
液体中药制剂								
pH	+	–	–	–	–	–	+	①用于烧伤或严重创伤的洗剂、涂膜剂还需进行无菌检查 ②静脉用注射剂检查还需进行热原或细菌内毒素检查
装量差异（或装量）	+	+	–	+	+	+	+	
相对密度	+	–	–	–	–	–	–	
乙醇量	–	+	+	–	–	–	–	
甲醇量	–	+	+	–	–	–	–	
总固体	–	+	–	–	–	–	–	
渗透压摩尔浓度	–	–	–	–	–	–	+	
可见异物	–	–	–	–	–	–	+	
不溶性微粒	–	–	–	–	–	–	+	
有关物质	–	–	–	–	–	–	+	
微生物限度	+	+	+	+	+	+	–	

检查项目	糖浆剂	煎膏剂	凝胶剂	流浸膏剂	浸膏剂	
半固体中药制剂						
pH	+	–	+	–	–	①流浸膏剂一般检查此项目； ②用于烧伤或严重创伤的凝胶剂检查此项目
相对密度	+	–	–	–	–	
装量差异（或装量）	+	–	+	–	–	
乙醇量	–	–	–	+①	+①	
微生物限度	+	+	+	+	+	
无菌	–	–	+②	–	–	

"＋"表示需要检查；"－"表示不需要检查。

表5-2　其他中药制剂常规检查项目

检查项目	软膏剂	膏药	贴膏剂	备注	检查项目	气雾剂和喷雾剂
软化点	-	+	-		喷射速率	非定量阀门气雾剂
重量差异	-	+	+		喷出总量	
含膏量	-	-	+		每瓶总揿数	定量阀门气雾剂
耐热性	-	-	+①	①橡胶膏剂检查此项目；②凝胶膏剂检查此项目；③用于烧伤或严重创伤的软膏剂检查此项目	每揿喷量	
赋形性	-	-	+②		每揿主药含量	
黏附性	-	-	+		粒度	吸入用混悬型气雾剂和喷雾剂
粒度	+	-	-		喷射试验	喷雾剂
装量	-	-	-		装量	
微生物限度	+	-	+		微生物限度	+
无菌	+③	-	-		无菌	用于烧伤或严重创伤的气雾剂和喷雾剂

"+"表示需要检查；"-"表示不需要检查。

PPT

项目一　水分测定法

水分测定系指对固体中药制剂中含水量进行测定的检查方法。固体制剂含水量的多少可影响制剂理化性质、稳定性及临床疗效等，制剂中水分含量若超过一定限度，不仅会引起制剂霉变或化学成分的水解，而且使有效成分含量相对减少，影响药品的疗效。若制剂中水分过少，可造成蜜丸太硬、服用不便等。此外，含水量还可反映制剂的生产工艺是否稳定，包装及贮存条件是否适宜等。《中国药典》2020年版四部对不同剂型的水分含量规定见表5-3。

表5-3　不同剂型的水分含量标准（除另有规定外）

	剂型	规定限度/%	备注
丸剂	蜜丸、浓缩丸	15.0	蜡丸不检查水分
	水蜜丸、浓缩水蜜丸	12.0	
	水丸、糊丸、浓缩水丸	9.0	
散剂		9.0	
颗粒剂		8.0	
胶剂		15.0	
胶囊剂	硬胶囊剂	9.0	内容物为液体或半固体者不检查水分
茶剂	不含糖块状茶剂	12.0	
	含糖块状茶剂	3.0	
	袋装茶剂与煎煮茶剂	12.0	

《中国药典》2020年版四部收载了五种水分测定方法，包括第一法（费休氏法）、第二法（烘干法）、第三法（减压干燥法）、第四法（甲苯法）和第五法（气相色谱法）。其中第一法（费休氏法）在中药制剂常规检查中极少采用。

一、烘干法

本法适用于不含或少含挥发性成分的药品，如板蓝根颗粒、地奥心血康胶囊等。

（一）测定原理

供试品在 100～105℃下连续干燥，挥尽其中的水分，根据减失的重量，计算出供试品中的含水量（%）。

（二）仪器与试剂

烘箱、扁形称量瓶、分析天平（感量 0.1mg）、干燥器、研钵、变色硅胶等。

（三）操作方法

1. 扁形称量瓶干燥至恒重（m_0） 取洁净的扁形称量瓶，置 100～105℃烘箱中，干燥数小时（一般 2 小时以上），取出，置干燥器中冷却 30 分钟，精密称定重量，再在相同条件下干燥 1 小时，取出，同法冷却，精密称定重量，至连续两次干燥后称重的差异在 0.3mg 以下为止。

2. 供试品称重（m_1） 取 2～5g 供试品（直径 3mm 以下颗粒或碎片），平铺于恒重的称量瓶中，厚度不超过 5mm，疏松供试品不超过 10mm，精密称定重量。

3. 干燥、冷却、称重 将盛有供试品的称量瓶置烘箱中，取下瓶盖，置称量瓶旁，或将瓶盖半开，在 100～105℃干燥 5 小时，盖好瓶盖，取出，移至干燥器中冷却 30 分钟，精密称定重量。

4. 再干燥、冷却、称重（m_2） 再在 100～105℃烘箱中干燥 1 小时，冷却，精密称定重量，至连续两次称重的差异不超过 5mg 为止。

5. 计算 根据减失的重量，计算供试品中的含水量（%）。

（四）注意事项

1. 测定前，扁形称量瓶应洗净，并干燥至恒重。

2. 移动称量瓶时，需带称量手套或使用厚纸条，不可裸手操作。

3. 供试品称重应迅速、准确，防止供试品吸潮。

4. 供试品干燥时，应将称量瓶置于烘箱温度计水银球附近。

5. 观察烘箱内情况时，不得打开内层玻璃门。

6. 减失重量为 1% 以上者，需做 2 份平行试验。

（五）记录与计算

记录干燥时的温度、时间，冷却的时间，干燥剂的种类，称量及恒重数据，天平型号，烘箱型号，计算和结果等。

水分计算：

$$水分含量（\%）= \frac{m_1 - m_2}{m_1 - m_0} \times 100\% \qquad (5-1)$$

式中，m_0 为恒重的扁形称量瓶的重量（g）；m_1 为干燥前（称量瓶＋供试品）的重量（g）；m_2 为干燥后（称量瓶＋供试品）的重量（g）。

（六）结果判断

计算结果在药品标准规定的限度之内，则符合规定；若计算结果不在药品标准规定的限度之内，则不符合规定。

二、减压干燥法

本法适用于含有挥发性成分的贵重药品，如麝香保心丸、灵宝护心丹等。本法样品消耗量少，可回收利用。

（一）测定原理

在室温减压条件下，供试品所含水分被新鲜五氧化二磷（P_2O_5）干燥剂吸收，根据减失的重量，计算含水量（%）。

（二）仪器与试剂

减压干燥器、扁平称量瓶、天平、五氧化二磷（新鲜）等。

（三）操作方法

减压干燥器　取直径 12cm 左右的培养皿，加入适量的新鲜五氧化二磷干燥剂，铺成 0.5~1cm 的厚度，放入直径 30cm 的减压干燥器中。

测定法　取供试品 2~4g，混合均匀，分别取 0.5~1g，置已在供试品同样条件下干燥并称重的称量瓶中，精密称定（m_1），求出供试品重量（m_s），打开瓶盖，放入上述减压干燥器中，抽气减压至 2.67kPa（20mmHg）以下，并持续抽气半小时，室温放置 24 小时。在减压干燥器出口连接新鲜无水氯化钙干燥管，打开活塞，待内外压一致，关闭活塞，打开干燥器，盖上瓶盖，取出称量瓶，迅速精密称定重量（m_2），计算供试品中的含水量（%）。

（四）注意事项

1. 供试品一般先粉碎并通过二号筛。
2. 实验中要使用规定直径的减压干燥器，直径过大则不易达到真空度要求。
3. 干燥器磨口处及活塞处应涂布凡士林，以保证仪器良好的密闭性。
4. 干燥器连接无水氯化钙干燥管，可防止打开活塞时，水分进入干燥器中。
5. 五氧化二磷、无水氯化钙等干燥剂应保持在有效状态，及时更换。
6. 开启干燥器时，活塞应缓缓旋开，避免空气突然冲入干燥器，吹散供试品。

（五）计算

$$水分含量(W/W)\% = \frac{m_1 - m_2}{m_s} \qquad (5-2)$$

式中，m_1 为测试前供试品与称量瓶的总重量（g）；m_2 为干燥后供试品与称量瓶的总重量（g）；m_s 为供试品重量（g）。

（六）结果判断

将计算结果与药品标准规定的含水量限度比较，若低于或等于限度则符合规定，若高于限度则不符合规定。

三、甲苯法

本法适用于蜜丸类（大蜜丸、小蜜丸）和含挥发性成分的药品，如六味地黄丸、二陈丸等。本法消除了挥发性成分的干扰，准确度较高，但样品消耗量较大，且样品不能回收利用，不适合贵重药品的水分测定。

（一）测定原理

本法利用水在甲苯中溶解度小，且水比甲苯沸点高的特性，将供试品与甲苯放入水分测定仪中混合蒸馏，供试品中水分、挥发性成分可随甲苯一同馏出。水与甲苯不相混溶，甲苯相对密度 0.866，水的相对密度为 1.000，挥发性成分溶于甲苯中处于水分测定管上层，水分处于收集测定管下层，故可直接测出（读取）供试品水的重量（g），并计算出制剂中的含水量（%）。

（二）仪器与试剂

水分测定装置（图 5 - 1）、分析天平（感量 0.1mg）、电热套、甲苯、亚甲蓝等。水分测定装置中，A 为 500ml 的短颈圆底烧瓶；B 为水分测定管；C 为直形冷凝管，外管长 40cm。

（三）操作方法

取供试品适量（相当于含水量 1～4ml），精密称定，置 A 瓶中，加甲苯约 200ml，连接仪器，自冷凝管顶端加入甲苯，至充满 B 管的狭细部分。将 A 瓶置电热套中或用其他适宜的方法缓缓加热，待甲苯开始沸腾时，调节温度，使每秒钟馏出 2 滴。待水分完全馏出，即测定管刻度部分的水量不再增加时，将冷凝管内部先用甲苯冲洗，再用饱蘸甲苯的长刷或其他适宜的方法，将管壁上附着的甲苯推下，继续蒸馏 5 分钟，放凉至室温，拆卸装置，如有水黏附在 B 管的管壁上，可用蘸甲苯的铜丝推下，放置，使水分和甲苯完全分离（可加亚甲蓝少量，使水染成蓝色，以便分离观察）。检读水量，并计算供试品中的含水量（%）。

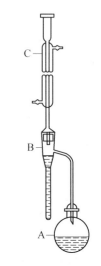

图 5 - 1　甲苯法水分测定装置
A. 圆底烧瓶；B. 水分测定管；
C. 直形冷凝管

？ 想一想5

甲苯法加热时是以水浴锅还是电炉作为热源？

答案解析

（四）注意事项

1. 使用前，全部仪器应清洁至内壁不挂水，并置烘箱中烘干。

2. 测定用的甲苯，需先加少量水充分振摇后放置，将水层分离弃去，经蒸馏后使用，以减少因甲苯与微量水混溶引起测定结果偏低。

3. 必要时可加入数粒干燥、洁净的玻璃珠或无釉小瓷片，防止爆沸。

4. 蒸馏时宜先小火，控制馏出的速度，不宜太快，防止温度过高造成水分逸失。

5. 蒸馏完成后，应充分放置至室温后，再检读水量，否则使检测结果偏高。

6. 甲苯有毒，操作应在通风橱内进行。

（五）计算

$$水分含量（W/W\%）= \frac{m_W}{m_S} \tag{5 - 3}$$

式中，m_W 为 B 管中水的重量（g）；m_S 为供试品重量（g）。

（六）结果判断

将计算结果与药品标准规定的含水量限度比较，若小于或等于限度则符合规定，若高于限度则不符合规定。

四、气相色谱法

（一）测定原理

用无水乙醇浸提供试品，通过气相色谱仪，将样品中的水分与其他组分分离，再以纯化水为对照品，采用外标法分别测定纯化水和供试品中水的峰面积，计算样品中的含水量（%）。

（二）仪器与试剂

气相色谱仪、热导检测器、色谱柱（不锈钢或玻璃、内径 2～4mm、柱长 2～4m、填料为直径 0.18～0.25mm 的二乙烯苯－乙基乙烯苯型高分子多孔小球）、微量注射器（10μl）、无水乙醇（AR）、纯化水等。

（三）操作方法

1. 色谱条件与系统适用性试验 用直径为 0.18～0.25mm 的二乙烯苯－乙基乙烯苯型高分子多孔小球作为载体，或采用极性与之相适应的毛细管柱，柱温为 140～150℃，热导检测器检测。注入无水乙醇，照气相色谱法测定，应符合下列要求。

（1）理论板数按水峰计算应大于 1000，理论板数按乙醇峰计算应大于 150。

（2）水和乙醇两峰的分离度应大于 2。

（3）用无水乙醇进样 5 次，水峰面积的相对标准偏差不得大于 3.0%。

2. 对照品溶液的制备 取纯化水约 0.2g，精密称定，置 25ml 量瓶中，加无水乙醇至刻度，摇匀，即得。

3. 供试品溶液的制备 取供试品适量（含水量约 0.2g），剪碎或研细，精密称定，置具塞锥形瓶中，精密加入无水乙醇 50ml，密塞，混匀，超声处理 20 分钟，放置 12 小时，再超声处理 20 分钟，密塞放置，待澄清后倾取上清液，即得。

4. 测定法 取无水乙醇、对照品溶液及供试品溶液各 1～5μl，注入气相色谱仪，测定，即得。

（四）注意事项

1. 配制对照品溶液和供试品溶液需用新开启的同一批号无水乙醇。

2. 无水乙醇含水量约 0.3%，应扣除其含水量，否则会导致供试品的含水量偏高。无水乙醇含水量的扣除方法如下。

对照品溶液中实际加入的水的峰面积 = 对照品溶液中总水峰面积 － K × 对照品溶液中乙醇峰面积

供试品中水的峰面积 = 供试品溶液中总水峰面积 － K × 供试品溶液中乙醇峰面积

$$K = \frac{\text{无水乙醇中水峰面积}}{\text{无水乙醇中乙醇峰面积}} \qquad (5-4)$$

3. 因采用外标法测定，手工进样不易精确控制进样量，最好使用微量进样阀或自动进样器。

（五）记录与计算

1. 记录供试品称定重量和纯化水称定重量；分别记录无水乙醇、对照品溶液、供试品溶液中的水和乙醇的峰面积。

2. 根据注意事项中的规定，分别计算对照品溶液中实际加入的水的峰面积和供试品中水的峰面积。

3. 供试品中水分含量按式（5-5）计算。

$$\text{含水量}\left(\frac{W}{W}\right)\% = \frac{C_r \times A_x / A_r \times V_x}{W} \times 100\% \qquad (5-5)$$

式中，C_r 为对照品（纯化水）的浓度（g/ml）；A_x 为供试品中水的峰面积；A_r 为对照品（纯化水）的峰面积；V_x 为供试品溶液体积（50.0ml）；W 为供试品的重量（g）。

（六）结果判断

将计算结果与药品标准规定的含水量限度比较，若低于或等于限度则符合规定，若高于限度则不符合规定。

练一练5-1

能够广泛测定中药制剂中水分含量的方法是（　　）

A. 甲苯法　　　　　　　　B. 烘干法

C. 减压干燥法　　　　　　D. 气相色谱法

答案解析

看一看

干燥失重测定法与水分测定法

干燥失重是指药物在规定的条件下干燥后所减失重量的百分比率，包括烘箱干燥法、减压干燥法及干燥器干燥法三种方法。

干燥失重测定法与水分测定法（第二法和第三法）存在一定的相似性，但两者的测定对象不同；水分测定法的测定对象是水分（有些方法还包含结晶水），干燥失重测定法主要的测定对象是吸附水及一些挥发性物质。

中药制剂的成分复杂，干燥失重测定法无法准确得到供试品的含水量，故水分测定法尤其重要。

项目二　崩解时限检查法

PPT

一、简述

崩解系指口服固体制剂在规定条件下全部崩解或溶散成碎粒（除不溶性包衣材料或破碎的胶囊壳外），应全部通过筛网。

崩解时限系指《中国药典》所规定的允许该制剂崩解或溶散的最长时间。固体制剂的崩解或溶散时限在一定程度上可以间接反映药品的生物利用度。

崩解时限检查时，将供试品放入崩解仪内，人工模拟胃肠道蠕动，在规定实验条件下，检查供试品是否在崩解时限内崩解或溶散成碎粒，并全部通过筛网，如有少量不能通过筛网，但已软化且无硬心者，可作符合规定论。

《中国药典》2020年版四部规定检查崩解（溶散）时限的剂型有丸剂（大蜜丸除外）、片剂、滴丸剂和胶囊剂等。凡规定检查溶出度、释放度或分散均匀性的制剂，不再进行崩解时限检查。

二、方法

（一）仪器与用具

升降式崩解仪（图5-2）、滴丸专用吊篮、烧杯（250ml、1000ml）、温度计（分度值为1℃）等。

1. 吊篮　玻璃管6根，管长77.5mm±2.5mm，内径21.5mm，壁厚2mm；不锈钢筛网；不锈钢轴1根。（图5-3a）

2. 挡板　为一平整光滑的透明塑料块，相对密度1.18～1.20，直径20.7mm±0.15mm，厚9.5mm±0.15mm，挡板共有5个孔，各孔距相等；挡板侧边有等

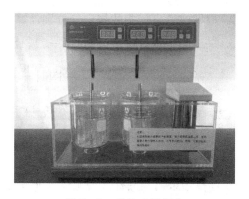

图5-2　升降式崩解仪

距离的 V 形槽。（图 5 - 3b）

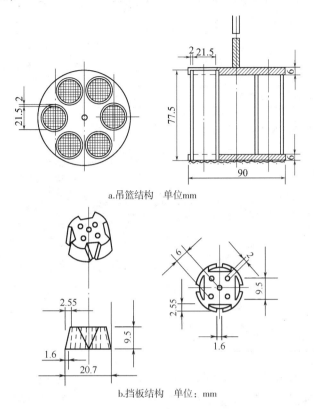

a.吊篮结构　单位mm

b.挡板结构　单位：mm

图 5 - 3　升降式崩解仪吊篮、挡板结构示意图

（二）操作方法

1. 吊篮法　将吊篮通过上端的不锈钢轴悬挂于支架上，浸入 1000ml 烧杯中，并调节吊篮位置使其下降至低点时筛网距烧杯底部 25mm，烧杯内盛有温度为 37℃ ±1℃ 的水，调节水位高度使吊篮上升至高点时筛网在水面下 15mm 处，吊篮顶部不可浸没于溶液中。除另有规定外，取供试品 6 片（粒），分别置上述吊篮的玻璃管中，加挡板，立即启动崩解仪进行检查，各片均应在 15 分钟内全部崩解，如有 1 片不能完全崩解，应另取 6 片复试，均应符合规定。

各剂型崩解（溶散）时限检查规定可见表 5 - 4、表 5 - 5。

表 5 - 4　丸剂和滴丸剂崩解（溶散）时限检查规定

剂型		溶剂	溶散时限	筛孔径/mm	标准规定
丸剂	小蜜丸 水蜜丸 水丸	水	1 小时（加挡板）	0.42（丸径 < 2.5mm） 1.0（丸径 2.5 ~ 3.5mm） 2.0（丸径 > 3.5mm）	在规定时间全部通过筛网。如有细小颗粒未过筛网但已软化无硬芯为合格 如供试品黏附挡板妨碍检查时，应另取 6 丸，不加挡板进行检查
	糊丸 浓缩丸		2 小时（加挡板）		
滴丸剂	一般滴丸	水	30 分钟	0.42	应全部溶散通过筛网，如有一丸不能完全溶散，应另取 6 丸复试，均应符合规定
	包衣滴丸	水	1 小时		
	明胶滴丸	水或人工胃液	30 分钟		

表5-5　片剂和胶囊剂崩解时限检查规定

剂型		溶剂	崩解时限	标准规定	
片剂	中药全粉片	水	30分钟（加挡板）	凡含浸膏、树脂、油脂、大量糊化淀粉的片剂，如有小部分未过筛网但已软化无硬芯者为合格。可复试	
	中药浸膏（半浸膏）片、糖衣片		1小时（加挡板）		
	薄膜衣片	盐酸溶液（9→1000）	1小时（加挡板）		
	肠溶片	盐酸溶液（9→1000）	2小时不得有裂缝、崩解、软化	每片均不得有裂缝或崩解现象	
		磷酸盐缓冲液（pH 6.8）	1小时内全部崩解（加挡板）	应全部崩解。如有1片不能完全崩解，应另取6片复试，均应全部崩解	
胶囊剂	硬胶囊	水	30分钟（中药胶囊加挡板）	应全部崩解。如有1粒不能完全崩解，应另取6粒复试，均应全部崩解	若有部分颗粒状物未过筛网（囊壳除外），但已软化无硬芯者为合格。可复试
	软胶囊	水	1小时（中药胶囊加挡板）		
	明胶软胶囊	水或人工胃液			
	肠溶胶囊	盐酸溶液（9→1000）	2小时不得有裂缝、崩解、软化（不加挡板）	每粒的囊壳均不得有裂缝或崩解现象	
		人工肠液	1小时内全部崩解（加挡板）	应全部崩解。如有1粒不能完全崩解，应另取6粒复试，均应全部崩解	

【附注】 ①人工胃液，取稀盐酸16.4ml，加水约800ml与胃蛋白酶10g，摇匀后，加水稀释成1000ml，即得。②人工肠液，即磷酸盐缓冲液（含胰酶）（pH 6.8）。取磷酸二氢钾6.8g，加水300ml使溶解，用0.1mol/L氢氧化钠溶液调节pH至6.8；另取胰酶10g，加水适量使溶解，将两液混合后，加水稀释至1000ml，即得。

2. 烧杯法　适用于泡腾片。取6片，分别置250ml烧杯中，烧杯内盛有15～25℃的水200ml，即有许多气泡放出，当片剂或碎片周围的气体停止逸出时，片剂应溶解或分散在水中，无聚集的颗粒剩留。除另有规定外，各片均应在5分钟内崩解。如有1片不能完全崩解，应另取6片复试，均应符合规定。

（三）注意事项

1. 吊篮法测定过程中，烧杯中的水温（或介质温度）应保持在37℃±1℃。

2. 吊篮法操作时，如供试品黏附挡板妨碍检查时，应另取供试品6粒（片），以不加挡板进行检查。

3. 每次测定结束，应清洁吊篮的玻璃内壁及筛网、挡板等，再次测定时必须更换新溶剂。

（四）记录

记录仪器型号、介质名称和温度、是否加挡板、在规定时限（注明标准中规定的时限）内的崩解或残存情况等。

（五）结果判定

根据各剂型崩解（溶散）时限检查规定（表5-4、表5-5），判断测定结果是否符合规定。

✖ **练一练5-2**

维生素C泡腾片崩解时限检查方法为（　　）

A. 吊篮法　　　　　　　B. 烘干法

C. 甲苯法　　　　　　　D. 烧杯法

答案解析

PPT

项目三 重（装）量差异检查法 e 微课5-1

重（装）量差异检查系指以药品的标示重量或平均重量为基准，对药品重量（装量）的偏差程度进行考查，从而评价药品质量的均一性。

《中国药典》2020年版对固体中药制剂的重（装）量差异检查做出明确规定。根据药品的聚集状态，颗粒较集中的，应进行重量差异检查，如大蜜丸、浓缩丸、小蜜丸、滴丸剂、片剂、贴膏剂、栓剂、锭剂和膏药等。颗粒较分散的，应进行装量差异检查，如水丸、糊丸、散剂、颗粒剂、胶囊剂、注射用无菌粉末（粉针剂）等。液体制剂如糖浆剂、合剂、酒剂、注射剂（注射液、静脉输液、注射用浓溶液）、滴鼻剂、滴眼剂、气雾剂等，除进行装量检查外，有的还应进行最低装量检查。

一、片剂

（一）简述

片剂在生产过程中，由于生产工艺、设备和管理等原因，导致片剂的重量会产生一定差异。重量差异检查可控制片剂重量的一致性，从而保证用药剂量的准确。

凡规定检查含量均匀度的片剂，一般不再进行重量差异的检查。糖衣片的片芯应检查重量差异并符合规定，包糖衣后不再检查重量差异。除另有规定外，薄膜衣片应在包薄膜衣后检查重量差异并符合规定。

（二）仪器与用具

分析天平：感量0.1mg（适用于平均片重0.30g以下的片剂）或感量1mg（适用于平均片重0.30g或0.30g以上的片剂）。扁形称量瓶、弯头和平头手术镊。

（三）操作方法

取供试品20片，精密称定总重量，求得平均片重后，再分别精密称定每片的重量，每片重量与标示片重相比较（凡无含量测定的片剂或有标示片重的中药片剂，每片重量应与标示片重比较），超出重量差异限度的不得多于2片，并不得有1片超出限度1倍。

不同规格片剂的重量差异限度见表5-6。

表5-6 不同规格片剂的重量差异限度表

平均片重或标示片重	重量差异限度	重量差异限度1倍
0.30g以下	±7.5%	±15%
0.30g及0.30g以上	±5%	±10%

（四）注意事项

1. 在称量前后，均应仔细核对药物片数。

2. 称量过程中，应避免用手直接接触供试品。

3. 检查过的药物，不得再放回原包装容器内。

（五）记录

记录分析天平型号、20片的总重量及其平均片重、限度范围、每片的重量、超过限度的片数等。

（六）结果判定

超出重量差异限度的没有多于2片，且没有1片超出限度1倍，判为符合规定；否则，判为不符合规定。

（七）应用实例

实例 5.1　牛黄解毒片

【检查】检查数据及结果如表 5-7 所示。

表 5-7　牛黄解毒片重量差异检查

每片重量/g	0.2814	0.2646	0.2764	0.2888	0.2896	0.2917	0.2752
	0.2896	0.2985	0.3001	0.2812	0.2978	0.2917	0.2639
	0.2902	0.2789	0.3011	0.2718	0.2865	0.2983	
20 片总重量/g	5.7173						
平均片重/g	5.7173/20 = 0.2859						
限度范围/g	0.2645 ~ 0.3073 （±7.5%）				0.2430 ~ 0.3288 （±15%）		
超出限度范围片数	1				0		
标准规定	超出重量差异限度的不得多于 2 片，并不得有 1 片超出限度 1 倍						
结果判定	符合规定						

二、丸剂

（一）简述

《中国药典》2020 年版规定除糖丸外，单剂量包装的丸剂进行装量差异检查，装量以重量标示的多剂量包装丸剂照最低装量检查法检查，其余的则进行重量差异检查。

包糖衣丸剂应检查丸芯的重量差异并符合规定，包糖衣后不再检查重量差异，其他包衣丸剂应在包衣后检查重量差异并符合规定；凡进行装量差异检查的单剂量包装丸剂及进行含量均匀度检查的丸剂，一般不再进行重量差异检查。

👁 **看一看** ━━

最低装量检查法

最低装量检查法适用于固体、半固体和液体制剂。除制剂通则中规定检查重（装）量差异的制剂及放射性药品外，按《中国药典》2020 年版四部通则 0942 最低装量检查法检查，应符合规定。主要有重量法（适用于标示装量以重量计的制剂）和容量法（适用于标示装量以容量计的制剂）两种检查法。

（二）仪器与用具

分析天平：感量 0.1mg（适用于标示重量或平均重量 0.10g 以下的丸剂）或感量 1mg（适用于标示重量或平均重量 0.10g 及 0.10g 以上的丸剂）；扁形称量瓶、弯头和平头手术镊等。

（三）操作方法

1. 重量差异检查　以 10 丸为 1 份（丸重 1.5g 及 1.5g 以上的以 1 丸为 1 份），取供试品 10 份，分别称定重量，再与每份标示重量（每丸标示量×称取丸数）相比较（无标示重量的丸剂，与平均重量比较），超出重量差异限度的不得多于 2 份，并不得有 1 份超出限度 1 倍。

不同规格丸剂的重量差异限度见表 5-8。

表 5 − 8　不同规格丸剂的重量差异限度

标示重量（或平均重量）	重量差异限度
0.05g 及 0.05g 以下	±12%
0.05g 以上至 0.1g	±11%
0.1g 以上至 0.3g	±10%
0.3g 以上至 1.5g	±9%
1.5g 以上至 3g	±8%
3g 以上至 6g	±7%
6g 以上至 9g	±6%
9g 以上	±5%

2. 装量差异检查　取供试品 10 袋（瓶），分别称定每袋（瓶）内容物的重量，每袋（瓶）装量与标示装量相比较，超出装量差异限度的不得多于 2 袋（瓶），并不得有 1 袋（瓶）超出限度 1 倍。

不同规格丸剂的装量差异限度见表 5 − 9。

表 5 − 9　不同规格丸剂的装量差异限度

标示装量	装量差异限度
0.5g 及 0.5g 以下	±12%
0.5g 以上至 1g	±11%
1g 以上至 2g	±10%
2g 以上至 3g	±8%
3g 以上至 6g	±6%
6g 以上至 9g	±5%
9g 以上	±4%

（四）注意事项

1. 在称量前后，均应仔细核对药物丸数。

2. 称量过程中，应避免用手直接接触供试品。

3. 检查过的药物，不得再放回原包装容器内。

4. 记录每份称量数据，保留 3 位有效数字。

（五）记录

记录分析天平型号、10 份（袋、瓶）的重（装）量、限度范围、每份（袋、瓶）的重（装）量、超过限度的份（袋、瓶）数等。

（六）结果判定

超出重量（装量）差异限度的没有多于 2 份，且没有 1 份超出限度 1 倍，判为符合规定；否则，判为不符合规定。

（七）应用实例

实例 5.2　女金丸（水蜜丸）

【规格】（1）水蜜丸　每 10 丸重 2g　（2）小蜜丸　每 100 丸重 20g　（3）大蜜丸　每丸重 9g
检查数据及结果见表 5 − 10。

表5-10 女金丸重量差异检查数据

每份重量/g	1.888	1.996	2.011	1.893	1.858	2.182	2.068	1.909	1.924	1.891
每份标示重量/g	2									
限度范围/g	2×（1±10%）→1.800~2.200					2×（1±20%）→1.600~2.400				
超出限度的份数	0					0				
标准要求	超出重量差异限度的不得多于2份，并不得有1份超出限度1倍									
结果判定	符合规定									

实例5.3 保济丸

【规格】每瓶装（1）1.85g （2）3.7g

检查数据及结果见表5-11。

表5-11 保济丸装量差异检查数据

每份重量/g	3.698	3.901	3.785	3.874	3.835	3.931	3.688	3.777	3.868	3.536
每瓶标示装量/g	3.7									
限度范围/g	3.7×（1±6%）→3.478~3.922					3.7×（1±12%）→3.256~4.144				
超出限度的瓶数	1					0				
标准要求	超出装量差异限度的不得多于2瓶，并不得有1瓶超出限度1倍									
结果判定	符合规定									

三、胶囊剂和颗粒剂

（一）简述

胶囊剂、颗粒剂的装量差异检查，目的在于控制最小包装内药品重量的一致性，保证用药剂量的准确。

凡规定检查含量均匀度的胶囊剂、颗粒剂，一般不再进行装量差异检查。

（二）仪器与试剂

分析天平（感量0.1mg）、称量纸、小烧杯、小刷或镊子、脱脂棉、乙醚。

（三）操作方法

1. 胶囊剂 取供试品20粒（中药取10粒），分别精密称定重量，倾出内容物（不得损失囊壳），硬胶囊囊壳用小刷或其他适宜的用具拭净；软胶囊或内容物为半固体或液体的硬胶囊囊壳用乙醚等易挥发性溶剂洗净，置通风处使溶剂挥尽，再分别精密称定囊壳重量，求出每粒内容物的装量与平均装量。每粒装量与平均装量相比较（有标示装量的胶囊剂，每粒装量应与标示装量比较），超出装量差异限度的不得多于2粒，并不得有1粒超出限度1倍。

不同规格胶囊剂的装量差异限度见表5-12。

表5-12 不同规格胶囊剂的装量差异限度表

平均装量或标示装量	装量差异限度
0.30g以下	±10%
0.30g及0.30g以上	±7.5%（中药±10%）

2. 颗粒剂 取供试品10袋（瓶），除去包装，分别精密称定每袋（瓶）内容物的重量，求出每袋（瓶）内容物的装量与平均装量。每袋（瓶）装量与平均装量相比较［凡无含量测定的颗粒剂或有标

示装量的颗粒剂，每袋（瓶）装量应与标示装量比较]，超出装量差异限度的颗粒剂不得多于2袋（瓶），并不得有1袋（瓶）超出装量差异限度1倍。

单剂量包装的颗粒剂按上述方法检查，应符合规定；多剂量包装的颗粒剂，照最低装量检查法检查，应符合规定。

不同规格颗粒剂的装量差异限度见表5－13。

表5－13　不同规格颗粒剂的装量差异限度表

平均装量或标示装量	装量差异限度
1.0g及1.0g以下	±10%
1.0g以上至1.5g	±8%
1.5g以上至6.0g	±7%
6.0g以上	±5%

（四）注意事项

1. 称量过程中，应避免用手直接接触供试品。

2. 检查过的药物，不得再放回原包装容器内。

3. 胶囊剂可用夹着脱脂棉的镊子擦拭囊壳内壁的残留内容物。

4. 称量前后注意供试品的顺序，比如胶囊重与囊壳重要匹配。

（五）记录

记录分析天平型号、每次称量数值、限度范围、超过限度的数量等。

（六）结果判定

超出装量差异限度的没有多于2粒（袋、瓶），且没有1粒（袋、瓶）超出限度1倍，判为符合规定；否则，判为不符合规定。

练一练5-3

片剂的重量差异检查时，应取供试品（　　）片。

A. 5　　　　　　　　　　B. 10

C. 15　　　　　　　　　D. 20

答案解析

PPT

项目四　相对密度测定法

相对密度系指在相同的温度、压力条件下，某物质的密度与水的密度之比。除另有规定外，温度为20℃，可用符号表示即 d_{20}^{20} 。纯物质的相对密度在特定条件下为不变的常数，但如果物质的纯度不够，则其相对密度的测定值就会随着纯度的变化而改变。因此，测定药品的相对密度，可用来检查药品的纯杂程度，从而反映药品的内在质量，是评价药品有效性和安全性的重要指标之一。

《中国药典》2020年版规定以水或稀乙醇为溶剂的搽剂、合剂、煎膏剂、糖浆剂需进行相对密度的测定。例如，急支糖浆应不低于1.17，小儿止咳糖浆应为1.20～1.30。

《中国药典》2020年版收载的相对密度测定方法有比重瓶法、韦氏比重秤法、振荡型密度计法三种。液体药品的相对密度测定，一般用比重瓶法；易挥发液体的相对密度测定可采用韦氏比重秤法；液体药品的相对密度测定也可采用振荡型密度计测定。

一、比重瓶法

（一）简述

比重瓶法系指在相同温度和压力条件下，选用同一比重瓶，依次装满供试品和水，分别精密称定供试品和水的重量，供试品与水的重量之比即为供试品的相对密度。该法具有测定准确、用量少的优点。其测定原理可用下列公式表示：

因为
$$\rho_{水} = \frac{W_{水}}{V_{水}} \qquad \rho_{供} = \frac{W_{供}}{V_{供}} \qquad V_{水} = V_{供}$$

$$d_{供} = \frac{\rho_{供}}{\rho_{水}} = \frac{W_{供}}{W_{水}} \qquad\qquad (5-6)$$

（二）仪器与试剂

比重瓶（图 5-4）、分析天平（感量 1mg）、温度计、水浴锅、纯化水（新沸过的冷水）等。

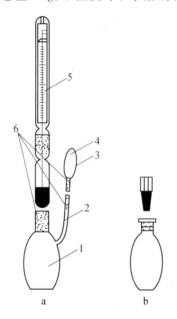

图 5-4　比重瓶示意图

1. 比重瓶主体；2. 侧管；3. 侧孔；4. 罩；5. 温度计；6. 玻璃磨口

（三）操作方法

比重瓶法根据仪器的差异和供试品的性质差异分为三种操作方法。

1. 方法一　仪器装置见图 5-4a。

（1）比重瓶重量的称定　取洁净、干燥的比重瓶，精密称定其重量，准确至 0.001g。

（2）供试品重量的测定　将供试品（温度应低于 20℃ 或各品种项下规定的温度）装满上述已称定重量的比重瓶，装上温度计（瓶中应无气泡），置 20℃（或各品种项下规定的温度）的恒温水浴中放置若干分钟，使内容物的温度达到 20℃（或各品种项下规定的温度），用滤纸除去溢出侧管的液体，待液体不再溢出，立即盖上罩（此时温度已达到平衡）。然后将比重瓶自水浴中取出，再用滤纸将比重瓶的外壁擦净，精密称定，减去比重瓶的重量，即求得供试品的重量（比重瓶和供试品总重量 - 比重瓶重量）。

（3）水重量的测定　将供试品倾去，洗净比重瓶，装满新沸过的冷水，再照供试品重量的测定法测得同一温度时水的重量（比重瓶和水总重量 - 比重瓶重量）。根据下列公式可计算出供试品的相对密度。

$$d_{20}^{20} = \frac{W_S}{W_{H_2O}} = \frac{W_1 - W_0}{W_2 - W_0} \tag{5-7}$$

式中，W_S 为供试品的重量，g；W_{H_2O} 为水的重量，g；W_1 为比重瓶和供试品的总重量，g；W_2 为比重瓶和水的总重量，g；W_0 为空比重瓶的重量，g。

2. 方法二　仪器装置见图5-4b。

（1）比重瓶重量的称定　取洁净、干燥的比重瓶，精密称定其重量，准确至0.001g。

（2）供试品重量的测定　将供试品（温度应低于20℃或各品种项下规定的温度）装满上述已称定重量的比重瓶，插入中心有毛细孔的瓶塞，用滤纸将从塞孔溢出的液体擦干，置20℃（或各品种项下规定的温度）的恒温水浴中，放置若干分钟，随着供试品溶液温度的上升，多余的液体将不断从塞孔溢出，随时用滤纸将瓶塞顶端擦干，待供试品溶液不再由塞孔溢出，将比重瓶自水浴中取出，再用滤纸将比重瓶的外面擦净，精密称定重量，减去比重瓶的重量，即求得供试品的重量（比重瓶和供试品总重量－比重瓶重量）。

（3）水重量的测定　将供试品倾去，洗净比重瓶，装满新沸过的凉水，再照供试品重量的测定法测得同一温度时水的重量（比重瓶和水总重量－比重瓶重量）。根据公式（5-7）可计算出供试品的相对密度。

3. 稀释法　此法适用于煎膏剂（膏滋）等半流体制剂，由于其比较黏稠，若直接用比重瓶法测定，煎膏不易完全充满比重瓶，且易混入气泡，多余的供试品也不易溢出擦干，因此，一般首先加入一定量的水稀释后，再采用比重瓶法测定。凡加入饮片细粉的煎膏剂，不检查相对密度。

除另有规定外，取供试品适量，精密称定其重量（m_1），加水约2倍，精密称定重量（m_2），混匀，作为供试品溶液。

照上述方法一或方法二测定，根据下列公式计算。

$$d_{20}^{20} = \frac{\text{比重瓶中煎膏剂重量}}{\text{同体积水重量}} = \frac{W_1 - W_1 \cdot f}{W_2 - W_1 \cdot f} \tag{5-8}$$

式中，W_1 为比重瓶内供试品溶液的重量，g；W_2 为比重瓶内水的重量，g；$f = \frac{(m_2 - m_1)}{m_2}$，$(m_2 - m_1)$ 为加入供试品中水的重量，g；m_2 为供试品与加入其中水的总重量，g；m_1 为供试品的重量，g。

（四）注意事项

1. 操作顺序：需先称量空比重瓶重量，再装供试品称重，最后装水称重。

2. 装过供试品后的比重瓶必须洗净，如供试液为油剂或煎膏剂等，测定后应尽量倾去，连同瓶塞可先用有机溶剂（如石油醚或三氯甲烷）冲洗，再用乙醇、水冲洗干净。

3. 装供试品溶液及水时，应小心沿壁倒入比重瓶内，避免产生气泡；如有气泡，应放置待气泡消失后再调温称重，必要时可以压缩空气而除去。

4. 比重瓶从水浴锅中取出时，应拿住瓶颈，而不能拿瓶肚，以免手温影响内容物，使其体积膨胀而外溢。

5. 室温超过20℃时，供试品可能因膨胀从瓶塞毛细管溢出，比重瓶在称量时也会有水蒸气冷凝于比重瓶外，故需迅速称量。室温低于20℃时，可不必迅速称量，比重瓶的毛细管由于液体体积缩小，使毛细管有部分液体缩小而充满气体，其重量可忽略不计。

6. 采用新煮沸数分钟并冷却的水，其目的是除去水中少量的空气。

（五）记录与计算

1. 记录　记录测定时室温和相对湿度、比重瓶类型、分析天平型号、测定温度、测定数据、计算及结果。

2. 计算 可见公式（5-7）和公式（5-8）。

（六）结果判定

测得的数值在规定范围内，判为符合规定；否则，判为不符合规定。

（七）应用实例

实例 5.4 急支糖浆

【检查】相对密度 应不低于 1.17。

测定 精密称定洁净、干燥的比重瓶重量为 23.258g，将供试品装满上述已称定重量的比重瓶，装上温度计，置水浴中放置若干分钟，使内容物温度达到 20℃，用滤纸除去溢出侧管的液体，待液体不再溢出，立即盖上罩。然后将比重瓶自水浴中取出，再用滤纸将比重瓶的外面擦净，精密称定重量为 36.715g，将供试品倾去，洗净比重瓶，装满新沸过的冷水，再照供试品重量的测定法测得的重量为 34.217g。计算供试品的相对密度，并判断是否符合规定。

根据公式（5-7）计算：

$$d_{20}^{20} = \frac{W_1 - W_0}{W_2 - W_0} = \frac{36.715 - 23.258}{34.217 - 23.258} = 1.23$$

符合规定。

二、韦氏比重秤法

（一）简述

本法适用于易挥发的液体药品的相对密度测定，如挥发油的测定等。韦氏比重秤法操作简便，可直接读取相对密度数值。

测定原理为阿基米德定律，即当物体浸入液体时，其所受的浮力等于物体排开液体的重量。用公式表示：

$$F = \rho \cdot g \cdot V \qquad\qquad (5-9)$$

式中，F 为浮力；ρ 为液体的密度；g 为重力加速度；V 为被排开液体的体积。

用同一韦氏比重秤，将其玻璃锤依次浸入水和供试品溶液中，并调节比重秤使横梁平衡，即可得出玻璃锤的浮力。可根据公式（5-10）进行计算。

$$F_水 = \rho_水 \cdot g_水 \cdot V_水 \qquad F_供 = \rho_供 \cdot g_供 \cdot V_供 \qquad (5-10)$$

当调节比重秤，使玻璃锤在水中的浮力为 1.0000 时（即 $F_水 = 1.0000$），就可以从比重秤上直接读出供试品的相对密度（$d_供$）。

因为：$\quad V_水 = V_供 \quad g_水 = g_供$

所以：

$$d_供 = \frac{\rho_供}{\rho_水} = \frac{F_供}{F_水} = F_供 \qquad\qquad (5-11)$$

（二）仪器与用具

韦氏比重秤（图 5-5，20℃时相对密度为 1）、砝码（5g、0.5g、0.05g、0.005g）、镊子、水浴锅、温度计、玻棒等。

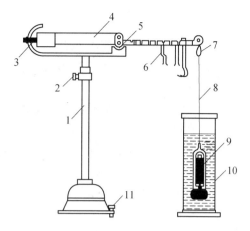

图 5-5　韦氏比重秤示意图

1. 支架；2. 调节器；3. 指针；4. 横梁；5. 刀口；6. 游码；7. 小钩；

8. 细白金丝；9. 玻璃锤；10. 玻璃圆筒；11. 调整螺丝

（三）操作方法

1. 仪器的调整　将20℃时相对密度为1的韦氏比重秤，安放在操作台上，放松调节器螺丝，将支架升至适当高度后拧紧螺丝，横梁置于支架玛瑙刀座上，将等重砝码挂在横梁右端的小钩上，调整水平调整螺丝，使指针与支架左上方另一指针对准，即为平衡。将等重砝码取下，换上玻璃锤，此时由于玻璃锤与等重砝码重量相同，因此比重秤仍然保持平衡（允许有±0.005g的误差），否则应予校正。

2. 用水校正　取新沸过的冷水将所附玻璃圆筒装至八分满，置20℃（或各品种项下规定的温度）的水浴中，搅动玻璃圆筒内的水，调节温度至20℃（或各品种项下规定的温度），将悬于秤端的玻璃锤浸入圆筒内的水中（玻璃锤必须悬浮于水中，不能与圆筒壁接触），秤臂右端悬挂砝码（5g）于1.0000处，调节秤臂左端平衡用的螺旋使之平衡，此时水的密度即为1。

3. 供试品的测定　将玻璃圆筒内的水倾去，拭干（如需快速干燥，可用适量乙醇溶液清洗，再用吹风吹干），装入供试品溶液至相同高度，并用上述相同方法调节温度后，再把拭干的玻璃锤浸入供试液中，调节秤臂上游码的数量与位置（横梁上有9个刻度，将不同砝码放置在不同的刻度上）使横梁平衡，读取数值，即得供试品的相对密度。

（四）注意事项

1. 韦氏比重秤应安装在固定平放的操作台上，避免受到气流、振动及温度等影响。

2. 玻璃圆筒应干燥、洁净，装入水和供试品溶液时高度应保持一致。

3. 玻璃锤应全部浸入液面下，且处于悬浮状态，玻璃锤沉入水和供试品溶液面的深度也应保持一致。

4. 如选用的比重秤系在4℃时相对密度为1，则用水校准时游码应悬挂于0.9982处，并应将在20℃测得的供试品相对密度除以0.9982。如测定温度为其他温度时，则用水校准时的游码应悬挂于该温度水的相对密度处，并应将在该温度测得的数值除以该温度水的相对密度。

（五）记录

记录测定时室温和相对湿度、测定温度、测定数据等。

（六）结果判定

测得的数值在规定范围内，判为符合规定；否则，判为不符合规定。

👁 看一看

表5-14 不同温度下水的密度值

温度/℃	密度/（g/ml）	温度/℃	密度/（g/ml）	温度/℃	密度/（g/ml）
0.0	0.999 840	21.0	0.997 991	40.0	0.992 212
3.0	0.999 964	22.0	0.997 769	45.0	0.990 208
4.0	0.999 972	23.0	0.997 537	50.0	0.988 030
5.0	0.999 964	24.0	0.997 295	55.0	0.985 688
10.0	0.999 699	25.0	0.997 043	60.0	0.983 191
15.0	0.999 099	26.0	0.996 782	65.0	0.980 546
15.56	0.999 012	27.0	0.996 511	70.0	0.977 759
16.0	0.998 943	28.0	0.996 231	75.0	0.974 837
17.0	0.998 774	29.0	0.995 943	80.0	0.971 785
18.0	0.998 595	30.0	0.995 645	85.0	0.968 606
19.0	0.998 404	35.0	0.994 029	90.0	0.965 305
20.0	0.998 203	37.78	0.993 042	100	0.958 345

三、振荡型密度计法

（一）简述

液体药品的相对密度也可采用振荡型密度计测定。

通过测定 U 型振荡管中液体样品的振荡周期（或频率）可以测得样品的密度。振荡频率（T）与密度（ρ）、测量管常数（c）、振荡管的质量（M）和体积（V）之间存在下述关系：

$$T^2 = \frac{M + \rho \times v}{c} \times 4\pi^2 \qquad (5-12)$$

如果将 $c/(4\pi^2 \times V)$ 定义为常数 A，M/V 定义为常数 B，则上述公式可简化为：

$$\rho = A \times T^2 - B \qquad (5-13)$$

常数 A 和 B 可以通过往振荡管中加入两种已知密度的物质进行测定，常用的物质为脱气水（如新沸过的冷水）和空气。分别往样品管中加入干燥空气和脱气水，记录测得的空气的振荡周期 T_a 和水的振荡周期 T_w，由下式计算出空气的密度值 d_a：

$$d_a = 0.001293 \times \frac{273.15}{t} \times \frac{p}{101.3} \qquad (5-14)$$

式中，d_a 为测定温度下的空气密度，g/ml；t 为测试温度，K；p 为大气压，kPa。

从表5-14中查出测得温度下的水的密度值 d_w，照下述公式可分别计算出常数 A 和常数 B：

$$A = \frac{T_w^2 + T_a^2}{d_w + d_a} \qquad B = T_a^2 - A \times d \qquad (5-15)$$

式中，T_w 为试样管内为水时观测的振荡周期，s；T_a 为试样管内为空气时观测的振荡周期，s；d_w 为测试温度下水的密度，g/ml；d_a 为测试温度下空气的密度，g/ml。

如果使用其他校准液体，则使用相应的振荡周期 T 值和 d 值。

如果仪器具有从常数 A 和 B 以及样品测得的振动周期计算密度的功能，则常数 A 和 B 无需计算，按照仪器生产商的操作说明直接读取供试品的密度值。

物质的相对密度可根据下式计算：

$$相对密度 = \rho / 0.9982 \qquad (5-16)$$

式中，ρ 为被测物质在 20℃时的密度；0.9982 为水在 20℃的密度。

（二）仪器

振荡型密度计主要由 U 型振荡管（一般为玻璃材质，用于放置样品）、电磁激发系统（使振荡管产生振荡）、频率计数器（用于测定振荡周期）和温控系统组成。

（三）操作方法

1. 测量前用脱气水（如新沸过的冷水）对仪器的读数准确性进行确认，可根据仪器的精度设定偏差限度，例如精确到 ±0.0001g/ml 的仪器，水的测定值应在 0.9982g/ml ±0.0001g/ml 的范围内，如超过该范围，应对仪器重新进行校准。

2. 测量。取供试品，在与仪器校准时相同的条件下进行测定。测量时应确保振荡管中没有气泡形成，同时还应保证样品试剂温度与测量温度一致。如必要，测定前可将供试品温度预先调节至约 20℃（或各品种正文项下规定的温度），这样可降低在 U 型振荡管中产生气泡的风险，同时可缩短测定时间。

（四）注意事项

1. 用于相对密度测定的仪器的读数精度不低于 ±0.001g/ml。

2. 应定期采用已知密度的两种物质（如空气和水）在 20℃（或各品种正文项下规定的温度）下对仪器常数进行校准。

3. 黏度是影响测量准确度的一个重要因素。在进行高黏度样品的测定时，可选用具有黏度补偿功能的数字式密度计进行测定，或者选取与供试品密度和黏度相近的密度对照物质（密度在供试品的 ±5%、黏度在供试品的 ±50% 的范围内）重新校准仪器。

（五）记录

记录测定时实验温度、仪器精度、测量数据等。

（六）结果判定

测得的数值在规定范围内，判为符合规定；否则，判为不符合规定。

练一练5-4

比重瓶法测定相对密度，操作顺序为（　　）

A. 空比重瓶重→（比重瓶 + 供试品）称重→（比重瓶 + 水）称重

B. （比重瓶 + 水）称重→（比重瓶 + 供试品）称重→空比重瓶重

C. （比重瓶 + 供试品）称重→（比重瓶 + 水）称重→空比重瓶重

D. 空比重瓶重→（比重瓶 + 水）称重→（比重瓶 + 供试品）称重

答案解析

项目五　pH 测定法

PPT

一、简述

pH 是水溶液中氢离子活度的方便表示方法。其定义为水溶液中氢离子活度的负对数，即：

$$pH = -\lg a_{H^+} \qquad (5-17)$$

但氢离子活度却难以由实验准确测定，为实用方便，pH 按下式测定：

$$pH = pH_S + \frac{E - E_S}{k} \qquad (5-18)$$

式中，E 为含有待测溶液（pH）的原电池电动势，V；E_S 为含有标准缓冲液（pH_S）的原电池电动势，V；k 为与温度（t，℃）有关的常数，$k = 0.05916 + 0.000198(t - 25)$。

由于待测物的电离常数、介质的介电常数和液接界电位等诸多因素均可影响 pH 的准确测量，所有实验测得的数据只是溶液的近似 pH，不能作为溶液氢离子活度的严格表征，尽管如此，只要待测溶液与标准缓冲液的组成足够接近，由上式测得的 pH 与溶液的真实 pH 还是颇为接近的。

液体、半固体中药制剂中有效成分的溶解度、稳定性等因素可影响溶液的 pH，且溶液 pH 对微生物的生长、防腐剂的抑菌能力亦有影响。因此，测定溶液 pH 是中药制剂质量控制的一项重要指标之一。

《中国药典》2020 年版规定糖浆剂、合剂、凝胶剂、注射剂、露剂、滴鼻剂和滴眼剂等一般需测定 pH。除另有规定外，药品溶液的 pH 通常采用 pH 计（酸度计）测定，只需测量大致 pH 时，可采用指示剂或试纸法。

二、仪器与试剂

酸度计（图 5 - 6）、指示电极（通常为玻璃电极）、参比电极（通常为饱和甘汞电极）、小烧杯、分析天平等。

酸度计校正用的标准缓冲液（草酸盐标准缓冲液、邻苯二甲酸盐标准缓冲液、磷酸盐标准缓冲液、硼砂标准缓冲液、氢氧化钙标准缓冲液等）。标准缓冲溶液必须用 pH 基准物质配制。

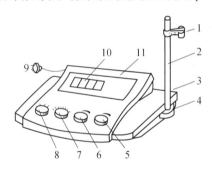

图 5 - 6 pHS - 3C 型酸度计示意图

1. 电极夹；2. 电极杆；3. 电极插口；4. 电极杆插座；5. 定位调节钮；6. 斜率补偿钮；
7. 温度补偿钮；8. 选择开关钮；9. 电源插头；10. 显示屏；11. 面板

酸度计应定期进行计量检定，精密度和准确度符合国家有关规定。测定前，应采用《中国药典》2020 年版规定的标准缓冲液校正仪器，也可用国家标准物质管理部门发放的标示 pH 准确至 0.01pH 单位的标准缓冲液校正仪器。

三、操作方法

不同型号酸度计的精度与操作方法有所不同，应严格按相应的说明书与注意事项进行操作。以 pHS - 3C 型酸度计（测量范围 0 ~ 14pH，精度 0.01pH）为例，介绍酸度计的通用操作方法。

1. 仪器使用前的准备　将浸泡好的玻璃电极与甘汞电极夹在电极夹上，接上导线，用纯化水清洗两个电极极头部分，并用滤纸吸干电极外壁残留的水。接通电源，开机预热仪器数分钟。

2. pH 校正（两点校正方法）

选择校正用标准缓冲溶液　测定前，按各品种项下的规定，选择两种 pH 相差约 3 个单位标准缓冲溶液，使供试品溶液的 pH 处于二者之间。

校正　将仪器面板上的"选择"开关置"pH"档，"斜率"旋钮顺时针旋到底（100% 处），"温度"旋钮置此标准缓冲溶液的温度。取与供试品溶液 pH 较为接近的第一种标准缓冲液校正（定位）酸度计，使其显示读数与标准缓冲液规定数值一致；再用第二种标准缓冲液核对酸度计读数，误差应不大于 ±0.02pH 单位。若大于此偏差，则应调节斜率旋钮，使读数与第二种标准缓冲液的标准规定数值相符。重复上述定位与斜率调节操作，至仪器读数与两种标准缓冲液的规定数值之差不大于 0.02pH 单位。否则，需检查仪器或更换电极后，再进行校正至符合要求。

仪器进行 pH 校正后，不能再旋动"定位""斜率"旋钮，否则必须重新进行仪器 pH 校正。一般情况下，一天进行一次 pH 校正已能满足常规 pH 测量的精度要求。

3. pH 测定　《中国药典》2020 年版收载的大多数品种是直接取样测定，少量品种要求先溶解或者过滤后测定。供试品溶液准备好后应当立即测定，以免空气中的 CO_2 影响测定结果。

将仪器的"温度"旋钮旋至被测样品溶液的温度值，用待测液冲洗电极数次，将电极放入待测溶液中。轻轻摇动烧杯待读数平衡稳定后，记录数据。

供试品溶液的温度和用于仪器 pH 校正的标准缓冲溶液的温度应尽量相同。这样能减小由于电极而引起的测量误差，提高仪器测量精度。

4. 清洗仪器　测量结束后，将玻璃电极洗净后浸入洁净的蒸馏水中，甘汞电极洗净吸干后套上橡皮套，关闭电源。

四、注意事项

1. 供试品溶液的 pH 应当处于选择的两种标准缓冲液之间，且两种标准缓冲液相差 3 个 pH 单位以内，以减小测定误差。

2. 每次更换标准缓冲液或供试品溶液前，应用纯化水充分洗涤电极，再用所换的标准缓冲液或供试品溶液洗涤，或者用纯化水充分洗涤电极后用滤纸将水吸尽。

3. 标准缓冲液一般可保存 2~3 个月，如有浑浊、发霉或沉淀等现象时，不能继续使用。

4. 配制标准缓冲液与制备供试品溶液的水，应为新沸过并放冷的纯化水，其 pH 应为 5.5~7.0。

5. 玻璃电极底部的球膜极易破碎，取下帽后要注意，不与硬物接触，任何破损和擦毛都会使电极失效。玻璃电极不能用浓硫酸、乙醇等洗涤，不能粘油污，也不能在含氟较高的溶液中使用。

6. 玻璃电极球泡中的缓冲液应无气泡且与内参比电极接触；若玻璃电极球膜内部溶液浑浊，且响应值不符合要求，则不可再用。甘汞电极应浸入饱和氯化钾溶液，盐桥中应保持少量氯化钾晶体，但不能结成一整块而堵住渗出孔。用时不得有气泡将溶液隔断。

7. 新玻璃电极需在水或酸性溶液中浸泡 24 小时后才可使用，这样使不对称电位降至最低，并趋于恒定，同时也使玻璃膜表面充分活化，有利于对 H^+ 产生响应。平时可浸泡在水中，可缩短平衡时间。

8. 普通玻璃电极在测定 pH 大于 9 的溶液时，对 Na^+ 也有响应，造成 pH 读数低于真实值，从而产生负误差，称为钠差。因此当供试品溶液 pH 大于 9 时，应选择合适的玻璃电极测定。

9. 在测定高 pH 的供试品和标准缓冲溶液时，应注意碱误差的问题，必要时选用适当的玻璃电极测定。

10. 对弱缓冲或无缓冲作用溶液的 pH 测定，除另有规定外，先用邻苯二甲酸氢钾标准缓冲液校正仪器后再测定供试品溶液，并重新取供试品溶液再测，直至 pH 读数在 1 分钟内改变不超过 0.05pH 为止；然后用硼砂标准缓冲液校准仪器，再如上法测定；两次 pH 的读数相差应不超过 0.1pH，取两次读数的平均值为其 pH。

五、记录

记录仪器型号、编号、室温、两种标准缓冲液的名称、供试品溶液的制备、测定结果。

六、结果判定

测得的数值在规定范围内，判为符合规定；否则，判为不符合规定。

❤ 药爱生命

青皮为芸香科植物橘 *Citrus reticulata* Blanco 及其栽培变种的干燥幼果或未成熟果实的果皮，具有疏肝破气、散结化滞的功效。中医常用其煎剂内服以治疗胸胁胀痛、胃部痞满。近年临床发现青皮对治疗支气管哮喘有较好疗效，但在古代文献上从未见有类似升高血压或抗休克作用的记载。随着对中药多种给药剂型的研究，现有动物实验证明青皮注射液在静脉注射时会显示强大的升压作用，而传统灌胃给药途径却对血压几乎没有什么影响，进一步研究后发现其升压有效成分对羟福林在消化道内可能被消化液所破坏，从而说明此种升压作用只能通过静脉注射给药来实现，这是过去煎剂口服法不可能实现的，也说明中药剂型改进后不同的给药途径可以发现老药的一些新用途，为拓展中药临床应用奠定了基础。

PPT

项目六　可见异物检查法

可见异物系指存在于液体制剂如注射剂和无菌原料药中，在特定条件下通过直接观察可监测到的不溶性物质，粒径通常大于 $50\mu m$。若临床使用的注射剂和其他液体制剂含有可见异物将对药品质量造成严重影响，甚至引发医疗事故。《中国药典》2020 年版规定，注射剂等其他液体制剂生产条件需符合药品生产质量管理规范（GMP），且产品出厂前检查需采用适宜方法筛除不合格品。使用前，若在自然光下检视发现可见异物，则应当立即停止使用。

《中国药典》2020 年版收载的可见异物检查法有两种，包括灯检法和光散射法，其中灯检法较为常用，光散射法则适用于灯检法无法检测的深色透明容器包装或液体颜色深于各标准比色液 7 号的液体。光散射法不适用于滴眼液、乳状型和混悬型注射液。可见异物检查时需随机抽样供试品。以下具体介绍灯检法。📱 微课 5-2

（一）操作条件

1. 环境条件　检测全程应避免引入可见异物。若实验室条件不适合检查时需保证在 B 级洁净环境中进行。灯检法应确保在暗室中进行。

2. 检查人员条件　操作人员应无色盲，裸眼视力远距离和近距离测验为 4.9 以上或矫正后视力为 5.0 以上。

3. 检查装置　见图 5-7。

（二）操作方法

根据供试品要求，无色透明容器包装的无色供试溶液检查时所需光照度为 1000~1500lx；有色溶液、棕色透明容器包装

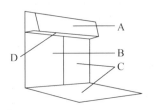

图 5-7　灯检法示意图

A. 为光照度在 1000~4000lx 范围调节的日光灯光源；B. 为不反光的黑色背景；C. 为检查有色异物所需的不反光白色背景；D. 为反光的白色背景（即 A 的遮光板内侧）

或透明塑料容器包装的供试品溶液，应将光照度调至 2000~3000lx；乳状液或混悬型供试液应将光照度增加至约 4000lx。（调节光照度时，应在 A 遮光板边缘处以垂直水平面的角度调节，来避免误差）

除去供试品容器标签，擦净（一般用镊子夹取乙醇棉球擦拭），置于遮光板边缘处，在人眼可清晰观测的距离，即约 25cm 处，缓慢旋转翻转容器，注意避免产生气泡。若产生大量气泡，则需静置在气泡消失后继续检查。供试品装量在每瓶（支）10ml 及以下的，可同时检查 2 瓶（支）。装量在 50ml 及以上的则需按照直、横、倒三步法旋转检查。分别在黑色和白色背景下目视检查，重复观察，每次检查时间不超过 20 秒。

1. 无菌原料药　如无特殊规定，则抽样称取各品种制剂项最大规格量 5 份，溶解于洁净透明容器内，按上述方法检查。

2. 注射液　如无特殊规定，取供试品 20 支（瓶），按上述方法检查。

3. 注射用无菌制剂　如无特殊规定，取供试品 5 支（瓶），以适宜的溶剂和正确的方法使药粉全部溶解后，按上述方法检查。若配制自带专用溶剂的注射用无菌制剂，应先将专用溶剂按注射液要求检查并符合注射液的规定后，再用其溶解注射用无菌制剂。若经真空处理的供试品，必要时采用适当的方法破其真空，利于药物溶解。低温冷藏的品种，应先将其放至室温，再进行溶解并检查。

注射用无菌制剂和无菌原料药溶解所用的适当方法应与制剂使用说明书中注明的临床使用前处理的方式相同。除振摇之外，如需附加其他处理条件，则应在各品种正文中明确规定。

注射用无菌制剂和无菌原料药所选用溶剂应无可见异物。如为水溶性药物，一般用水进行溶解；如使用其他溶剂，则应在各品种正文中明确规定。溶剂量应确保药物溶解完全并便于观察。

4. 眼用液体制剂　除另有规定外，取供试品 20 支（瓶），按上述方法检查。临用前配制的滴眼剂所带的专用溶剂，应先检查合格后，再用其溶解滴眼用制剂。

（三）记录

应记录可见异物测试仪的仪器型号、供试品类型、光照度实际值、在规定时限内的检查情况等。

（四）结果判定

1. 供试品中不得检出玻璃屑、金属屑、最大粒径超过 2mm 的块状物、长度超过 2mm 的纤维以及静置一定时间后轻轻旋转时肉眼可见的烟雾状微粒沉积物、无法计数的微粒群或摇不散的沉淀，以及在规定时间内较难计数的蛋白质絮状物等明显可见异物。

2. 供试品中如检出点状物、2mm 以下的短纤维和块状物等微细可见异物，生化药品或生物制品若检出半透明的小于约 1mm 的细小蛋白质絮状物或蛋白质颗粒等微细可见异物，除另有规定外，应分别符合表 5-15、表 5-16 中的有关规定。

生物制品注射液、滴眼剂结果判定见表 5-15；非生物制品注射液、滴眼剂结果判定见表 5-16。

表 5-15　生物制品注射液、滴眼剂结果判定

类别	细微可见异物限度	
	初试 20 支（瓶）	初、复试 40 支（瓶）
注射液	装量 50ml 及以下，每支（瓶）中微细可见异物不得超过 3 个，装量 50ml 以上，每支（瓶）中微细可见异物不得超过 5 个	2 支（瓶）以上超出，不符合规定
滴眼液	如仅有 1 支（瓶）超出，符合规定 如仅有 2 支（瓶）超出，复试 如仅有 3 支（瓶）及以上超出，不符合规定	3 支（瓶）以上超出，不符合规定

表 5 – 16　非生物制品注射液、滴眼剂结果判定

类别		微细可见异物限度	
		初试 20 支（瓶）	初、复试 40 支（瓶）
注射液	静脉用	如 1 支（瓶）检出，复试 如 2 支（瓶）或以上检出，不符合规定	超出 1 支（瓶）检出，不符合规定
	非静脉用	如 1~2 支（瓶）检出，复试 如 2 支（瓶）或以上检出，不符合规定	超出 2 支（瓶）检出，不符合规定
滴眼剂		如 1 支（瓶）检出，符合规定 如 2~3 支（瓶）检出，复试 如 3 支（瓶）以上检出，不符合规定	超出 3 支（瓶）检出，不符合规定

3. 既可静脉用也可非静脉用的注射液，以及脑池内、硬膜外、椎管内用的注射液应执行静脉用注射液标准，混悬液与乳状液仅对明显可见异物进行检查。

4. 注射用无菌制剂　5 支（瓶）检查的供试品中如检出微细可见异物，每支（瓶）中检出微细可见异物的数量应符合规定；如有 1 支（瓶）超出限度规定，另取 10 支（瓶）同法复试，均应不超出限度规定。结果判定见表 5 – 17。

表 5 – 17　注射用无菌制剂结果判定

类别		每支（瓶）中微细可见异物限度
生物制品	复溶体积 50ml 及以下	≤3 个
	复溶体积 50ml 以上	≤5 个
非生物制品	冻干	≤3 个
	非冻干	≤5 个

5. 无菌原料药　5 份检查的供试品中如检出微细可见异物，每份供试品中检出微细可见异物的数量应符合相应注射用无菌制剂的规定；如有 1 份超出限度规定，另取 10 份同法复试，均应不超出限度规定。

若采用灯检法检查难以判断供试品结果，可采用光散射法辅助判定。

👁 **看一看**

光散射法

检测原理：当一束单色激光照射溶液时，溶液中存在的不溶性物质使入射光发生散射，散射的能量与不溶性物质的大小有关。本方法通过对溶液中不溶性物质引起的光散射能量的测量，并与规定的阈值比较，以检查可见异物。

不溶性物质的光散射能量可通过被采集的图像进行分析。设不溶性物质的光散射能量为 E，经过光电信号转换，即可用摄像机采集到一个锥体高度为 H、直径为 D 的相应立体图像。散射能量 E 为 D 和 H 的一个单调函数，即 $E = f(D, H)$。同时假设不溶性物质的光散射强度为 q，摄像曝光时间为 T，则又有 $E = g(q, T)$。由此可以得出图像中的 D 与 q、T 之间的关系为 $D = w(q, T)$，也为一个单调函数的关系。在测定图像的 D 值后，即可根据函数曲线计算出不溶性物质的光散射能量。

项目七　注射剂有关物质检查法

PPT

注射剂有关物质系指中药材经提取、纯化制成注射剂后，注射剂中可能残存的并需要控制的物质。

如无特殊规定，一般应检查蛋白质、鞣质、树脂等，静脉注射液还应检查草酸盐、钾离子等。这些杂质在提取过程中一般难以完全除去，故而放置一段时间后会出现沉淀、色泽变深、浑浊等现象，影响制剂的使用安全性和疗效。

一、蛋白质 微课5-3

（一）简述

中药注射剂中如果所提中药里蛋白未除尽，注射后由于异性蛋白的缘故易引起过敏反应，故应检查蛋白质。《中国药典》2020年版采用的检测方法系基于蛋白质在pH小于等电点时呈正离子，可与磺基水杨酸或鞣酸等试剂结合形成不溶性的沉淀，以判断蛋白质的存在。

（二）仪器与试剂

试管（应选用质量较好、质地一致、无色无刻度的玻璃试管）、30%磺基水杨酸溶液（临用新制）、鞣酸试液等。

（三）操作方法

如无特殊规定，应取注射液1ml，加新配制的30%磺基水杨酸溶液1ml，混匀，静置5分钟，不得出现浑浊。注射液中若含有遇酸产生沉淀的成分，可改加鞣酸试液1~3滴，不得出现浑浊。

（四）注意事项

1. 磺基水杨酸试液应新鲜配制，否则影响检验结果。

2. 注射剂中若含有黄芩苷、蒽醌类成分时，应改用鞣酸试液检查。否则会影响检验结果。

3. 避免出现假阳性，某些注射液遇酸能产生沉淀，会干扰检查结果，应注意辨别。

4. 如结果不明显，可取注射用水作为空白对照，再采用相同方法操作，加以比较。

（五）记录

记录样品取样量、试液名称、用量、实验过程中出现的现象（如供试品加入磺酸水杨酸试液后5分钟是否产生浑浊）及实验结果等。

（六）结果判定

若不出现浑浊，则判为符合规定。

二、鞣质

（一）简述

过多的鞣质类成分经注射剂进入人体后将会对人体产生刺激，引起疼痛，故应检查中药注射剂中鞣质成分。《中国药典》2020年版采用的检测方法系利用蛋白质与鞣质在水中形成鞣酸蛋白从而析出沉淀，以此来判断鞣质的存在。

（二）仪器与试剂

试管（应选用质量较好、质地一致、无色无刻度的玻璃试管）、1%鸡蛋清的0.9%氯化钠溶液（临用时新制）、稀醋酸、氯化钠明胶试液等。

（三）操作方法

除另有规定外，取注射液1ml，加新配制的含1%鸡蛋清的0.9%氯化钠溶液5ml，放置10分钟，不得出现浑浊或沉淀。如出现浑浊或沉淀，应另取注射液1ml，加稀醋酸1滴，再加氯化钠明胶试液

4～5 滴，不得出现浑浊或沉淀。

（四）注意事项

1. 含鸡蛋清的生理盐水应新鲜配制，否则将影响检验结果。

2. 如结果不明显，可取注射用水作空白对照，采用相同方法操作，并加以比较。

3. 有些含有聚乙二醇、聚山梨酯等聚氧乙烯基附加剂的注射液，虽有鞣质也不产生沉淀现象，因此对这类注射液应选取未加附加剂前的中间体检查。

（五）记录

记录样品取样量、试液名称、用量、实验过程中出现的现象（供试品加入 1% 鸡蛋清的 0.9% 氯化钠溶液后 10 分钟有无沉淀产生）及实验结果等。

（六）结果判定

若不出现浑浊，则判定为符合规定。

三、树脂

（一）简述

树脂中的树脂酸与树脂醇类因具有极性基团，入水后较不容易很快沉淀析出，因此不易除尽，而随着灭菌或贮藏过程中可逐渐析出，使注射液产生浑浊、沉淀。因此树脂类成分也是影响中药注射液澄明度的重要原因。中药注射剂中如含有树脂，经注射入人体后也会引起疼痛等，故应进行树脂检查。《中国药典》2020 年版采用的检测方法系基于树脂在酸性水中析出絮状沉淀，以判断树脂的存在。

（二）仪器与试剂

恒温水浴箱、烧杯、分液漏斗、蒸发皿、具塞试管、盐酸、三氯甲烷、冰醋酸等。

（三）操作方法

1. 如无特殊规定，取注射液 5ml，加盐酸 1 滴，放置 30 分钟，不得出现沉淀。

2. 如出现沉淀可另取注射液 5ml，加三氯甲烷 10ml 振摇提取，分取三氯甲烷液，置水浴上加热蒸干，残渣则加冰醋酸 2ml 使其溶解，转移至具塞试管中，加水 3ml 混匀，放置 30 分钟，不得出现沉淀。

（四）注意事项

1. 如有沉淀析出，应照上述检测方法 2 检查，应无沉淀析出。

2. 用三氯甲烷提取时应放置足够时间，使其充分分层，否则易出现假阳性。

3. 如结果不明显，可取注射用水作空白对照，并进行同方法操作，加以比较。

（五）记录

记录样品取样量、试液名称、用量、实验过程中出现的现象及实验结果等。

（六）结果判定

若无沉淀析出，判为符合规定。照上述检测方法 2 检查，有沉淀析出，判为不符合规定，如出现絮状物也判为不符合规定。

四、草酸盐

（一）简述

草酸盐成分随中药注射液进入人体血液后可使血液脱钙，产生抗血凝作用，甚至引起痉挛；并生成不溶于水的草酸钙引起血栓，故供静脉注射用注射剂应检查草酸盐，以保证用药安全。《中国药典》2020 年版采用的检测方法系基于草酸与氯化钙反应生成不溶于水的草酸钙，以判断草酸盐的限量。

（二）仪器与试剂

玻璃漏斗、滤纸、试管、pH 试纸等；稀盐酸、氢氧化钠试液、3% 氯化钙溶液等。

（三）操作方法

如无特殊规定，取适量溶液型静脉注射液，用稀盐酸调节 pH 至 1~2，过滤后，取滤液 2ml 调节 pH 至 5~6，加 3% 氯化钙溶液 2~3 滴，静置 10 分钟，不得出现浑浊或沉淀。

（四）注意事项

1. 如结果不明显时，可取注射用水作空白对照，采取相同方法操作，并加以比较。

2. pH 的调节宜先用盐酸调 pH 至 1~2，将其过滤后再用氢氧化钠试液调 pH 至 5~6，否则会影响检测结果。

（五）记录

记录样品取样量、试液名称、用量、实验过程中出现的现象及实验结果。

（六）结果判定

若不出现浑浊或沉淀，判为符合规定。

五、钾离子

（一）简述

中药注射剂中如果钾离子含量过高，会引起明显的局部疼痛刺激和心肌损害。若用于静脉注射时，会引起患者血钾离子浓度偏高，造成其电解质平衡失调，一般认为钾离子浓度宜控制在 22%（mg/ml）以下，故应对供静脉注射用注射剂中钾离子进行限量检查。《中国药典》2020 年版采用的检测方法系基于钾离子与四苯硼钠在酸性条件下生成沉淀，根据浊度判断钾离子浓度。

（二）仪器与试剂

高温炉、纳氏比色管（玻璃质量应较好，刻度标线高度一致）、移液管、量瓶、坩埚等；标准钾离子溶液、稀醋酸、碱性甲醛溶液、3% 乙二胺四乙酸二钠溶液、3% 四苯硼钠溶液等。

（三）操作方法

1. 供试品溶液的制备　如无特殊要求，取注射液 2ml 蒸干，先用小火炽灼至炭化，再在 500~600℃ 炽灼至完全灰化，加稀醋酸 2ml 使其溶解，并转移至 25ml 量瓶中，加水稀释至刻度线并摇匀。

2. 取 10ml 纳氏比色管两支，编号为甲管、乙管。

3. 甲管中精密加入标准钾离子溶液 0.8ml。

4. 乙管中精密加入供试品溶液 1ml。

5. 在甲、乙两管中各自分别加入碱性甲醛溶液 0.6ml、3% 乙二胺四乙酸二钠溶液 2 滴、3% 四苯硼钠溶液 0.5ml，并加水稀释至 10ml，摇匀。

6. 将甲、乙两管同时放置于黑纸上，自上向下透视，乙管中显出浊度与甲管比较，不得更浓。

（四）注意事项

1. 标准钾离子储备液应放冰箱保存，临用前精密量取标准钾离子储备液新鲜稀释配制。

2. 供试品应缓慢加热以炭化，防止由于暴沸而产生误差。炽灼温度应保持在 500～600℃，必须使灰化完全。

（五）记录

记录样品称取量、试液名称、用量、标准钾离子取用量、实验过程中出现的现象及实验结果等。

（六）结果判定

甲管与乙管比较，乙管浊度应浅于甲管，则判定为符合规定。

♥ 药爱生命

中药注射剂不良反应频发，主要原因有中药注射剂制备工艺中各生产步骤的工艺条件控制不严格，导致的不同批次间药品质量参差不齐，且缺乏统一、可控的原辅料标准，导致中药注射剂质量在源头上就难以保证。中药注射剂中除了有效成分外，还有蛋白质、鞣质、有机酸等多种成分，这些成分进入血液或者形成不溶性颗粒后进入血液可能导致过敏反应或者是热源反应。另外，中药注射剂中通常加入增溶剂、抗氧剂、局麻剂等，这些辅料在进入机体后可与中药成分发生反应形成致敏原，增加溶血、过敏反应等不良反应发生的概率。临床中药注射剂的不合理使用也是导致不良反应的原因。

六、应用实例

实例 5.5　注射用双黄连（冻干）

注射用双黄连（冻干）是由中药金银花、黄芩、连翘为原料制备的粉针剂，与溶剂配制后静脉滴注具有清热解毒、疏风解表的功效，主要用于外感风热引起的发热、咳嗽、咽痛，临床常用于病毒及细菌引起的上呼吸道感染、咽炎、扁桃体炎、急性支气管炎、肺炎等的治疗。本品是《中国药典》2020 年版一部收载的第一个冻干注射剂。《中国药典》2020 年版规定检查其蛋白质、鞣质、树脂、草酸盐与钾离子等有关物质。

【检验依据】《中国药典》2020 年版一部 1194 页。

【处方】连翘 500g　金银花 250g　黄芩 250g

【检查】

1. 蛋白质　取本品 0.6g，加水 10ml 溶解，取 2ml，滴加鞣酸试液 1～3 滴，不得出现浑浊。

2. 鞣质　取本品 0.6g，加水 10ml 溶解，取 1ml，依法（通则 2400）检查，应符合规定。

3. 树脂　取本品 0.6g，加水 10ml 溶解，取 5ml，置分液漏斗中，用三氯甲烷 10ml 振摇提取，分取三氯甲烷液，依法（通则 2400）检查，应符合规定。

4. 草酸盐　取本品 0.6g，加水 10ml 溶解，用稀盐酸调节 pH 至 1～2，保温滤去沉淀，调节 pH 至 5～6，取 2ml，加 3% 氯化钙溶液 2～3 滴，放置 10 分钟，不得出现浑浊或沉淀。

5. 钾离子　取本品 0.12g，称定，自"先用小火炽灼至炭化"起，依法（通则 2400）检查，应符合规定。

👁 看一看

标准钾离子溶液的配制

取硫酸钾适量，研细，于 110℃ 干燥至恒重，精密称取 2.23g，置 1000ml 量瓶中，加水适量使溶解并稀释至刻度，摇匀，作为贮备液。临用前，精密量取贮备液 10ml，置 100ml 量瓶中，加水稀释至刻度，摇匀，即得（每 1ml 相当于 100μg 的 K）。

PPT

项目八　生物检查法

一、非无菌药品微生物限量检查：微生物计数法

微生物计数法系用于能在有氧条件下生长的嗜温细菌和真菌的计数。

（一）原理

非无菌产品微生物限度检查系用于检查非无菌制剂及其原、辅料等是否符合相应的微生物限度标准的方法，除另有规定外，本法不适用于活菌制剂的检查。

非无菌微生物限度检查是反映受污染程度的重要指标之一，通过检测药品在单位质量或体积（g或ml）内所含有菌落数，判断药品受污染的程度和安全性的标志，同时微生物限度的测定结果也是对药品生产中原料、工具设备、操作人员及工艺流程等各个环节的卫生状况的整体评价，它是从卫生学角度评价药品受污染程度的一个综合依据。

非无菌药品的微生物限度检查适用于药品生产、贮存、销售过程中的检验，药用原料、辅料及中药提取物的检验，新药标准制订，进口药品标准复核，考察药品质量及仲裁等。其标准是基于药品的给药途径和对患者健康潜在的危害以及药品的特殊性而制订的。除另有规定外，其微生物限度应符合以下标准。

1. 制剂通则、品种项下要求无菌的及标示无菌的制剂和原辅料：应符合无菌检查法规定。

2. 用于手术、严重烧伤、严重创伤的局部给药制剂：应符合无菌检查法规定。

3. 非无菌化学药品制剂、生物制品制剂、不含药材原粉的中药制剂微生物限度标准见表5-18。

表5-18　非无菌化学药品制剂、生物制品制剂、不含药材原粉的中药制剂的微生物限度标准

给药途径	需氧菌总数/（cfu/g、cfu/ml 或 cfu/10cm²）	霉菌和酵母菌总数/（cfu/g、cfu/ml 或 cfu/10cm²）	控制菌
口服给药 * 　固体制剂 　液体及半固体制剂	10^3 10^2	10^2 10^1	不得检出大肠埃希菌（1g 或 1ml）；含脏器提取物的制剂还不得检出沙门菌（10g 或 10ml）
口服黏膜给药制剂 齿龈给药制剂 鼻用制剂	10^2	10^1	不得检出大肠埃希菌、金黄色葡萄球菌、铜绿假单胞菌（1g、1ml 或 10cm²）
耳用制剂 皮肤给药制剂	10^2	10^1	不得检出金黄色葡萄球菌、铜绿假单胞菌（1g、1ml 或 10cm²）
呼吸道吸入给药制剂	10^2	10^1	不得检出大肠埃希菌、金黄色葡萄球菌、铜绿假单胞菌、耐胆盐革兰阴性菌（1g 或 1ml）
阴道、尿道给药制剂	10^2	10^1	不得检出金黄色葡萄球菌、铜绿假单胞菌、白色念珠菌（1g、1ml 或 10cm²）；中药制剂还不得检出梭菌（1g、1ml 或 10cm²）
直肠给药 　固体及半固体制剂 　液体制剂	10^3 10^2	10^2 10^2	不得检出金黄色葡萄球菌、铜绿假单胞菌（1g 或 1ml）
其他局部给药制剂	10^2	10^2	不得检出金黄色葡萄球菌、铜绿假单胞菌（1g、1ml 或 10cm²）

注：* 化学药品制剂和生物制品制剂若含有未经提取的动植物来源的成分及矿物质，还不得检出沙门菌（10g 或 10ml）。

4. 非无菌含药材原粉的中药制剂的微生物限度标准见表 5 - 19。

表 5 - 19 非无菌含药材原粉的中药制剂的微生物限度标准

给药途径	需氧菌总数/ (cfu/g、cfu/ml 或 cfu/10cm²)	霉菌和酵母菌总数/(cfu/g、cfu/ml 或 cfu/10cm²)	控制菌
固体口服给药制剂 不含豆豉、神曲等发酵原粉 含豆豉、神曲等发酵原粉	10^4（丸剂 3×10^4） 10^5	10^2 5×10^2	不得检出大肠埃希菌（1g）；不得检出沙门菌（10g）；耐胆盐革兰阴性菌应小于 10^2 cfu（1g）
液体及半固体口服给药制剂 不含豆豉、神曲等发酵原粉 含豆豉、神曲等发酵原粉	5×10^2 10^3	10^2 10^2	不得检出大肠埃希菌（1g 或 1ml）；不得检出沙门菌（10g 或 10ml）；耐胆盐革兰阴性菌应小于 10^1 cfu（1g 或 1ml）
固体局部给药制剂 用于表皮或黏膜不完整 用于表皮或黏膜完整	10^3 10^4	10^2 10^2	不得检出金黄色葡萄球菌、铜绿假单胞菌（1g 或 10cm²）；阴道、尿道给药制剂还不得检出白色念珠菌、梭菌（1g 或 10cm²）
液体及半固体局部给药制剂 用于表皮或黏膜不完整 用于表皮或黏膜完整	10^2 10^2	10^2 10^2	不得检出金黄色葡萄球菌、铜绿假单胞菌（1g 或 1ml）；阴道、尿道给药制剂还不得检出白色念珠菌、梭菌（1g 或 1ml）

5. 非无菌药用原料及辅料的微生物限度标准见表 5 - 20。

表 5 - 20 非无菌药用原料及辅料的微生物限度标准

	需氧菌总数/(cfu/g 或 cfu/ml)	霉菌和酵母菌总数/(cfu/g 或 cfu/ml)	控制菌
药用原料及辅料	10^3	10^2	未做统一规定

6. 中药提取物及中药饮片的微生物限度标准见表 5 - 21。

表 5 - 21 中药提取物及中药饮片的微生物限度标准

	需氧菌总数/(cfu/g 或 cfu/ml)	霉菌和酵母菌总数/(cfu/g 或 cfu/ml)	控制菌
中药提取物质	10^3	10^2	未做统一规定
研粉口服用贵细饮片	未做统一规定	未做统一规定	
直接口服及泡服饮片	10^5	10^3	不得检出大肠埃希菌；不得检出沙门菌（10g 或 10ml）；耐胆盐革兰阴性菌应小于 10^4 cfu（1g 或 1ml）

7. 有兼用途径的制剂应符合各给药途径的标准。非无菌微生物限度检查的项目包括需氧菌总数、霉菌和酵母菌总数，照"非无菌产品微生物限度检查：微生物计数法（通则 1105）"检查；非无菌药品的控制菌照"非无菌产品微生物限度检查：控制菌检查法（通则 1106）"检查。

（二）试验准备

1. 环境要求 《中国药典》2020 年版里规定非无菌微生物限度检查应符合微生物限度检查的要求。应在不低于 D 级背景下的 B 级单向流空气区域内进行。检验时全程遵守无菌操作，防止再污染，同时防止污染的措施不得影响供试品中微生物的检出。定期对单向流空气区域、工作台面及环境进行监测。

2. 供试品的检验量 检验量即一次试验所用的供试品量（g、ml 或 cm²）。由于药品受微生物污染的不均匀性和多变性，因此抽样数量、次数和抽样方法将直接影响着药品非无菌微生物限度检查的结果。非无菌微生物限度检查的样品一般采用随机抽样法，一般应随机抽取不少于 2 个最小包装的供试品，混合后，取规定量供试品进行检验。

如无特殊要求，一般供试品的检验量为 10g 或 10ml；膜剂为 100cm²；贵重药品、微量包装药品的检验量可以酌减。检验时，应从 2 个以上最小包装单位中随机抽取供试品，大蜜丸不得少于 4 丸，膜剂不得少于 4 片。

3. 供试液的预处理　根据供试品的生物学特性和理化特性，采取适宜的方法制备供试液。制备供试液若需加温时，应均匀加热，且温度不超过 45℃时，供试液从制备到加入检验用培养基，不得超过 1 小时。按方法适用性试验确认的方法制备供试液。

（三）微生物计数法

检查供试品时，应根据供试品理化特性和微生物限度标准等因素选择计数方法，检测的样品量应能保证所获得的试验结果能够判断供试品是否符合规定。供试品的微生物计数方法应进行方法适用性试验，以确认所采用的方法适合于该产品的微生物计数。若检验程序或产品发生变化可能影响检验结果时，计数方法应重新进行适用性试验。计数法包括平皿法、薄膜过滤法和最可能数法（most - probable - number method，简称 MPN 法）。

（四）非无菌产品微生物限度检查

非无菌产品微生物限度检查：按微生物计数法（通则 1105）检查，且按计数方法适用性试验确认的计数方法进行供试品中需氧菌总数、霉菌和酵母菌总数的测定。其中检查法有：微生物计数法包括平皿法、薄膜过滤法及 MPN 法。

1. 平皿法　包括倾注法和涂布法。

（1）培养基　采用胰酪大豆胨琼脂培养基或胰酪大豆胨液体培养基来测定需氧菌总数；采用沙氏葡萄糖琼脂培养基来测定霉菌和酵母菌总数。

（2）供试液检测　将供试品按方法适用性试验确认的方法稀释成不同级别的稀释液（1∶100、1∶1000、1∶10000 等）。

①倾注法：取不同稀释级别供试液 1ml，置直径 90mm 的无菌平皿中，注入 15～20ml 温度不超过 45℃溶化的胰酪大豆胨琼脂或沙氏葡萄糖琼脂培养基，混匀，凝固，倒置培养。每稀释级每种培养基至少制备 2 个平板。

②涂布法：取 15～20ml 温度不超过 45℃的胰酪大豆胨琼脂或沙氏葡萄糖琼脂培养基注入直径 90mm 的无菌平皿，凝固，制成平板，采用适宜的方法使培养基表面干燥。每一平板表面接种上不少于 0.1ml 各稀释级别的供试液，每稀释级每种培养基至少制备 2 个平板。

（3）阴性对照组　取制备供试液用的稀释液 1ml 或不少于 0.1ml，代替供试液按上述倾注法，每种计数用的培养基各制备 2 个平板，观察均不得有菌生长。

（4）培养和计数　如无特殊要求，胰酪大豆胨琼脂培养基平板在 30～35℃培养 3～5 天，沙氏葡萄糖琼脂培养基平板在 20～25℃培养 5～7 天，观察菌落生长情况，点计平板上生长的所有菌落数，计数并报告。菌落蔓延生长成片的平板不宜计数。点计菌落数后，计算各稀释级供试液的平均菌落数，按菌数报告规则报告菌数。若同稀释级两个平板的菌落平均数不小于 15，则两个平板的菌落数不能相差 1 倍或以上。

（5）菌数报告规则　需氧菌总数测定宜选取平均菌落数小于 300cfu 的稀释级，霉菌和酵母菌总数测定宜选取平均菌落数小于 100cfu 的稀释级，作为菌数报告的依据。取最高的平均菌落数，计算 1g、1ml 或 10cm² 供试品中所含的微生物数，取两位有效数字报告。

如各稀释级的平板均无菌落生长，或仅最低稀释级的平板有菌落生长，但平均菌落数小于 1 时，以 <1 乘以最低稀释倍数的值报告菌数。

2. 薄膜过滤法　所采用的滤膜孔径应不大于 0.45μm，直径一般为 50mm，若采用其他直径的滤膜，冲洗量应进行相应的调整。选择滤膜材质时应保证供试品及其溶剂不影响滤膜材质对微生物的截留。滤器及滤膜使用前应采用适宜的方法灭菌。使用时，应保证滤膜在过滤前后的完整性。水溶性供试液过滤前应先用少量的冲洗液过滤以润湿滤膜。油类供试品，过滤前确保滤膜和过滤器应充分干燥。应注意保持供试品溶液和冲洗液覆盖整个滤膜表面来发挥滤膜的最大过滤效率。供试液经薄膜过滤后，若需要用冲洗液冲洗滤膜，每次冲洗量不超过 100ml，总冲洗量不得超过 1000ml，以避免滤膜上的微生物受损伤。

（1）供试液检测　如无特殊要求，按计数方法适用性试验确认的方法进行供试液制备，取相当于 1g、1ml 或 10cm^2 供试品的供试液，若供试品所含的菌数较多时，可取适宜稀释级的供试液，照适用性试验确认的方法加于适量稀释液中，立即过滤，冲洗，冲洗后取出滤膜，菌面朝上贴于胰酪大豆胨琼脂培养基或沙氏葡萄糖琼脂培养基上培养。每种培养基至少制备一张滤膜。

（2）阴性对照组　取与供试液相同体积的稀释液，照上述薄膜过滤法操作，作为阴性对照。阴性对照不得有菌生长。

（3）培养和计数　培养条件和计数方法同平皿法。

（4）菌数报告规则　以相当于 1g、1ml 或 10cm^2 供试品的菌落数报告菌数；若滤膜上无菌落生长，以 <1 报告菌数（每张滤膜过滤 1g、1ml 或 10cm^2 供试品），或 <1 乘以最低稀释倍数的值报告菌数。

3. 最可能数法　最可能数法（MPN 法）的精密度和准确度不及薄膜过滤法和平皿计数法，仅在供试品需氧菌总数没有适宜计数方法的情况下使用，本法不适用于霉菌计数。

（1）供试液检测　取供试液至少 3 个连续稀释级，每一稀释级取 3 份，每 1ml 分别接种至 3 管装有 9~10ml 的胰酪大豆胨液体培养基中，同法测定菌液对照组菌数。必要时可在培养基中加入中和剂、表面活性剂或灭活剂。

（2）培养和计数　所有试验管在 30~35℃试验培养 3 天，逐日观察各管微生物生长情况。记录每一稀释级微生物生长的管数，查表 5−22 可知每 1g 或 1ml 供试品中需氧菌总数的最可能数。

4. 结果判断　需氧菌总数是指胰酪大豆胨琼脂培养基上生长的总菌落数（包括真菌菌落数），霉菌和酵母菌总数是指沙氏葡萄糖琼脂培养基上生长的总菌落数（包括细菌菌落数）。若采用 MPN 法，测定结果为需氧菌总数。各品种项下规定的微生物限度标准解释如下。

10^1cfu：可接受的最大菌数为 20；

10^2cfu：可接受的最大菌数为 200；

10^3cfu：可接受的最大菌数为 2000，依此类推。

若供试品的需氧菌总数、霉菌和酵母菌总数的检查结果均符合该品种项下的规定，判供试品符合规定；若其中任何一项不符合该品种项下的规定，判供试品不符合规定。

（五）控制菌检查法 📱 微课 5−4

控制菌检查法系用于在规定的试验条件下，检查供试品中是否存在特定的微生物。本法是非无菌产品微生物限度检查中包含的一种方法，因此供试液制备及实验环境要求同"非无菌产品微生物限度检查：微生物计数法（通则 1105）"。用于检查非无菌制剂及其原、辅料等是否符合相应的微生物限度标准限度。

供试品控制菌检查中所使用的培养基应进行适用性检查。供试品的控制菌检查方法应进行方法适用性试验，以确认所采用的方法适合于该产品的控制菌检查。若检验程序或产品发生变化可能影响检验结果时，控制菌检查方法应重新进行适用性试验。

药品控制菌检查包括：耐胆盐革兰阴性菌、金黄色葡萄球菌、铜绿假单胞菌、大肠埃希菌、乙型副伤寒沙门菌、白色念珠菌、生孢梭菌。《中国药典》2020 年版规定样品中不得检出控制菌。

控制菌的检查根据药品的来源、剂型、用途、对患者健康潜在的危害而选择相应的控制菌进行检查。控制菌的检查方法是根据各控制菌的特性分别进行定性或定量检测，当结果呈阳性时，应进一步进行适宜的鉴定试验，确证是否为待检控制菌。

二、无菌检查法

（一）原理

凡进入人体血液循环系统、肌肉、皮下组织或接触创伤、溃疡、烧伤等部位而发生作用的制品或要求无菌的材料、灭菌器具等应用于临床，一旦染有活菌进入患者体内往往会引起剧烈的反应，引起并发症，加重病情，甚至威胁生命。因此，对规定灭菌或无菌制剂进行无菌检查，对于保证人民用药安全方面有着十分重要的意义。

无菌检查法系用于检查药典要求的药品、生物制品、医疗器具、原料、辅料及其他品种是否无菌的一种方法。若供试品符合无菌检查法的规定，仅表明了供试品在该检验条件下未发现微生物污染。

无菌检查需用最严格的无菌操作法将被检查的药品或材料的样本分别接种于适合各种微生物生长的不同培养基中，置于不同的适宜温度下培养一定的时间，逐日观察微生物的生长情况，并结合阳性和阴性对照试验的结果，判断供试品是否污染了微生物，从而判断供试品是否合格。

（二）试验准备

1. 对环境和操作人员要求

（1）无菌室　必须达到无菌检查的要求，无菌检查应在 B 级背景下的 A 级单向流洁净区域或隔离系统中进行。检验全过程应严格遵守无菌操作，防止微生物污染，防止污染的措施不得影响供试品中微生物的检出。单向流空气区、工作台面及环境应定期按医药工业洁净室（区）悬浮粒子、浮游菌和沉降菌测试方法的现行国家标准进行洁净度确认。隔离系统应定期按相关的要求进行验证，其内部环境的洁净度须符合无菌检查的要求。日常检验还需对试验环境进行监控。

（2）人员　从事药品微生物试验工作的人员应具备微生物学或相近专业知识的教育背景。实验人员应依据所在岗位和职责接受相应的培训，经考核合格后方可上岗。

（3）供试品检验数量　检验数量是指一次试验所用供试品最小包装容器的数量，成品每亚批均应进行无菌检查。除另有规定外，出厂产品按表 5-22 规定；表 5-23、表 5-24 中最少检验数量不包括阳性对照试验的供试品用量。

表 5-22　批出厂产品及生物制品的原液和半成品最少检验数量

供试品		每批产品 N（个）	接种每种培养基的最少检验数量
注射剂		≤100	10% 或 4 个（取较多者）
		100 < N ≤ 500	10 个
		>500	2% 或 20 个（取较少者）20 个（生物制品）
		大体积注射液（>100ml）	2% 或 20 个（取较少者）20 个（生物制品）
冻干血液制品	>5ml	每柜冻干≤200	5 个
		每柜冻干>200	10 个
	≤5ml	≤100	5 个
		100 < N ≤ 500	10 个
		>500	20 个
眼用及其他非注射产品		≤200	5% 或 2 个（取较多者）
		>200	10 个

供试品	每批产品 N（个）	接种每种培养基的最少检验数量
桶装无菌固体原料	≤4	每个容器
	4＜N≤50	20%或4个容器（取较多者）
	＞50	2%或10个容器（取较多者）
抗生素固体原料药（≥5g）		6个容器
生物制品原液或半成品		每个容器（每个容器制品的取样量为总量的0.1%或不少于10ml，每开瓶一次，应如上法抽验）
体外用诊断制品半成品		每批（抽验量应不少于3ml）
医疗器械	≤100	10%或4件（取较多者）
	100＜N≤500	10件
	＞500	2%或20件（取较少者）

注：若供试品每个容器内的装量不够接种两种培养基，那么表中的最少检验数量应增加相应倍数。

表5-23　上市抽验样品的最少检验量

供试品	每批产品 N（个）	接种每种培养基的最少检验数量
体外用诊断制品半成品		每批（抽验量应不少于3ml）
医疗用具	≤100	10%或4件（取较多者）
	100＜N≤500	10件
	＞500	2%或20件（取较少者）

注：①若供试品每个容器内的装量不够接种两种培养基，那么表中的最少检验数量应增加相应倍数。
②抗生素粉针剂（≥5g）及抗生素原料药（≥5g）的最少检验数量为6瓶（或支）。桶装固体原料的最少检验数量为4个包装。

表5-24　供试品的最少检验量

供试品	供试品数量	每支供试品接入每支培养基的最少量
液体制剂	V＜1ml	全量
	1ml≤V≤40ml	半量，但不得少于1ml
	40ml＜V≤100ml	20ml
	V＞100ml	10%，但不少于20ml
固体制剂	M＜50mg	全量
	50mg≤M＜300mg	半量，但不得少于50mg
	300mg≤M＜5g	150mg
	M＞5g	500mg
		半量（生物制品）
生物制品的原液及半成品		半量
医疗器械	外科用敷料棉花及纱布	取100mg或1cm×3cm
	缝合线、一次性医用材料	整个材料*
	带导管的一次性医疗器械（如输液袋）	二分之一内表面积
	其他医疗器械	整个器具（切碎或拆散开）

注：＊如果医用器械体积过大，培养基用量可在2000ml以上，将其完全浸没。

（4）检验量　检验量是指供试品每个最小包装接种至每份培养基的最小量（g或ml）。除另有规定外，供试品检验量按表5-24规定。若每支（瓶）供试品的装量按规定足够接种两种培养基，则应分别接种硫乙醇酸盐流体培养基和胰酪大豆胨液体培养基。采用薄膜过滤法时，只要供试品特性允许，应将所有容器内的全部内容物过滤。

2. 阳性对照 阳性对照应根据供试品特性选择阳性对照菌：无抑菌作用及抗革兰阳性菌为主的供试品，以金黄色葡萄球菌为对照菌；抗革兰阴性菌为主的供试品以大肠埃希菌为对照菌；抗厌氧菌的供试品，以生孢梭菌为对照菌；抗真菌的供试品，以白色念珠菌为对照菌。阳性对照试验的菌液制备同方法适用性试验，加菌量不大于100cfu，供试品用量同供试品无菌检查时每份培养基接种的样品量。阳性对照管培养不超过5天，应生长良好。

3. 阴性对照 供试品无菌检查时，应取相应溶剂和稀释液、冲洗液同法操作，作为阴性对照。阴性对照不得有菌生长。无菌试验过程中，若需使用表面活性剂、灭活剂、中和剂等试剂，应证明其有效性，且对微生物无毒性。

（三）操作方法

无菌检查法包括薄膜过滤法和直接接种法。只要供试品性质允许，应采用薄膜过滤法。供试品无菌检查所采用的检查方法和检验条件应与验证的方法相同。

1. 薄膜过滤法 薄膜过滤法一般应采用封闭式薄膜过滤器。无菌检查用的滤膜孔径应不大于0.45μm，直径约为50mm。根据供试品及其溶剂的特性选择滤膜材质。滤器及滤膜使用前应采用适宜的方法灭菌。使用时，应保证滤膜在过滤前后的完整性。水溶性供试液过滤前应先将少量的冲洗液过滤，以润湿滤膜。油类供试品，其滤膜和过滤器在使用前应充分干燥。为发挥滤膜的最大过滤效率，应注意保持供试品溶液及冲洗液覆盖整个滤膜表面。供试液经薄膜过滤后，若需要用冲洗液冲洗滤膜，每张滤膜每次冲洗量一般为100ml，且总冲洗量不得超过1000ml，以避免滤膜上的微生物受损伤。

2. 直接接种法 直接接种法适用于无法用薄膜过滤法进行无菌检查的供试品，即取规定量供试品分别等量接种至硫乙醇酸盐流体培养基和胰酪大豆胨液体培养基中。除生物制品外，一般样品无菌检查时两种培养基接种的瓶或支数相等；生物制品无菌检查时硫乙醇酸盐流体培养基和胰酪大豆胨液体培养基接种的瓶或支数为2：1。除另有规定外，每个容器中培养基的用量应符合接种的供试品体积不得大于培养基体积的10%，同时，硫乙醇酸盐流体培养基每管装量不少于15ml，胰酪大豆胨液体培养基每管装量不少于10ml。供试品检查时，培养基的用量和高度同方法适用性试验。

3. 培养及观察 上述含培养基的容器按规定的温度培养14天。培养期间应逐日观察并记录是否有菌生长。如在加入供试品后或在培养过程中，培养基出现浑浊，培养14天后，不能从外观上判断有无微生物生长，可取该培养液适量转种至同种新鲜培养基中，将原始培养物和新接种的培养基继续培养不少于4天，观察接种的同种新鲜培养基是否再出现浑浊；或取培养液涂片，染色，镜检，判断是否有菌生长。

（四）结果判定

1. 阳性对照管应生长良好，阴性对照管不得有菌生长。否则，试验无效。

2. 若供试品管均澄清，或虽显浑浊但经验证无细菌生长，判供试品符合规定；若供试品管中任何管显浑浊并确证有菌生长，判供试品不符合规定，除非能充分证明试验结果无效，即生长的微生物非供试品所含。当符合下列至少1个条件时方可判试验结果无效。

（1）无菌检查试验所用的设备及环境的微生物监控结果不符合无菌检查法的要求。

（2）回顾无菌试验过程，发现有可能引起微生物污染的因素。

（3）供试品管中生长的微生物经鉴定后，确证是因无菌试验中所使用的物品和（或）无菌操作技术不当引起的。

试验若经确认无效，应重试。重试时，重新取同量供试品，依法检查，若无菌生长，判供试品符合规定；若有菌生长，判供试品不符合规定。

（五）注意事项

1. 操作全程严格按照消毒程序对手进行消毒，同时戴无菌手套，进入超净台后手要用酒精棉球擦拭消毒。对试剂瓶口也要进行擦拭消毒。

2. 点燃酒精灯，确保操作过程在火焰附近进行，根据实验器具材质选择是否进行火焰烧灼消毒，吸取过营养液的用具不能再烧灼以防产生烧焦炭膜影响结果。

3. 操作动作要准确敏捷，同时也要防止由于空气流动而造成的污染，吸溶液的吸管等不能混用。

三、其他生物检查法

《中国药典》2020 年版收录的生物检查法除了无菌检查法和非无菌微生物限度检查法外，还有热原检查法。该法系将一定剂量的供试品，静脉注入家兔体内，在规定时间内，观察家兔体温升高的情况，以判定供试品中所含热原的限度是否符合规定。细菌内毒素检查法，系利用鲎试剂来检测或量化由革兰阴性菌产生的细菌内毒素，以判断供试品中细菌内毒素的限量是否符合规定的一种方法。除此之外还有抑菌效力检查法、异常毒性检查法、升压物质检查法、降压物质检查法等。

◉ 看一看

药厂洁净区划分 ABCD 级别的标准

药厂洁净区可分为 ABCD 四个级别的区域，医药工业洁净区是以微粒和微生物为主要控制对象，同时还应对其环境温湿度、压差、照度、噪声等作出规定。那么，药厂洁净区划分 ABCD 级别的标准是什么呢？

A 级：高风险操作区，如灌装区、放置胶塞桶、敞口安瓿瓶、敞口西林瓶的区域及无菌装配或连接操作的区域。通常用层流操作台（罩）来维持该区的环境状态。层流系统在其工作区域须均匀送风，风速为 0.36～0.54m/s（指导值）。应有数据证明层流的状态并须验证。在密闭的隔离操作器或手套箱内，可使用单向流或较低的风速。

B 级：指无菌配制和灌装等高风险操作 A 级区所处的背景区域。

C 级和 D 级：指生产无菌药品过程中重要程度较低的洁净操作区。

实训十　柴胡舒肝丸的水分测定

一、实训目的

1. 掌握甲苯法测定中药制剂水分的操作技术。
2. 熟悉甲苯法测定水分的原理及注意事项。

二、实训材料

1. 仪器　分析天平、水分测定仪、电热套、量筒、长刷、铜丝。
2. 试剂与试药　甲苯、亚甲蓝、柴胡舒肝丸。

三、实训内容

（一）检验依据

柴胡舒肝丸

【处方】茯苓 100g　枳麸炒壳 50g　豆蔻 40g　酒白芍 50g　甘草 50g　醋香附 75g　陈皮 50g　桔梗

50g　姜厚朴 50g　炒山楂 50g　防风 50g　六神曲（炒）50g　柴胡 75g　黄芩 50g　薄荷 50g　紫苏梗 75g　木香 25g　炒槟榔 75g　醋三棱 50g　酒大黄 50g　青皮（炒）50g　当归 50g　姜半夏 75g　乌药 50g　醋莪术 50g

【检查】水分　不得过 15.0%（通则 0832 第四法）。

（二）实训步骤

1. 将实验仪器洗净、干燥。

2. 取本品约 20g，精密称定，置水分测定仪的 A 瓶中，加甲苯 200ml，加入干燥、洁净的沸石或玻璃珠数粒，连接水分测定管（B 管）、冷凝管，自冷凝管顶端加入甲苯，至充满 B 管的狭细部分。

3. 将 A 瓶置电热套中缓缓加热，待甲苯开始沸腾时，调节温度，使每秒钟馏出 2 滴。

4. 待水分完全馏出，即测定管刻度部分的水量不再增加时，将冷凝管内部先用甲苯冲洗，再用饱蘸甲苯的长刷或其他适宜的方法，将管壁上附着的甲苯推下，继续蒸馏 5 分钟。

5. 蒸馏完毕，放凉至室温，拆卸装置，如有水黏附在 B 管的管壁上，可用蘸甲苯的铜丝推下，放置，使水分与甲苯完全分离（可加亚甲蓝粉末少量，使水染成蓝色，以便分离观察）。

6. 检读水量，并计算供试品中的含水量（%）。

四、注意事项

1. 实验用的所有仪器要干燥，不得含有水分。

2. 在蒸馏过程中，注意控制加热温度，保持蒸馏速度在每秒钟馏出 2 滴之内。

五、实训思考

1. 甲苯法适用于哪类中药制剂的水分测定？

2. 为什么采用甲苯为测定溶剂？可否用其他溶剂代替？

3. 甲苯法所用仪器为什么要烘干？如何操作？

六、实训报告

记录测定结果，并将其与药品标准对照，判断供试品是否符合规定。

七、实训评价

表 5-25　实训评价表

序号	测试内容	技能要求	标准分	实得分
1	实验准备	科学设计实训方案	10	
		仪器干净、干燥	10	
2	水分检查	供试品精密称定	10	
		正确安装仪器，规范操作	30	
		结果记录及时、正规，水量、含水量计算准确	20	
3	报告	原始记录和检验报告书填写规范、完整	20	
合计			100	

实训十一　三黄片的崩解时限检查

一、实训目的

1. 掌握片剂崩解时限测定的一般操作步骤和技能。
2. 能正确进行结果判定。

二、实训材料

1. 仪器　升降式崩解仪、1000ml 烧杯、温度计（分度值 1℃）等。
2. 试剂与试药　盐酸、三黄片。

三、实训内容

（一）检验依据

三黄片（薄膜衣片）

【处方】大黄 300g　盐酸小檗碱 5g　黄芩浸膏 21g

【检查】崩解时限 取本品，依法（通则 0921）检查，应在 60 分钟之内全部崩解。

（二）实训步骤

1. 将崩解仪的吊篮通过上端的不锈钢轴悬挂于金属支架上，浸入 1000ml 烧杯中，并调节吊篮位置使其下降时筛网距烧杯底部 25mm，烧杯内盛有温度为 37℃±1℃ 的水，调节水位高度使吊篮上升时筛网在水面下 15mm 处。

2. 取三黄片（糖衣片）6 片，分别置上述吊篮的玻璃管中，加挡板，启动崩解仪进行检查。

3. 各管中药物均应在 60 分钟内全部崩解，如有 1 片不能全部崩解，应另取 6 片复试，均应符合规定。如果供试品黏附挡板，应另取 6 片，不加挡板按上述方法检查，应符合规定。

四、注意事项

1. 烧杯内水或其他溶液的温度应严格控制在 37℃±1℃，以免影响测定结果。

2. 每测完一次，吊篮的玻璃管内壁、筛网及挡板等均应清洗干净，并重新更换水或规定的溶液。

3. 若为薄膜衣片，按上述装置与方法检查，可改在盐酸溶液（9→1000）中进行检查，应在 1 小时内全部崩解，如有 1 片不能全部崩解，应另取 6 片复试，均应符合规定。

五、实训思考

1. 水温为什么要控制在 37℃±1℃？温度对实验有何影响？
2. 薄膜衣片崩解时限检查时，使用的盐酸溶液（9→1000）溶液，应如何配制？

六、实训报告

记录测定结果，并将其与药品标准对照，判断供试品是否符合规定。

七、实训评价

表 5 - 26　实训评价表

序号	考核内容	技能要求	分值	实得分
1	实训方案设计	科学设计实训方案	10	
	取样	正确取样	10	
2	实训准备	检查仪器状态	10	
	实训操作	选择合适的筛网	10	
		清洗吊篮、筛网、挡板；安装吊篮	10	
		正确安装崩解仪	10	
		保持恒温在 37℃	10	
		正确配制崩解液，溶剂量正确	10	
		正确记录实验数据，并进行结果判定	10	
3	实训报告	内容准确、完整、书写清晰	10	
	合计		100	

实训十二　三黄片的重量差异检查

一、实训目的

1. 掌握片剂重量差异检查法的一般操作步骤和技能。

2. 熟悉丸剂等其他剂型的重量差异检查法的一般操作技能。

二、实训材料

1. 仪器　分析天平（感量 1mg）、称量瓶、镊子等。

2. 试剂与试药　三黄片。

三、实训内容

（一）检验依据

三黄片（糖衣片）

【处方】大黄 300g　盐酸小檗碱 5g　黄芩浸膏 21g

【检查】重量差异检查　应符合片剂项下有关的各项规定（通则 0101）。

【规格】（1）薄膜衣小片　每片重 0.26g　（2）薄膜衣大片　每片重 0.52g

（二）实训步骤

1. 取本品 20 片，精密称定总重量，求得平均片重。

2. 分别精密称定每片药重量。

3. 计算出重量差异限度及限度 1 倍。

4. 结果判定：每片药的重量与重量差异限度进行比较，超出重量差异限度的不得多于 2 片，并不得有 1 片超出限度的 1 倍，判定为符合规定，否则不符合规定。

四、注意事项

1. 称量瓶应洗净、干燥。
2. 称量前后，均应仔细查对供试品的份数。
3. 试验过程中，应使用镊子夹持供试品，不得徒手操作。

五、实训思考

1. 称量操作时，如何选择分析天平的感量，以完成快速精确的测定？称量时应保留几位有效数字？
2. 平均片重为 0.2878g，如何计算重量差异限度及限度 1 倍。

六、实训报告

记录测定结果，并将其与药品标准对照，判断供试品是否符合规定。

七、实训评价

表 5 – 27   实训评价表

序号	考核内容	技能要求	分值	实得分
1	实训准备	科学设计实训方案	10	
		正确取样	10	
2	选择仪器	正确选择仪器、调节平衡	10	
	称量	规范使用称量仪器，操作准确、规范	10	
		准确记录称量数据	10	
	计算	正确计算平均片重	10	
		正确计算重量差异限度及限度 1 倍	10	
	记录并结果判定	正确记录实验数据，并进行结果判定	20	
3	实训报告	实验数据真实、准确、完整，书写清晰	10	
	合计		100	

实训十三   藿香正气口服液的相对密度测定

一、实训目的

1. 掌握比重瓶法测定中药制剂相对密度的一般操作步骤和技能。
2. 熟悉比重瓶法的原理及注意事项。

二、实训材料

1. 仪器   比重瓶、温度计、分析天平（感量 1mg）、恒温水浴锅等。
2. 试剂与试药   纯化水（新鲜煮沸后放凉）、藿香正气口服液。

三、实训内容

（一）检验依据

藿香正气口服液
【处方】苍术 80g   陈皮 80g   厚朴（姜制）80g   白芷 120g   茯苓 120g   大腹皮 120g   生半夏 80g

甘草浸膏 10g　广藿香油 0.8ml　紫苏叶油 0.4ml

【检查】相对密度应不低于 1.01（通则 0601）。

（二）实训步骤

1. 比重瓶重量的称定　取洁净、干燥的比重瓶，精密称定重量。

2. 供试品重量的测定　将供试品（温度应低于 20℃）装满已称定重量的比重瓶中，装上温度计，置 20℃ 的水浴中放置 10～20 分钟，使内容物的温度达到 20℃，用滤纸除去溢出侧管的液体，立即盖上罩，将比重瓶自水浴中取出，用滤纸将比重瓶的外侧面擦净，精密称定重量，减去比重瓶的重量，即得供试品的重量。

3. 水重量的测定　将供试品倾去，洗净比重瓶，装满新沸过的冷水，再按上法测得同一温度时水的重量。按下式计算其相对密度：

$$供试品的相对密度 = \frac{供试品重量}{水重量}$$

四、注意事项

1. 供试品溶液或水装入比重瓶时，应小心沿瓶壁倒入，避免产生气泡干扰测定结果。

2. 装入供试品后的比重瓶必须洗净。

3. 应依气温高低确定水浴温度，当室温高于 20℃ 时，可先将供试品溶液的温度调到略低于 20℃，再注入比重瓶内调至 20℃，以避免供试品溶液因温度降低而体积缩小，再补充时又需调温。调准温度后，只能用手轻拿瓶颈而不能接触瓶肚，以免因手温影响导致液体体积膨胀外溢。

4. 严格按照实验顺序进行称量：空比重瓶重量→装供试品后重量→装水后重量。当室温超过 20℃ 时，应迅速称重，并用一表面皿与比重瓶一起称量。

5. 比重瓶从水浴中取出时，应拿住瓶颈，不要接触瓶肚，以免手温影响内容物，使其膨胀而外溢。

五、实训思考

1.《中国药典》2020 年版收载的相对密度测定方法有几种？

2. 为何要在 20℃ 时测定口服液的相对密度？

六、实训报告

记录相对密度测定结果，并将其与药品标准对照，判断供试品是否符合规定。

七、实训评价

表 5－28　实训评价表

序号	考核内容	技能要求	分值	实得分
1	实训准备	科学设计实训方案，正确取样	20	
2	相对密度测定	操作顺序正确	10	
		正确装入样品液和水，水浴温度正确	20	
		正确取出样品、擦干	10	
		正确使用电子天平	20	
4	实训报告	数据准确、完整，书写清晰	20	
		合计	100	

实训十四　银黄口服液 pH 测定

一、实训目的

1. 掌握中药制剂 pH 测定法的一般操作步骤。
2. 熟悉 pH 测定法的原理和注意事项。

二、实训材料

1. 仪器　pHS－3C 型酸度计、pH 复合玻璃电极、50ml 小烧杯、温度计、容量瓶。

2. 试剂与试药　邻苯二甲酸氢钾标准缓冲溶液（pH 4.00）、磷酸盐标准缓冲溶液（pH 6.86）、纯化水、银黄口服液。

三、实训内容

（一）检验依据

银黄口服液

【处方】金银花提取物（以绿原酸计）2.4g　黄芩提取物（以黄芩苷计）24g

【检查】pH 应为 5.5～7.0（通则 0631）。

（二）实训步骤

1. 标准 pH 缓冲溶液的配制　将市售 pH 4.00 邻苯二甲酸氢钾标准缓冲液和 pH 6.86 磷酸盐标准缓冲液，分别用适量新煮沸放冷的蒸馏水溶解定容到相应体积即可。也可用基准试剂按通则 0631 中仪器校正用的标准缓冲液配制方法自制。

2. 测量前准备　接通 pHS－3C 型酸度计电源，预热 20 分钟。用温度计测量标准缓冲液和测量溶液的温度并记录。

3. 酸度计校正

（1）将仪器功能选择旋钮调置"pH"档。

（2）将两个电极插入 pH 接近 7 的标准缓冲溶液中（pH 6.86，298.15K）。

（3）调节"温度"补偿旋钮，使所指示的温度与标准缓冲溶液的温度相同。

（4）将"斜率"调节旋钮调至 100%。

（5）将清洗后的电极插入到 pH 6.86 的标准缓冲溶液中，轻摇装有缓冲溶液的烧杯，直至电极反应达到平衡。

（6）调节"定位"旋钮，使仪器上显示的数值为 pH 6.86。

（7）取出电极，用水清洗、擦干，再插入 pH 4.00 标准缓冲溶液中，轻摇装有缓冲溶液的烧杯，直至电极反应达到平衡。

（8）调解"斜率"旋钮，使仪器上显示的数值为 pH 4.00。

重复上述定位与斜率调节操作，至仪器示值与标准缓冲液的规定数值相差不大于 0.02pH 单位。否则，需检查仪器或更换电极后，再行校正至符合要求。

4. 供试品溶液的 pH 测定　取适量样品溶液置洁净、干燥的小烧杯内，先用样品溶液冲洗电极数次，再将其浸入小烧杯中，轻轻摇动烧杯待示数平衡稳定后，读数，平行测定三次，取其平均值即可。

5. 测量后处理　测量完毕，取出电极，清洗干净，滤纸吸干电极外壁上的水，塞好橡皮塞，放入电极盒。切断电源。

四、注意事项

1. 测定前，按各品种项下的规定，选择两种 pH 约相差 3 个 pH 单位的标准缓冲溶液，并使供试液的 pH 处于两者之间。

2. pH 复合电极固定在电极夹上时，插入深度以 pH 复合电极的玻璃球膜被溶液浸没为限。

3. 每次更换标准缓冲溶液或供试品溶液前，应用纯化水充分洗涤电极，然后将水吸尽，也可用所换的标准缓冲溶液或供试品溶液洗涤。

4. 用滤纸吸 pH 复合电极上的水时，动作一定要轻，以防损害玻璃膜。

5. 仪器定位时，再用第二种标准缓冲溶液核对仪器示值，误差应不大于 ±0.02pH 单位。若大于此偏差，则应小心调节斜率，使示值与第二种标准缓冲溶液的数值相符。

五、实训思考

1. 为什么样品溶液的 pH 应处于两种标准缓冲溶液之间？
2. 为什么每次更换标准缓冲溶液或样品液时，要清洗电极？

六、实训报告

记录测定结果，并将其与药品标准对照，判断供试品是否符合规定。

七、实训评价

表 5 - 29　实训评价表

序号	考核内容	技能要求	分值	实得分
1	实训准备	科学设计实训方案，正确取样	20	
2	pH 测定	操作开机、预热	10	
		正确校准仪器	20	
		正确测定样品 pH	20	
		正确清洁电极、整理实训物品	10	
4	实训报告	数据准确、完整，书写清晰	20	
		合计	100	

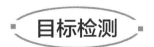

答案解析

一、单项选择题

1.《中国药典》2020 年版规定，恒重是指供试品连续 2 次干燥后的重量差异在（　　）毫克以下

  A. 0.1mg   B. 0.2mg

  C. 0.3mg   D. 0.5mg

2. 烘干法测定中药制剂中的水分含量时，应干燥至两次称重的差异不超过（　　）毫克

  A. 1mg   B. 2mg

C. 4mg   D. 5mg

3. 采用甲苯法测定中药制剂水分时，测定前需将甲苯用水饱和，目的是（　　）

    A. 减少甲苯的挥发   B. 减少水的挥发

    C. 增加甲苯在水中的溶解度   D. 减少甲苯与微量水混溶

4. 测定片剂崩解时限时，应取样品的数量为（　　）

    A. 4 片   B. 5 片

    C. 6 片   D. 8 片

5. 需要检查崩解时限的剂型是（　　）

    A. 片剂   B. 大蜜丸

    C. 散剂   D. 胶剂

6. 除另有规定外，中药制剂测定相对密度时的温度为（　　）

    A. 10℃   B. 20℃

    C. 25℃   D. 30℃

7. 以下关于重（装）量差异检查的说法错误的是（　　）

    A. 包糖衣丸剂应在包衣前检查重量差异

    B. 薄膜衣片应在包衣前检查重量差异

    C. 除糖丸外，单剂量包装的丸剂应进行装量差异检查

    D. 凡规定检查含量均匀度的片剂，不需要进行重量差异检查

8. 胶囊剂进行装量差异检查应取供试品（　　）

    A. 5 粒   B. 10 粒

    C. 15 粒   D. 20 粒

9. pH 测定法主要是测定药品水溶液的（　　）

    A. 氢离子浓度   B. 氢氧根离子活度

    C. 氢离子活度   D. 氢氧根离子浓度

10. GC 法主要适用于下列哪类中药制剂中水分的测定（　　）

    A. 含微量水分的中药制剂   B. 不含挥发性成分的中药制剂

    C. 含挥发性成分的中药制剂   D. 各类中药制剂

11. 维生素 C 泡腾片崩解时限检查的方法是（　　）

    A. 吊篮法   B. 烧杯法

    C. 减压干燥法   D. 烘干法

二、问答题

1. 中药制剂常用的水分测定方法有哪些？简述各方法的适用范围。

2. 简述比重瓶法测定相对密度的操作流程。

3. 简述片剂重量差异检查的操作流程。

三、实例分析

感冒清热颗粒由荆芥穗、薄荷、防风、柴胡、紫苏叶、葛根、桔梗、苦杏仁、白芷、苦地丁、芦根等十一味中药饮片组成。

感冒清热颗粒水分测定：取本品约 50g，精密称定，置水分测定仪的 A 瓶中，加甲苯约 200ml，加入干燥、洁净的沸石或玻璃珠数粒，将仪器各部分连接，自冷凝管顶端加入甲苯，至充满 B 管的狭细部分。将 A 瓶置电热套中缓缓加热，待甲苯开始沸腾时，调节温度，使每秒馏出 2 滴。待水分完全馏

出，即测定管刻度部分的水量不再增加时，将冷凝管内部先用甲苯冲洗，再用饱蘸甲苯的长刷或其他适宜的方法，将管壁上附着的甲苯推下，继续蒸馏5分钟。蒸馏完毕，放凉至室温，拆卸装置，如有水黏附在B管的管壁上，可用蘸甲苯的铜丝推下，放置，使水分与甲苯完全分离（可加亚甲蓝粉末少量，使水染成蓝色，以便分离观察）。检读水量，并计算供试品中的含水量（%）。

讨论：

1. 感冒清热颗粒水分测定可否采用烘干法，为什么？

2. 加入亚甲蓝的作用是什么？

3. 甲苯法适用于何类中成药的水分测定？

4. 甲苯法所用仪器、器皿是否要烘干？为什么？

书网融合……

📄 重点回顾　　📱 微课 5 - 1　　📱 微课 5 - 2

📱 微课 5 - 3　　📱 微课 5 - 4　　📱 习题

第六单元　中药制剂定量检测技术

学习目标

知识目标：

1. **掌握**　紫外-可见分光光度法测定中药制剂含量的原理和方法；高效液相色谱法测定中药制剂含量的原理和方法；气相色谱法测定中药制剂含量的原理和方法。

2. **熟悉**　重量分析法测定中药制剂含量的原理和方法；滴定分析法测定中药制剂含量的原理和方法；薄层扫描法测定中药制剂含量的原理和方法；浸出物测定法测定中药制剂含量的原理和方法。

3. **了解**　挥发油测定法测定中药制剂含量的原理和方法；氮测定法测定中药制剂含量的原理和方法。

技能目标：

1. **掌握**　紫外-可见分光光度法、高效液相色谱法、气相色谱法测定中药制剂有效成分或指标性成分含量的基本操作技能。

2. **熟悉**　重量分析法、滴定分析法、薄层扫描法、浸出物测定法测定中药制剂含量的基本操作技能。

素质目标：

训练重视药品质量的社会责任感和使命感；具备实事求是、科学严谨的工作作风。

导学情景

情景描述：2020 年 12 月 18 日江苏省药品监督管理局 2020 年第 4 期药品质量通告中公布了 33 个批次不符合规定的药品。其中湖南×××制药股份有限公司生产的六味地黄胶囊 190803 批（规格：每粒装 0.3g），经连云港市食品药品检验检测中心检验，含量测定不符合规定。江苏省各级药品监督管理部门已要求相关企业和单位采取暂停销售、使用等风险控制措施，对不符合规定原因开展调查并切实进行整改。

情景分析：《中国药典》2020 年版规定，六味地黄胶囊（每粒装 0.3g）经高效液相色谱法进行含量测定，要求每粒含酒萸肉以莫诺苷和马钱苷的总量计不得少于 1.4mg；每粒含牡丹皮以丹皮酚计不得少于 3.0mg。

讨论：请问中药制剂为什么要进行含量测定？含量测定的方法有哪些？

学前导语：中药制剂中化学成分较复杂，通过对其中有效成分或特征性成分的含量测定，以测定结果反映药品质量的优劣，从而保证中药制剂的质量，达到临床用药安全、有效的目的。测定方法主要有化学分析法和仪器分析法。不同制剂应如何选择测定方法呢？

中药制剂的定量检测是指用适当的化学分析方法或仪器分析方法对制剂中某种（些）有效成分或特征性成分进行定量分析，并以测定结果是否符合药品标准的规定来判断药品质量的优劣，是控制和评价药品质量的重要指标。其中化学分析法主要用于制剂中含量高、干扰少的成分及矿物类药物中无机成分的测定；仪器分析法主要用于单体成分、微量及痕量成分的测定。

《中国药典》2020 年版一部收载中药制剂（包括成方制剂和单味制剂）2711 种，其中绝大部分品种都有含量测定的指标，特别是处方中有化学药的中药制剂，则一定有含量测定的项目，部分中药制剂进行了多药味多成分的检测。

由于中药制剂的组成成分复杂，而化学分析法灵敏度低、专属性不高，所以常用仪器分析法进行含量测定。《中国药典》2020 年版一部应用的含量测定方法见表 6 - 1。

表 6 - 1 《中国药典》2020 年版一部应用的含量测定方法

类别	方法
仪器分析法	高效液相色谱法、气相色谱法、薄层扫描法、紫外 - 可见分光光度法、原子吸收分光光度法
化学分析法	重量法、滴定分析法
其他分析法	浸出物测定法、挥发油测定法、氮测定法、鞣质测定法

中药制剂（包括成方制剂和单味制剂）的含量，除另有规定外，一般按每一计量单位（1 片、1 丸、1 袋、1ml 等）的重量计。

含量测定时，为了减小误差，一般要求每份样品测定两次，并以测定结果的平均值作为判定是否符合规定的依据。

药爱生命

中药及其制剂均为多组分复杂体系，因此评价其质量应采用与之相适应的，能提供丰富鉴别信息的检测方法，但现行的显微鉴别、理化鉴别和含量测定等方法都不足以解决这一问题，建立中药指纹图谱将能较为全面地反映中药及其制剂中所含化学成分的种类与数量，进而对药品质量进行整体描述和评价。这也正好符合中医药整体学说。2000 年，国家药品监督管理局推出了采用指纹图谱技术进行中药质量控制和评价的试行方案。高效液相色谱法测定指纹图谱在中药质量分析方面得到了广泛的应用并发挥着重要的作用。在药品质量标准中，中药指纹图谱主要应用于纯度较高的植物油脂和提取物以及中药注射剂的质量控制。中药指纹图谱的研究和建立，对于提高中药质量，促进中药现代化具有重要意义。

PPT

项目一 化学分析法

化学分析法包括重量分析法和滴定分析法。化学分析法所用仪器简单，主要用于制剂中含量高、干扰少的成分及矿物类药物中无机成分的测定，如总生物碱、总有机酸、总皂苷及矿物药制剂等。化学分析法应用时也有一定的局限性，主要是灵敏度低、操作繁琐、耗时长、专属性不高，而且对于微量成分的测定准确性不高。

一、重量分析法

重量分析法是采用适当的方法使待测组分从样品中分离出来，并转化为称量形式，根据称量形式的重量来计算待测组分含量的分析方法。该法可分为挥发法、萃取法和沉淀法。

（一）挥发法

挥发法，又称气化法或干燥法，是利用被测组分具有挥发性或能定量转化为挥发性物质来进行挥发性组分含量测定的方法，可分为直接挥发法和间接挥发法。

直接挥发法是利用加热等方法使试样中挥发性组分逸出，用适宜的吸收剂将其全部吸收，根据吸收剂重量的增加来计算该组分含量的方法。间接挥发法是利用加热等方法使试样中挥发性组分逸出以后，称量其残渣，根据挥发前后试样质量的差值来计算挥发组分的含量。例如《中国药典》2020 年版中烘干法测定水分的含量、灰分和炽灼残渣的测定，应用的就是挥发法。

（二）萃取法

萃取法是根据被测组分在互不相溶的两种溶剂中溶解度的不同，将待测组分从一种溶剂萃取到另一种易挥发的溶剂中，挥去溶剂，称量干燥物的重量，从而进行含量计算的方法。如《中国药典》2020 年版（一部）中收载的昆明山海棠片中总生物碱的含量测定。

（三）沉淀法

沉淀法是利用沉淀反应，将被测组分定量转化为难溶化合物，以沉淀形式从溶液中分离出来，然后经过滤过、洗涤、烘干或炽灼，最后称重，计算其含量的方法。适用于制剂中纯度较高成分的测定。如《中国药典》2020 年版（一部）中收载的西瓜霜润喉片中西瓜霜的含量测定。

（四）记录与计算

1. 记录　记录测定过程中的各称量数据，如供试品的重量、称量形式的重量、器皿的重量、器皿和称量形式的总重量等。

2. 计算　计算公式如下：

$$每一计量单位的含量 = \frac{待测成分的重量}{供试品的重量} \times 平均重量$$

其中待测成分的重量可以是直接测定的结果，也可以是间接测定计算的结果；平均重量是指每一单位的平均重量（如每片/丸/粒等）。

（五）结果判断

计算结果按有效数字的修约规则进行修约，使与标准中规定限度的有效数位一致，其数值在规定范围内时，判为符合规定。

（六）应用实例

实例 6.1　西瓜霜润喉片中西瓜霜的含量测定

1. 原理　西瓜霜的主要成分为重结晶的 $Na_2SO_4 \cdot 10H_2O$，测定时利用硫酸钠可以和氯化钡定量反应生成硫酸钡（$BaSO_4$）沉淀，通过称量 $BaSO_4$ 沉淀的重量计算西瓜霜的含量，应用的是重量分析法中的沉淀法。

2. 检验依据

【处方】西瓜霜 20g　冰片 0.6g　薄荷素油 1g　薄荷脑 1.2g

【含量测定】西瓜霜　取本品 60 片，精密称定，研细，取约 18g，精密称定，加水 150ml，振摇 10 分钟，离心，滤过，沉淀物用水 50ml 分 3 次洗涤，离心，滤过，合并滤液，加盐酸 1ml，煮沸，不断搅拌，并缓缓加入热氯化钡试液使沉淀完全，置水浴上加热 30 分钟，静置 1 小时，用无灰滤纸或已炽灼至恒重的古氏坩埚滤过，沉淀用水分次洗涤，至洗液不再显氯化物的反应，干燥，并炽灼至恒重，精密称定，与 0.6086 相乘，计算，即得。

本品每片含西瓜霜以硫酸钠（Na_2SO_4）计〔规格（1）〕〔规格（2）〕应为 11.5 ~ 13.5mg，〔规格（3）〕应为 23 ~ 27mg。

【规格】（1）每片重 0.6g　　（2）每片重 0.6g（无蔗糖）　　（3）每片重 1.2g

3. 测定

（1）取样 取规格为每片重 0.6g 的本品 120 片，精密称定重量为 72.2400g，算出每片的平均重量。将上述样品研细，精密称取 2 份，每份约 18g，精密称定。

（2）测定 将所取样品按照上述含量测定的方法操作，记录数据，即得。

（3）计算 将按照上述方法测定的实验数据和计算结果记录于表 6-2 中。

表 6-2 西瓜霜润喉片中西瓜霜的含量测定实验数据

编号	1	2
供试品重量/g	18.2035	18.1020
沉淀重量/g	0.5970	0.6010

$$西瓜霜含量（片）= \frac{西瓜霜重量}{供试品重量} \times 平均片重$$

$$含量_1 = \frac{0.6086 \times 0.5970}{18.2035} \times \frac{72.2400}{120} \times 1000 = 12.02（mg/片）$$

$$含量_2 = \frac{0.6086 \times 0.6010}{18.1020} \times \frac{72.2400}{120} \times 1000 = 12.16（mg/片）$$

$$平均含量 = \frac{含量_1 + 含量_2}{2} = \frac{12.02 + 12.16}{2} = 12.09（mg/片）$$

符合规定。

实例 6.2 昆明山海棠片中总生物碱的含量测定

1. 原理 生物碱难溶于水，易溶于乙醇、乙醚等有机溶剂，利用生物碱在水和有机溶剂中的溶解度不同，将生物碱萃取到有机溶剂中，再挥去有机溶剂，称量生物碱的重量，从而计算含量。应用的是重量分析法中的萃取法。

2. 检验依据

【处方】昆明山海棠 2500g

【含量测定】取本品 60 片，除去包衣，精密称定，研细，取约 7g，精密称定，置 200ml 锥形瓶中，加硅藻土 1.4g，混匀，加乙醇 70ml，加热回流 40 分钟，放冷，滤过，滤渣加乙醇 50ml，加热回流 30 分钟，放冷，滤过，滤液合并，置水浴上蒸干，残渣加盐酸溶液（1→100）30ml，置水浴上搅拌使溶解，放冷，滤过，残渣用盐酸溶液（1→200）同法提取 3 次（20ml、15ml、15ml），合并滤液于分液漏斗中，加氨试液使溶液呈碱性，用乙醚振摇提取 4 次（40ml、30ml、25ml、20ml），合并乙醚液，用水振摇洗涤 2 次，每次 10ml，乙醚液滤过，滤液置已在 100℃ 干燥至恒重的蒸发皿中，在低温水浴上蒸去乙醚，残渣在 100℃ 干燥至恒重，称定重量，计算，即得。

本品每片含总生物碱不得少于 1.0mg。

【规格】（1）薄膜衣片 每片重 0.29g （2）糖衣片（片芯重 0.28g）

3. 测定

（1）取样 取规格为每片重 0.29g 的薄膜衣片 120 片，精密称定重量为 35.0400g，算出每片的平均重量。将上述样品研细，精密称取 2 份，每份约 7g，精密称定。

（2）测定 将所取样品按照上述含量测定的方法操作，记录数据，即得。

（3）计算 将按照上述方法测定的实验数据和计算结果记录于表 6-3。

表 6 - 3 昆明山海棠片中总生物碱的含量测定实验数据

编号	1	2
供试品重量/g	7.0155	7.0120
蒸发皿恒重重量/g	30.1270	32.6020
蒸发皿和残渣称量至恒重重量/g	30.1539	32.6299

$$总生物碱含量（片）= \frac{生物碱重量}{供试品重量} \times 平均片重$$

$$含量_1 = \frac{30.1539 - 30.1270}{7.0155} \times \frac{35.0400}{120} \times 1000 = 1.12（mg/片）$$

$$含量_2 = \frac{32.6299 - 32.6020}{7.0120} \times \frac{35.0400}{120} \times 1000 = 1.16（mg/片）$$

$$平均含量 = \frac{含量_1 + 含量_2}{2} = \frac{1.12 + 1.16}{2} = 1.14（mg/片）$$

符合规定。

二、滴定分析法 📱微课 6 - 1

滴定分析法又称容量分析法，是将一种已知准确浓度的试剂溶液（滴定液），滴加到待测物质的溶液中，直到所加的滴定液与待测物质按化学计量关系定量反应完全为止，然后根据所用滴定液的浓度和消耗体积，计算出待测物质含量的方法。这种分析方法是通过"滴定"来实现的，因此，称为滴定分析法。

根据滴定液与被测物质发生的化学反应类型不同，可分为酸碱滴定法、沉淀滴定法、配位滴定法和氧化还原滴定法。多数滴定分析在水溶液中进行，当被测物质因在水中溶解度小或其他原因不能以水为溶剂时，可以采用非水溶剂作滴定介质，此时称为非水滴定法。

在中药制剂的含量测定中，滴定分析法常用于测定总生物碱的含量以及某些矿物药（如雄黄、朱砂）的含量。

（一）酸碱滴定法

是以质子传递反应为基础的滴定方法。在中药制剂检测中主要用于测定中药生物碱、有机酸类组分的含量。对于 $K \cdot C \geq 10^{-8}$ 的酸、碱组分，可在水溶液中直接滴定。如《中国药典》2020 年版（一部）中收载的止喘灵注射液中总生物碱的含量测定、北豆根片（胶囊）中总生物碱的含量测定。而对于 $K \cdot C < 10^{-8}$ 的弱有机酸、生物碱或在水中溶解度很小的酸、碱，只能采用间接滴定或非水滴定法测定。

（二）沉淀滴定法

是以沉淀反应为基础的滴定方法，分为银量法、四苯硼钠法和亚铁氰化钾法等，在中药制剂检测中主要用于测定生物碱、生物碱的氢卤酸盐及含卤素的其他有机成分的含量。

（三）配位滴定法

是以配位反应为基础的滴定方法。常用的包括 EDTA 法和硫氰酸铵法等，在中药制剂检测中主要用于测定鞣质、生物碱及含 Ca^{2+}、Mg^{2+}、Fe^{3+}、Hg^{2+} 等矿物类制剂的含量。如《中国药典》2020 年版（一部）中收载的万氏牛黄清心丸、气痛丸、琥珀抱龙丸、小儿金丹片、暑症片、保赤散、益元散中朱砂的含量测定采用的硫氰酸铵法；安胃片中枯矾的含量测定采用的 EDTA 法。

（四）氧化还原滴定法

是以溶液中氧化剂与还原剂之间的电子转移为基础的滴定方法，分为铈量法、碘量法和高锰酸钾法。在中药制剂检测中主要用于测定具有氧化还原性物质的含量，如含酚类、糖类及含 Fe、As 等成分的中药制剂。如《中国药典》2020 年版（一部）中收载的克痢痧胶囊中雄黄的含量测定，采用的碘量法。

? 想一想6

滴定分析法除了按照发生化学反应的类型分类，还有其他分类方法吗？

答案解析

（五）记录与计算

1. 记录　记录滴定液浓度、滴定液消耗体积、供试品溶液的浓度、供试品溶液的体积等数据。

2. 计算　计算公式如下。

（1）液体制剂

$$含量（ml）= \frac{滴定液消耗体积 \times 滴定度}{供试品体积}$$

（2）固体制剂

$$含量（g）= \frac{滴定液消耗体积 \times 滴定度}{供试品重量} \times 平均重量$$

其中滴定度需要根据滴定液的实际浓度进行计算，平均重量是指每一单位的平均重量（如每片/丸/粒等）。

（六）结果判断

计算结果按有效数字的修约规则进行修约，使与标准中规定限度的有效数位一致，其数值在规定范围内时，判为符合规定。

（七）应用实例

实例6.3　止喘灵注射液中总生物碱的含量测定

1. 原理　生物碱是一类含氮的有机化合物，具有一定的碱性，通常能和酸结合成盐，故可用酸碱滴定法测定含量。用于生物碱含量测定的滴定分析法有水溶液中的酸碱滴定法和非水酸碱滴定法。一般用强酸或强碱为滴定液，以直接或间接方式进行测定。

如果生物碱可溶于水或水 – 醇溶液中，且生物碱碱性较强（K·C≥10⁻⁸），则可用强酸滴定液直接测定；如果生物碱在水中溶解度较小时，可先将其溶解在一定过量的酸标准溶液中，再用强碱滴定液回滴剩余的酸，即用返滴定法测其含量。如北豆根片（胶囊）、止喘灵注射液中总生物碱的含量测定均采用此法。

对于某些不溶于水的生物碱或碱性比较弱的生物碱也可采用非水酸碱滴定法测其含量。测定时可选用冰醋酸、醋酐、三氯甲烷、吡啶等非水溶剂，用高氯酸作滴定液，结晶紫等作指示剂或以电位法确定终点。本法多用于纯生物碱的含量测定。

2. 检验依据

【处方】麻黄 150g　洋金花 30g　苦杏仁 150g　连翘 150g

【含量测定】总生物碱　精密量取本品 10ml，加 1mol/L 氢氧化钠溶液 0.5ml，用三氯甲烷提取 4 次

（10ml、10ml、5ml、5ml），合并三氯甲烷液，置具塞锥形瓶中，精密加硫酸滴定液（0.01mol/L）10ml及新沸过的冷水10ml，充分振摇，加茜素磺酸钠指示液1～2滴，用氢氧化钠滴定液（0.02mol/L）滴定至淡红色，并将滴定结果用空白试验校正。每1ml硫酸滴定液（0.01mol/L）相当于3.305mg的麻黄碱（$C_{10}H_{15}NO$）。

本品每1ml含总生物碱以麻黄碱（$C_{10}H_{15}NO$）计，应为0.50～0.80mg。

【规格】 每支装2ml

3. 测定

（1）取样　取本品20支，合并溶液，精密量取体积为40.2500ml，精密量取2份，每份约10ml。

（2）测定　将所取样品按照上述含量测定的方法操作，即得。

（3）计算　将按照上述方法测定的实验数据和计算结果记录于表6-4。

表6-4　止喘灵注射液中总生物碱的含量测定实验数据

编号	1	2
供试品体积/ml	10.10	10.11
消耗氢氧化钠滴定液体积/ml	7.83	8.02
加入硫酸滴定液体积/ml	10.06	10.10
氢氧化钠滴定液浓度/（mol/L）	0.0212	
硫酸滴定液浓度/（mol/L）	0.0106	

$$生物碱含量（ml）=\frac{（硫酸总体积-剩余硫酸体积）\times滴定度}{供试品体积}$$

$$含量_1=\frac{（10.06-\frac{0.0212\times7.83}{2\times0.0106}）\times3.305\times\frac{0.0106}{0.01}}{10.10}=0.77（mg/ml）$$

$$含量_2=\frac{（10.10-\frac{0.0212\times8.02}{2\times0.0106}）\times3.305\times\frac{0.0106}{0.01}}{10.11}=0.72（mg/ml）$$

$$平均含量=\frac{含量_1+含量_2}{2}=\frac{0.77+0.72}{2}=0.75（mg/ml）$$

符合规定。

实例6.4　万氏牛黄清心丸中朱砂的含量测定

1. 原理　中药朱砂的主要成分为HgS，对其进行含量测定多采用硫氰酸盐滴定法，以硫酸铁铵或硝酸铁为指示剂，用硫氰酸铵或硫氰酸钾标准溶液滴定。滴定反应如下。

$$Hg^{2+}+2SCN^-\longrightarrow Hg（SCN）_2\downarrow（白色）$$

$$Fe^{3+}+SCN^-\longrightarrow FeSCN^{2+}（浅棕红色）$$

氯离子能与汞形成配离子干扰测定，因此样品分解多选用硫酸-硝酸钾。溶液中的硝酸盐需用高锰酸钾氧化除尽以去除干扰，过量的高锰酸钾再用硫酸亚铁还原。测定时溶液温度不宜超过25℃，否则会使指示剂生成的红色减褪。

2. 检验依据

【处方】 牛黄10g　朱砂60g　黄连200g　栀子120g　郁金80g　黄芩120g

【含量测定】取重量差异项下的本品，剪碎，混匀，取约5g，精密称定，置250ml凯氏烧瓶中，加硫酸30ml与硝酸钾8g，加热俟溶液至近无色，放冷，转入250ml锥形瓶中，用水50ml分次洗涤烧瓶，洗液并入溶液中，加1%高锰酸钾溶液至显粉红色且2分钟内不消失，再滴加2%硫酸亚铁溶液至红色消失后，加硫酸铁铵指示液 2ml，用硫氰酸铵滴定液（0.1mol/L）滴定。每 1ml 硫氰酸铵滴定液（0.1mol/L）相当于 11.63mg 的硫化汞（HgS）。

本品每丸含朱砂以硫化汞（HgS）计，规格（1）应为 69~90mg；规格（2）应为 138~180mg。

【规格】 （1）每丸重 1.5g　（2）每丸重 3g。

3. 测定

（1）取样　取装量差异项下规格为每丸重 3g 的本品 10 丸，精密称定重量为 30.2400g，算出每丸的平均重量。将上述样品用剪刀剪碎，混匀，精密称取 2 份，每份约 5g，精密称定。

（2）测定　将所取样品按照上述含量测定的方法操作，记录数据，即得。

（3）计算　将按照上述方法测定的实验数据和计算结果记录于表 6-5。

表 6-5　万氏牛黄清心丸中朱砂的含量测定实验数据

编号	1	2
供试品重量/g	5.0062	5.0102
滴定液消耗体积/ml	20.01	20.09
滴定液浓度/(mol/L)	0.1002	

$$朱砂含量（丸）= \frac{硫氰酸铵滴定液消耗体积 \times 滴定度}{供试品重量} \times 平均丸重$$

$$含量_1 = \frac{20.01 \times 11.63 \times \dfrac{0.1002}{0.1}}{5.0062} \times \frac{30.2400}{10} = 140.85 （mg/丸）$$

$$含量_2 = \frac{20.09 \times 11.63 \times \dfrac{0.1002}{0.1}}{5.0102} \times \frac{30.2400}{10} = 141.30 （mg/丸）$$

$$平均含量 = \frac{含量_1 + 含量_2}{2} = \frac{140.85 + 141.30}{2} = 141.08 （mg/丸）$$

符合规定。

👁 看一看

滴定度

在滴定分析的计算中常用到滴定度，它是指每毫升滴定液所相当的被测成分的量（mg），以 T 来表示，《中国药典》2020 年版中用单位 mg/ml。如用盐酸滴定液测定氢氧化钠，1ml 的盐酸滴定液相当于 4.000mg 的氢氧化钠，在滴定终点时，若消耗盐酸滴定液 15.15ml，则氢氧化钠的量为：$4.000 \times 15.15 = 60.6mg$。在实际应用过程中由于滴定液的实际浓度与理论浓度往往不完全一致，因此用滴定度计算被测组分含量的计算公式为：

$$W = T \times V \times F$$

式中，W 为被测组分的量，mg；T 为滴定度，mg/ml；V 为滴定液的体积，ml；F 为浓度校正因子，即滴定液实际浓度和理论浓度的比值，$F = C_{实际} / C_{理论}$。

PPT

项目二　仪器分析法

仪器分析法主要包括电化学分析法、分光光度法和色谱法，本节重点介绍紫外-可见分光光度法、薄层扫描法、高效液相色谱法和气相色谱法。仪器分析法灵敏度高、检出限量低、选择性好、专属性好、分析速度快，主要用于成分复杂的中药制剂的含量测定。

一、紫外－可见分光光度法

紫外－可见分光光度法（UV－Vis）是在紫外－可见光区（190~800nm）范围内通过测定被测物质的吸光度，进行定性、定量分析的方法，可用于鉴别、杂质检查和含量测定。具有灵敏度高、准确、仪器设备简单、操作简便等优点。但本法不具分离功能，故常用于总成分的测定。

在中药检验领域，含量测定方法一般包括对照品比较法、吸收系数法和比色法三种。

（一）测定原理

1. 对照品比较法 按药品标准各品种项下的方法，分别配制供试品溶液和对照品溶液，对照品溶液中所含被测成分的量应为供试品溶液中被测成分规定量的 $100\% \pm 10\%$，所用溶剂应完全一致。在相同条件下，在规定波长处测定供试品溶液和对照品溶液的吸光度，计算中药制剂中待测组分的含量。

《中国药典》2020年版一部中灯盏细辛注射剂（总咖啡酸酯）、华山参片（总生物碱）等中药制剂均采用本法测定。此法操作简单，但要求供试品溶液与对照品溶液的溶度相近，才可获得准确的结果。

2. 吸收系数法 按药品标准规定的方法配制供试品溶液，不需对照品，在规定波长处测定待测物质的吸光度，根据药品标准规定的被测成分的百分吸收系数（$E_{1cm}^{1\%}$），计算供试品的含量。

本法测定时，吸收系数通常应大于100，并注意仪器的校正和检定。

此法在中药制剂含量测定中应用少，但在化学药品检测中常用。

《中国药典》2020年版一部中岩白菜素、紫草中羟基萘醌总色素的含量测定均采用本法测定。

3. 标准曲线法 供试品本身在紫外－可见光区没有强吸收，或在紫外光区虽有吸收但干扰多或灵敏度低，供试品溶液的吸光度和浓度关系不呈良好线性时，可加入适当的显色剂，使反应产物的最大吸收移至可见光区，采用标准曲线法测定中药制剂中有效成分或指标性成分的含量。

配制一系列具有浓度梯度的对照品溶液，用溶剂补充至同一体积，显色后，在相同条件下分别测定各份对照品溶液的吸光度，然后以吸光度和相应的浓度绘制标准曲线。再在完全相同的条件下测定供试品溶液的吸光度，在标准曲线上查得其相应的浓度或带入回归方程，并求出其含量。

本法多用于可见分光光度法，主要用于总成分的含量测定，适用于批量样品的分析。当仪器和测定条件固定时，曲线可多次使用。标准曲线法可用于测定的成分及部分相关药物应用情况见表 6－6。

表 6－6 标准曲线法可用于测定的成分及应用情况

可测定成分	应用情况
总黄酮的测定	汉桃叶片、抗骨髓炎片、炎宁糖浆、诺迪康胶囊、独一味胶囊、小儿七星茶口服液等
生物碱的测定	华山参片、风湿骨痛胶囊等
多糖的测定	泌石通胶囊等
硫酸亚铁	复方皂矾丸、新血宝胶囊等
西洋参茎叶总皂苷	心悦胶囊等
胆酸及胆红素	人工牛黄等
姜黄素类化合物	降脂通络软胶囊等

（1）绘制曲线（又称工作曲线） 按各品种项下规定的方法，配制一系列不同浓度（C_i）的对照品溶液 5~7 份，在相同条件下分别测其吸光度（A_i），以吸光度 A 为纵坐标，浓度 C 为横坐标绘制 A－C 曲线，即得标准曲线（又称工作曲线）。

（2）测定 按各品种项下规定的方法，配制供试品溶液，在相同条件下测定供试品溶液的吸光度，从标准曲线上找出与之对应的浓度，即可求出被测成分的浓度。也可将一系列对照品溶液的浓度与相应的吸光度进行一元线性回归，求出回归方程（相关系数 $r \geqslant 0.999$），将供试品溶液的吸光度代入回归方程，计算出被测成分的浓度。

（二）仪器与试剂

紫外 – 可见分光光度计（光源、单色器、检测器、记录仪）及配套吸收池、分析天平（0.01mg 或 0.001mg）、具塞锥形瓶、量瓶、滤纸、研钵、分液漏斗、烧杯等，并按各品种项下的规定准备相对应的药液和试药。

（三）操作方法

1. 溶液的制备 按药品标准各品种项下规定的方法配制溶液。供试品溶液应配制 2 份；若为对照品比较法，则对照品溶液也应配制 2 份。

2. 吸光度的测定 紫外 – 可见分光光度计的类型很多，操作方法也各有不同，现以 UV – 1900 型紫外 – 可见分光光度计为例介绍仪器操作方法。

（1）仪器接通电源，开机，仪器开始自检（在仪器自检过程中不能打开吸收池盖子）。

（2）自检结束，仪器进入主界面，根据测定波长，选择相应光源，预热 20 ~ 30 分钟（不同型号仪器在操作顺序上略有不同）。

（3）根据实验测定需要选择测定方式（定性：光谱扫描；定量：光度测量）。

（4）参数设置（光谱扫描：扫描区段；光度测量：设定测量波长）。

（5）调零（光谱扫描：F_1 基线校正；光度测量：ZERO）。本型号紫外 – 可见分光光度计共 2 个比色池，将空白液分别置于 2 个比色皿中，再放入吸收池中，盖上吸收池盖子，按 ZERO 键。

（6）测量。将靠近操作者、装有空白溶液的比色皿拿出，供试溶液置于比色皿放入吸收池中，盖上吸收池盖子，仪器自动显示吸光度值，记录下数据。

（7）取出比色皿，测量第二个样品吸光度时，只需将供试溶液倒入供试品比色皿中放入吸收池中，空白相同时，装有空白溶液比色皿不必变化，盖上吸收池盖子，记录数据即可。

（8）测定完毕，取出比色皿，关机，登记仪器使用记录。

不同型号的紫外 – 可见分光光度计操作方法与要求亦有所不同，使用前应详细阅读使用说明书。

（四）注意事项

1. 含量测定前，首先选择适宜的测定波长，其波长应在待测品种项下规定波长的 ±2nm 以内，同时要检查所用的溶剂在该波长附近是否对样品的测定有干扰。

2. 测定时，除另有规定外，应以配制供试品溶液的同批溶剂为空白对照，当溶液的 pH 对测定结果有影响时，应将供试品溶液和对照品溶液的 pH 调成一致。

3. 所用的量瓶、移液管及吸收池均应清洗干净后使用。

4. 根据检测波长选择配对的相应的比色皿（石英材质或玻璃材质）。

5. 供试品溶液的吸光度在 0.3 ~ 0.7 之间为宜。

（五）记录与计算

1. 记录 除按一般药品检验记录的要求记录外，应注明仪器型号、检查溶剂是否符合要求、吸收池的配对情况、供试品与对照品的称量（平行试验各 2 份）及溶解和稀释情况，核对供试品溶液的最大吸收峰波长是否正确、狭缝宽度、测定波长及其吸光度值、计算式及结果。必要时应记录仪器的波长校正情况。

2. 计算

（1）对照品比较法 按药品标准的规定，分别配制供试品溶液和对照品溶液，在规定波长处分别测定供试品溶液和对照品溶液的吸光度，按下列公式计算供试品溶液中待测成分的浓度。

$$C_X = \frac{A_X}{A_R} \times C_R$$

式中，C_X 为供试品溶液的浓度；A_X 为供试品溶液的吸光度；A_R 为对照品溶液的吸光度；C_R 为对照品溶液的浓度。

（2）吸收系数法 根据 $A = KCL$ 与药品标准规定的被测物质的吸收系数 $E_{1cm}^{1\%}$，计算供试品溶液的浓度 $C_{供}$（g/100ml），再计算出被测物质的含量。

$$含量 = \frac{C_{供}\, D_{供}\, V_{供}}{100\ W_{供}}$$

式中，$C_{供}$ 为供试品溶液的浓度（g/ml）；$D_{供}$ 为供试品溶液的稀释倍数；$V_{供}$ 为供试品的体积；$W_{供}$ 为供试品的重量。

（3）标准曲线法 将一系列对照品溶液的浓度与相应的吸光度进行一元线性回归，求出回归方程（相关系数 $r > 0.9990$），将供试品溶液的吸光度代入回归方程，算出供试品溶液的浓度。回归方程如下：

$$A = a + bC$$

式中，A 为被测溶液吸光度；C 为被测溶液浓度（g/ml）；a 为截距；b 为斜率。

（六）结果判断

计算结果在药品标准各品种项下规定的限度之内，则符合规定；若计算结果不在药品标准规定的限度之内，则不符合规定。

（七）应用实例

实例 6.5　黄杨宁片中环维黄杨星 D 的测定

1. 原理　本品为环维黄杨星 D 加工制成的片剂。每片含环维黄杨星 D 0.5mg 或 1mg，《中国药典》2020 年版采用对照品比较法测其含量。环维黄杨星 D 为甾体类生物碱，结构中无共轭体系，本身无紫外可见吸收。故本法采用酸性染料比色法测定，即在 pH 6.8 缓冲液中，环维黄杨星 D 能与溴麝香草酚蓝定量地结合成有色配合物，利用该有色配合物在 410mm 波长处有最大吸收的性质，对环维黄杨星 D 进行含量测定。

2. 检验依据

【处方】 环维黄杨星 D 0.5g

【含量测定】 对照品溶液的制备　取环维黄杨星 D 对照品约 25mg，精密称定，置 250ml 量瓶中，加甲醇 70ml 使溶解，用 0.05mol/L 磷酸二氢钠缓冲液稀释至刻度，摇匀，精密量取 10ml，置 100ml 量瓶中，用 0.05mol/L 磷酸二氢钠缓冲液稀释至刻度，摇匀，即得（每 1ml 含环维黄杨星 D 10μg）。

供试品溶液的制备　取本品 20 片，精密称定，研细，精密称取适量（约相当于环维黄杨星 D 0.5mg），置 50ml 量瓶中，加 0.05mol/L 磷酸二氢钠缓冲液至近刻度，80℃ 水浴温浸 1.5 小时后取出，冷却至室温，加 0.05mol/L 磷酸二氢钠缓冲液至刻度，摇匀，离心 6 分钟（转速为每分钟 3000 转），取上清液，即得。

测定法　精密量取对照品溶液与供试品溶液各 5ml，分别置分液漏斗中，各精密加入溴麝香草酚蓝溶液（取溴麝香草酚蓝 18mg，置 250ml 量瓶中，加甲醇 5ml 使溶解，加 0.05mol/L 磷酸二氢钠缓冲液至刻度，摇匀，即得）5ml，摇匀，立即分别精密加入三氯甲烷 10ml，振摇 2 分钟，静置 1.5 小时，分取三氯甲烷层，置含 0.5g 无水硫酸钠的具塞试管中，振摇，静置，取上清液，照紫外 - 可见分光光度法（通则 0401），在 410nm 的波长处分别测定吸光度，计算，即得。

本品每片含环维黄杨星 D（C$_{26}$H$_{46}$N$_2$O），应为标示量的 90.0% ~ 110.0% 。

【规格】（1）每片含环维黄杨星 D 0.5mg　　（2）每片含环维黄杨星 D 1mg

3. 测定　规格为每片含环维黄杨星 D 0.5mg。

（1）对照品溶液的制备　取环维黄杨星 D 对照品适量，依法操作，即得。

（2）供试品溶液的制备　取本品 20 片（每片含环维黄杨星 D 0.5mg），精密称定，计算出平均片重后，研细，精密称取适量（约相当于环维黄杨星 D 0.5mg），置 50ml 量瓶中，依法操作，即得。

用下列公式计算取样范围：

$$取样量 = \frac{主要规定量}{标示量} \times 平均片重 \times (1 \pm 10\%)$$

（3）测定溶液的制备　精密量取对照品溶液与供试品溶液各 5ml，依法进行操作，即得。

（4）A 值测定　上机操作，即得。

（5）计算　实验数据：$W_{20} = 2.2026g$、$W_{对} = 24.96mg$、$W_s = 0.1032g$、$A_{对} = 0.5032$、$A_{供} = 0.4830$。

$$C_{对} = \frac{24.96}{250} \times \frac{10}{100} \times 10^3 = 9.984（\mu g/ml）$$

$$C_{供} = A_{供} / A_{对} \times C_{对} = \frac{0.4830}{0.5032} \times 9.984 = 9.583（\mu g/ml）$$

含量 = （$C_{供} \times D \times V / W \times$ 平均片重）/ 标示量 × 100% = 102.42%

实例 6.6　小儿七星茶口服液中总黄酮的测定

1. 原理　《中国药典》2020 年版以芦丁为对照品，制备标准曲线测定其总黄酮的含量。

2. 检验依据

【处方】薏苡仁 417g　稻芽 417g　山楂 208g　淡竹叶 313g　钩藤 156g　蝉蜕 52g　甘草 52g

【含量测定】总黄酮

对照品溶液的制备　取芦丁对照品 50mg，精密称定，置 25ml 量瓶中，加 70% 乙醇 20ml，置水浴上微热使溶解，放冷，加 70% 乙醇至刻度，摇匀。精密量取 5ml，置 50ml 量瓶中，加水至刻度，摇匀，即得（每 1ml 含芦丁 0.2mg）。

标准曲线的制备　精密量取对照品溶液 1.0ml、2.0ml、3.0ml、4.0ml、5.0ml、6.0ml，分别置 25ml 量瓶中，各加水至 6.0ml，加 5% 亚硝酸钠溶液 1ml，混匀，放置 6 分钟，加 10% 硝酸铝溶液 1ml，混匀，放置 6 分钟，加氢氧化钠试液 10ml，再加水至刻度，摇匀，放置 15 分钟；以相应的试剂为空白，照紫外 - 可见分光光度法（通则 0401），在 505nm 波长处测定吸光度，以吸光度为纵坐标，对照品浓度为横坐标，绘制标准曲线。

测定法　取装量项下的本品，混匀，精密量取 5ml，置 50ml 量瓶中，加水至刻度，摇匀。精密量取 2ml，置 25ml 量瓶中，照"标准曲线的制备"项下的方法，自"加水至 6.0ml"起依法测定吸光度，从标准曲线上读出供试品溶液中芦丁的量，计算，即得。

本品每 1ml 含总黄酮以芦丁（C$_{27}$H$_{30}$O$_{16}$）计，不得少于 3.0mg。

【规格】每支装 10ml

3. 测定

（1）对照品溶液的制备　取芦丁对照品 49.86mg，依法操作，即得。

（2）标准曲线溶液的制备　精密量取对照品溶液 1ml、2ml、3ml、4ml、5ml 和 6ml，分别置 25ml 量瓶中，依法操作，即得。

（3）操作步骤　取装量项下的本品，混匀，精密量取 5ml，置 50ml 量瓶中，加水至刻度，摇匀。精密量取 2ml，置 25ml 量瓶中，照标准曲线的制备项下的方法，自"加水至 6.0ml"起依法测定吸光度，从标准曲线上读出供试品溶液中芦丁的量，计算，即得。

（4）实验数据　将按上述方法测定的实验数据记录于表6-7。

表6-7　对照品溶液的浓度值及对应吸光度值

量取体积/ml	1	2	3	4	5	6
浓度/（μg/ml）	7.976	15.95	23.93	31.90	39.88	47.86
A	0.115	0.226	0.349	0.475	0.607	0.769

（5）绘制标准曲线　绘制的标准曲线见图6-1。

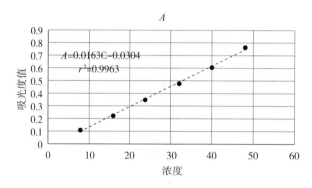

图6-1　小儿七星茶口服液标准曲线图

（6）计算　将依法测得供试品溶液的吸光度值带入回归方程，即得供试品溶液的浓度。

$$A_{供} = 0.489, \quad W_{对} = 49.86\text{mg}$$

$$C_{对} = \frac{49.86}{25} \times \frac{5}{25} = 0.1994 \text{（mg/ml）}$$

二、薄层扫描法

薄色谱扫描法是供试品经薄层分离后，用一定波长的紫外线或可见光对薄层板进行扫描，通过测定薄层板上的斑点对光的吸收强度或斑点经激发后所产生的荧光强度，将扫描得到图谱及积分数据用于定性和定量的方法。

薄层色谱扫描法具有设备简单、操作方便、分离快速、灵敏度及分辨率高、显色剂选择范围广、适用于多组分及微量组分定量等优点，在中药制剂检测中得到广泛的应用。如马钱子散中的士宁、血脂宁丸中山楂的含量测定等均采用双波长扫描法，导赤丸制剂中黄连、黄柏的含量测定采用的是薄层荧光扫描法。《中国药典》2020年版中药制剂采用薄层扫描法测定含量的品种有20多种，扫描的方式有双波长吸收扫描、单波长吸收扫描和荧光扫描。

（一）测定原理

薄层色谱扫描法根据测定方法的不同又可分为薄层吸收扫描法和薄层荧光扫描法。

1. 薄层吸收扫描法　薄层吸收扫描法系指用紫外-可见光的单色光照射薄层板上的斑点，通过直接测定斑点反射光的强度或透过光的强度进行定量的方法。该法适用于在紫外-可见光区（190～800nm）有吸收的物质的测定。紫外光以氘灯为光源，可见光以钨灯为光源。根据对光测定方式的不同，分为反射法和透射法。反射法是测定供试品斑点对光的反射情况进行的定量分析方法；透射法是测定光透过供试品斑点后的吸收情况进行的定量分析方法。在透射法中，由于普通玻璃板对330nm以下的紫外光有吸收，薄层厚薄及均匀程度对测定有影响，故一般常采用反射法。测光方式有单波长扫描和双波长扫描两种。根据扫描时光斑轨迹的不同，可采取线性扫描和锯齿扫描两种方式。在吸收测定法中，常采取锯齿扫描方式。

2. 薄层荧光扫描法　薄层荧光扫描法系指用一定强度的激发光照射薄层板上的斑点，通过直接测定斑点所发射的荧光强度进行定量的方法。该法适用于具有荧光特性或经适当处理后能产生荧光的物质的测定。激发光以汞灯或氙灯为光源。测定时，通常选择待测物质在紫外光区的最大吸收波长作为激发波长。一般采用反射法、线性扫描的方式进行测定。薄层荧光扫描法专属性强，灵敏度比吸收扫描法更高，但适用范围较窄。

3. 定量方法　薄层扫描法定量可采用外标法和内标法，《中国药典》2020 年版一部收载的品种仅采用外标法。外标法系指将一定量的供试品溶液和对照品溶液分别交叉点在同一块薄层板上，展开，显色，定位，扫描待测组分斑点和对照品斑点，测定相应的吸光度或荧光强度的积分值，根据定量关系，计算被测成分的含量。

根据对照品标准曲线性质的不同，外标法又分为外标一点法和外标两点法。若标准曲线通过原点，采用外标一点法；若标准曲线不通过原点，采用外标两点法。在实际工作中，并不需要做标准曲线，按照药品标准中药制剂品种项下规定测定含量即可。所谓一点法是指在一块薄层板上对照品的浓度为一种点样浓度（图 6-2），两点法则是指在一块薄层板上对照品的浓度为两种点样浓度（图 6-3）。

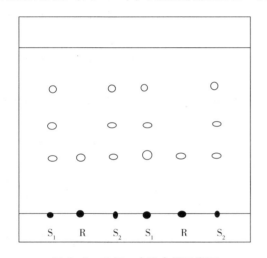

图 6-2　外标一点法点样示意图

S_1. 第一份供试品；R. 对照品；S_2. 第二份供试品

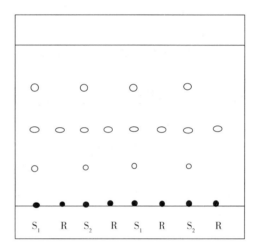

图 6-3　外标两点法点样示意图

S_1. 第一份供试品；S_2. 第二份供试品；

R_1. 大质量对照品；R_2. 小质量对照品

（二）仪器与试剂

薄层扫描仪、分析天平（感量 0.1mg）、具塞锥形瓶、量瓶、滤纸、漏斗、薄层板、定量点样器等。

按各品种项下的规定准备相应的试液与试药。

（三）操作方法

1. 扫描前操作

（1）供试品溶液和对照品溶液的制备　按各品种项下规定的方法制备供试品溶液和对照品溶液，供试品溶液和对照品溶液均应平行制备 2 份。

（2）展开剂的制备　展开剂应现用现配制，不得重复使用。小体积的溶剂应用移液管或刻度吸管量取。

（3）薄层板准备　除另有规定外，取合适规格的市售高效薄层板，检视合格后，110℃ 活化 30 分钟，置干燥器中备用。

（4）点样　采取自动点样器点样或用微升毛细管或平头微量注射器吸取规定体积点样。

（5）展开　取展开缸，加入适量的展开剂，预饱和20分钟，放入点有供试品溶液的薄层板，立即盖盖密封，展开，至一定展距时，取出薄层板，晾干。

（6）显色　需要显色的品种，按各品种项下规定的显色剂进行显色后，在薄层板上覆盖同样大小的玻璃板，周围用胶布固定。

2. 上机扫描　上机扫描包括测光方式、扫描波长以及扫描方式等参数的选择。以CS9301PC，采用双波长吸收扫描为例。

（1）先开主机，将灯源打开，待自检完成后打开电脑和软件连接主机。

（2）设置控制参数。点击"scanner – parameter（扫描仪参数）"，会弹出菜单，点击"change（改变）"，选择"control paraneter（控制参数）"，弹出控制参数对话框，勾选合适的控制参数，"photo mode（影像模式）"；勾选"relection（反射）"；"lane（路径）"：勾选"single（单路径扫描）"；"zero set mode（设零模式）"：勾选"at start（在开始扫描点设零）"；"scan mode（扫描模式）"：勾选"igag（锯齿扫描）"："iambda（波长）"：勾选"dual（双波长）"。

（3）设置平台和光斑参数。点击"stage and beam parameters（平台及光斑参数）"，设定双波长扫描的"reference wave（参比波长）"和"sample wave（样品波长）"；"beam size（光斑尺寸）"：勾选"0.4×0.4"；设定光斑的"swing width（摆幅）"。

（4）设置信号处理参数。点击"single procesing parameters（信号处理参数）"，选择背景扣除参数及线性拟合器参数（硅胶板一般勾选SX3）。

（5）设置自动列参数。放进待扫描的薄层板（注意薄层板放置的方向，因为扫描时须沿展开方向进行扫描，不得横向扫描），固定好，移动薄层板，调整光斑在薄层板上的位置，并记录合适的start X，start Y及end Y的参数，将所记录的各数据输入"autolaneparaneter（自动列参数）"中。

（6）扫描及文件保存。在各个参数设置完成后点"OK"，在主画面中点击"Start"开始扫描，扫描结束后在所弹出的对话框中先进行文件名更改（"change fle name"在弹出的对话框中输入名称后点击"change"再点击"OK"），然后保存文件。

（7）寻峰。在主菜单中点击"peak – fiepeak（子峰）"，将文件调出，会弹出峰列表，设置样品参数，记录扫描得到的各斑点吸光度的积分值，在主菜单中点击"print – plotout"，在弹出的对话框中选择打印内容及排版格式，再点击"OK"打印。

（8）关机。先退出软件再关主机。

（9）填写仪器使用记录。

3. 系统适用性试验　按药品标准中各品种项下要求进行，包括检测灵敏度（用于限量检查）、分离度和重复性，应符合规定。

（1）灵敏度的检测　灵敏度系指限量检查时，被测组分能被检查出的最低量。一般采用对照品溶液与稀释若干倍的对照品溶液在规定色谱条件下，在同一薄层板上点样、展开后进行检视，显清晰的斑点的最低浓度溶液的点样量即为灵敏度。

（2）分离度的检测　用于鉴别时，对照品溶液与供试品溶液色谱中相应的主斑点，均应显示两个清晰分离的斑点。用于限量检查或含量测定时，要求定量峰与相邻峰之间有较好的分离度，分离度（R）的计算公式为：

$$R = \frac{2(d_1 - d_2)}{W_1 + W_2}$$

式中，d_1 为相邻两峰中前一峰与原点的距离；d_2 为相邻两峰中后一峰与原点的距离；W_1、W_2 为相邻两峰各自的峰宽。除另有规定外，分离度应大于1.0。

（3）重复性的检测　系指同一薄层板上相同浓度的同一供试品溶液数个斑点，其扫描结果的偏差。如薄层板展开后直接扫描，同一薄层板上平行点样的待测组分斑点（不少于4个点）的峰面积测量值的相对标准偏差不应大于3.0%；如需显色后扫描，其相对标准偏差不应大于5.0%。

（四）注意事项

1. 除另有规定外，薄层色谱扫描法含量测定时一般使用市售薄层板。

2. 薄层色谱扫描法在检测时，各个步骤如点样、展开等应规范操作，否则会影响薄层扫描结果的准确性与重现性。

3. 扫描时应沿展开方向自下而上进行扫描，不能横向扫描。

4. 测定记录中应包含薄层色谱扫描图、峰面积积分值、工作曲线、回归方程和相关系数及测定结果计算等。

5. 必要时，为了方便测定，可根据实际情况调整供试品溶液及对照品溶液的点样量。

6. 为保证测定结果的准确性，采用外标一点法测定时，供试品斑点应与对照品斑点的峰面积的值接近；采用外标二点法测定时，供试品斑点的峰面积应在两个对照品斑点的峰面积值之间。

（五）记录与计算

1. 记录　除按药品检验记录的常规要求外，还需要记录室温及湿度、薄层扫描仪的型号、薄层板所用的吸附剂、品种规定项下的操作过程、点样量、展开距离、扫描方式、供试品和对照品的称量（平行试验各2份）、测定值等，还需要对色谱图进行拍照，必要时，计算出比移值。

2. 计算

（1）外标一点法　当标准曲线通过原点时，用外标一点法定量。

$$W_{供} = \frac{W_{对} \cdot A_{供}}{A_{供}} \quad 或 \quad C_{供} = \frac{C_{对} \cdot A_{供}}{A_{供}}$$

式中，$W_{供}$ 为供试品扫描斑点中被测成分的重量；$W_{对}$ 为对照品扫描斑点的重量；$C_{供}$ 为供试液的浓度；$C_{对}$ 为对照品溶液的浓度，$A_{供}$ 为供试液的吸光度积分值；$A_{对}$ 为对照品溶液的吸光度积分值。

（2）外标二点法　当标准曲线不通过原点时，用外标二点法定量。

$$W = F_1 \cdot A + F_2 \qquad\qquad (6-1)$$

式中，W 为被测组分的浓度或重量；F_1 为斜率；F_2 为截距；A 为被测组分的吸光度积分值。

首先根据对照品的两个浓度或重量（$W_大$、$W_小$）及其吸光度积分值（$A_大$、$A_小$）求出 F_1、F_2。

$$F_1 = （W_大 - W_小）/（A_大 - A_小）$$

$$F_2 = （W_小 A_大 - W_大 A_小）/（A_大 - A_小）$$

利用公式（6-1）计算出供试液中被测组分的浓度或重量。

（六）结果判断

测定结果与药品标准品种项下含量测定要求相符合，即为合格。

（七）应用实例

实例6.7　马钱子散中士的宁的测定

1. 原理　士的宁是马钱子的主要有效成分，士的宁含量不足会影响疗效，过量又会引起中毒。士的宁是吲哚类生物碱，易溶于三氯甲烷、乙醇和甲醇，难溶于水，在254m 处有最大吸收，但无荧光性质，《中国药典》2020 年版采用双波长薄层吸收扫描外标一点法，荧光淬灭显色测定其含量。

2. 检验依据

【处方】制马钱子适量（含士的宁 8.0g），地龙（焙黄）93.5g

【含量测定】取装量差异项下的本品约 0.5g，精密称定，置具塞锥形瓶中，精密加入三氯甲烷 20ml，浓氨试液 1ml，轻轻摇匀，称定重量后，于室温放置 24 小时，再称定重量，用三氯甲烷补足减失的重量，充分振摇，滤过，滤液作为供试品溶液。另取士的宁对照品，加三氯甲烷制成每 1ml 含 1mg 的溶液，作为对照品溶液。照薄层色谱法（通则 0502）试验，分别吸取供试品溶液 8μl 和对照品溶液 4μl，交叉点于同一硅胶 GF$_{254}$ 薄层板上，以甲苯 – 丙酮 – 乙醇 – 浓氨试液（16∶12∶1∶4）的上层溶液为展开剂，展开，取出，晾干。照薄层色谱法（通则 0502 薄层色谱扫描法）进行扫描，波长：$\lambda_S =$ 257nm，$\lambda_R = 300$nm，测量供试品与对照品吸光度积分值，计算，即得。

本品每袋含马钱子以士的宁（C$_{21}$H$_{22}$N$_2$O$_2$）计应为 7.2 ~ 8.8mg。

【规格】每袋装 0.6g。

3. 测定

（1）供试品溶液的制备　取装量差异项下本品（10 袋），混合均匀，精密称定，置具塞锥形瓶中，精密加入三氯甲烷 20ml，浓氨试液 1ml，轻轻摇匀，称定重量后，室温放置 24 小时，再称定重量，用三氯甲烷补足减失的重量，充分振摇，滤过，取滤液，即得。

（2）对照品溶液的制备　取士的宁对照品 25mg，置 25ml 量瓶中，加三氯甲烷溶解并稀释至刻度，即得（每 1ml 含 1mg 士的宁）。

（3）展开剂的制备　取甲苯 160ml、丙酮 12.0ml、乙醇 1.0ml、浓氨试液 4.0ml 置具塞锥形瓶中，静置，取上层溶液备用。

（4）硅胶 GFs 薄层板　取规格为 10cm × 10cm 的市售高效薄层板，检视合格后，110℃活化 30 分钟，置干燥器中备用。

（5）点样　用微升毛细管点样，供试品溶液点样量为 8μl，对照品溶液点样量为 4μl，点样顺序为第 1 份供试品溶液、对照品溶液、第 2 份供试品溶液、第 1 份供试品溶液、对照品溶液、第 2 份供试品溶液。

（6）展开　取展开缸，加入展开剂 20ml，放入载有供试品的薄层板，立即密闭，展开约 7cm 时，取出薄层板，晾干后，在薄层板上覆盖同样大小的玻璃板，周围用胶布固定。

（7）上机扫描波长　$\lambda_S = 257$nm，$\lambda_R = 300$nm。

（8）计算　测得数据有 $\overline{W}$、W_S（取样量）、$W_{对}$、$A_{供}$、$A_{对}$。

$$W_{供} = W_{对} \cdot A_{供} / A_{对} \text{ 或 } C_{供} = C_{对} \cdot A_{供} / A_{对}$$

$$含量 = C_{供} \cdot D \cdot V / W_S \times \overline{W}$$

实例 6.8　血脂宁丸中熊果酸的测定

1. 原理　熊果酸为山楂的指标性成分，属三萜类化合物，具酸性，易溶于乙醚、三氯甲烷和乙醇，难溶于水和石油醚，熊果酸本身无荧光性质和紫外 – 可见吸收，故需用硫酸溶液显色后，才可扫描测定。

2. 检验依据

【处方】决明子 2.5g　山楂 50g　荷叶 7.5g　制何首乌 2.5g

【含量测定】取重量差异项下的本品，剪碎，混匀，取约 2g，精密称定，置锥形瓶中，加甲醇 30ml，超声处理（功率 200W，频率 40kHz）60 分钟，滤过；药渣与滤纸再加甲醇 30ml，超声处理（功率 200W，频率 40kHz）30 分钟，滤过；药渣用甲醇 20ml 洗涤，合并滤液与洗液，置水浴上蒸干，残渣用甲醇溶解，转移至 10ml 量瓶中，加甲醇至刻度，摇匀，作为供试品溶液。另取熊果酸对照品适量，精密称定，加甲醇制成每 1ml 含 0.1mg 的溶液，作为对照品溶液。照薄层色谱法（通则 0502）试验，精密吸取供试品溶液 2μl、对照品溶液 2μl 与 4μl，分别交叉点于同一硅胶 G 薄层板上，以三氯甲烷－甲醇（20∶0.5）为展开剂，展开，取出，晾干，喷以 10% 硫酸乙醇溶液，在 105℃ 加热至斑点显色清晰，在薄层板上覆盖同样大小的玻璃板，周围用胶布固定。照薄层色谱法（通则 0502）进行扫描，波长：$\lambda_S = 540nm$，$\lambda_R = 420nm$，测量供试品吸光度积分值与对照品吸光度积分值，计算，即得。

本品每丸含山楂以熊果酸（$C_{30}H_{48}O_3$）计，不得少于 4.5mg。

【规格】　口服。一次 1~2 丸，一日 1~3 次；小儿酌减。

3. 测定

（1）供试品溶液的制备　取重量差异项下的本品 10 丸，剪碎，混匀，精密称定，分别置锥形瓶中，依法操作，即得。

（2）对照品溶液的制备　称取熊果酸对照品 10.46mg，置 100ml 量瓶中，加甲醇适量使溶解并稀释至刻度，即得（每 1ml 含熊果酸 0.1046mg）。

（3）展开剂的制备　取三氯甲烷 20ml、甲酸 0.5ml 置具塞锥形瓶中，混合均匀，即得。

（4）硅胶 G 薄层板　取规格为 10cm×10cm 的市售高效薄层板，检视合格后，110℃ 活化 30 分钟，置干燥器中备用。

（5）点样　用微升毛细管点样，供试品溶液点样量为 2μl，对照品溶液点样量为 2μl 和 4μl，点样顺序为对照品溶液 2μl、对照品溶液 4μl、第 1 份供试品溶液 2μl、第 2 份供试品溶液 2μl、对照品溶液 2μl、对照品溶液 4μl、第 1 份供试品溶液 2μl、第 2 份供试品溶液 2μl。

（6）展开　取展开缸，加入展开剂 20ml，放入载有供试品的薄层板，立即密闭，展开，在展开约 7cm 时，将薄层板取出，晾干。

（7）显色固定　显色晾干后，用专用喷雾器喷以 10% 硫酸乙醇溶液，在 105℃ 烘箱中加热至斑点显色清晰，在薄层板上覆盖同样大小的玻璃板，周围用胶布固定。

（8）上机扫描波长　$\lambda_S = 540nm$，$\lambda_R = 420nm$。

（9）计算　测得数据有 $\overline{W}$、W_S、$W_{对}$、$A_{供}$、$A_{对1}$、$A_{对2}$。

$$F_1 = (W_大 - W_小)/(A_大 - A_小)$$

$$F_2 = (W_小 A_大 - W_大 A_小)/(A_大 - A_小)$$

$$W_供 = F_1 \cdot A_供 + F_2$$

$$含量 = C_供 \cdot D \cdot V / W_S \times \overline{W}$$

三、高效液相色谱法　🔲 微课 6-2

高效液相色谱法（HPLC）是采用高压输液泵，将规定的液体流动相泵入装有填充剂（固定相）的色谱柱进行分离测定的色谱方法。具有分离效能高、选择性好、灵敏度高、分析速度快、适用范围广、色谱柱可反复使用的特点。对于挥发性低、热稳定性差、分子量大、离子型化合物尤为适宜。高效液相色谱法的应用越来越广泛，为高效液相色谱法控制中药及中药制剂的质量提供了广阔的前景。目前，高效液相色谱法已成为中药及中药制剂含量测定最常用的分析方法。如有效成分及指标成分的含量检测、中药及其制剂的鉴别和中药指纹图谱的分析等。

（一）测定原理

1. 仪器原理　高效液相色谱法所用的仪器为高效液相色谱仪（图 6-4）。高效液相色谱仪将供试品由流动相带入柱内，各成分在柱内被分离，并依次进入检测器，由记录仪、积分仪或数据处理系统记录色谱信号，以计算供试品的含量。其中，流动相极性小于固定相极性的称为正相色谱，用于分离极性及中等极性的分子型化合物；流动相极性大于固定相极性的称为反相色谱，用于分离非极性至中等极性的分子型化合物。在中药制剂检测技术中，反相色谱应用最广。

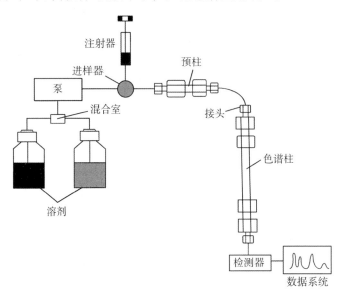

图 6 - 4 高效液相色谱仪

2. 定量方法 高效液相色谱法（HPLC）测定方法包括外标法、内标法、加校正因子的主成分自身对照法、不加校正因子的主成分自身对照法和面积归一化法。《中国药典》2020 年版一部收载的中药制剂的含量测定绝大多数采用高效液相色谱法中的外标法和内标法，其中外标法最为常用。

（1）外标法　定量依据是待测组分色谱峰的峰面积或峰高与其浓度或质量在一定范围内呈线性关系，按药品标准方法制备供试品溶液和对照品溶液，分别精密取一定量，进样，记录色谱图，测量对照品和供试品溶液中待测物质的峰面积，按正比关系计算供试品溶液的浓度。本法的优点是不需知道校正因子，只要待测组分出峰、无干扰、保留时间适宜，即可用于定量分析。但要求进样量准确，否则定量误差大。由于微量注射器不易精确控制进样量，当采用外标法测定供试品中成分或杂质含量时，以定量环或自动进样器进样为好。

（2）内标法　本法适用于样品的所有组分不能全部流出色谱柱，或检测器不能对每个组分都产生信号，或只需测定样品中某些组分含量时的情况。内标法的关键是选择合适的内标物。使用内标法，可抵消由于仪器稳定性差、进样量不够准确等原因所带来的定量分析误差。其不足之处是样品的配制较麻烦，且有的内标物不易寻找。

（二）仪器与试剂

高效液相色谱仪（包括输液泵、进样器、色谱柱、检测器和色谱数据处理器系统）、分析天平（感量 0.01mg）、超声清洗仪、流动相过滤装置、微量注射器、研钵、锥形瓶、量瓶、滤纸、漏斗、微孔滤膜等。

按各品种项下的规定准备相应的试液与试药。

（三）操作方法

1. 色谱柱的选择 根据实验要求和流动相的 pH 范围，参考色谱柱说明书，选用适宜的色谱柱。实验结束后，可按色谱柱的使用说明书，对色谱柱进行冲洗和保存。

中药制剂检测技术中，最常用的色谱柱填充剂为化学键合硅胶。反相色谱系统用非极性填充剂，以键合非极性基团的载体为填充剂填充而成的色谱柱。常用的填充剂有十八烷基硅烷键合硅胶、辛基硅烷键合硅胶和苯基键合硅胶等，其中最常用的是十八烷基硅烷键合硅胶。正相色谱系统用极性填充剂，常用的填充剂有硅胶等。离子交换填充剂用于离子交换色谱；凝胶或高分子多孔微球等填充剂用于分子排阻色谱等。

2. 检测器的选择　最常用的检测器为紫外检测器。其他常见的检测器有二极管阵列检测器、荧光检测器、示差折光检测器、蒸发光散射检测器、电化学检测器和质谱检测器等。

紫外、荧光、电化学和示差折光检测器的响应值与待测溶液的浓度在一定范围内呈线性关系，但蒸发光散射检测器响应值与待测溶液的浓度通常并不呈线性关系，必要时需对响应值进行数学转换后进行计算。

👁 **看一看**

二极管阵列检测器与紫外检测器的比较

二极管阵列检测器用一组光电二极管同时检测透过样品的所有波长紫外光，而不是某一个或几个波长，和普通的紫外 - 可见分光检测器不同的是进入流动池的光不再是单色光。

相较于紫外检测器，二极管阵列检测器的优点很多，灵敏度高、噪音低、线性范围宽，对流速和温度的波动不灵敏，适用于梯度洗脱及制备色谱，可得任意波长的色谱图，极为方便，可得任意时间的光谱图，相当于与紫外联用，具有色谱峰纯度鉴定、光谱图检索等功能，可提供组分的定性信息。

3. 流动相的制备　流动相使用的试剂，除另有规定外，一般用色谱纯，水应为新鲜配制的高纯水，凡规定 pH 的流动相，应使用精密 pH 计进行调节，偏差一般不超过 ±0.2pH 单位。配制好的流动相应通过 0.45μm 滤膜滤过，使用前须脱气。

反相色谱系统的流动相常用甲醇 - 水系统或乙腈 - 水系统。用紫外末端波长检测时，宜选用乙腈 - 水系统，如经试用不适合时，再选用其他溶剂系统。流动相中尽可能不用缓冲盐，如必须使用时，应尽可能使用低浓度缓冲盐。液相色谱中流动相的选择至关重要。由于 C_{18} 链在水相环境中不易保持伸展状态，故对于十八烷基硅烷键合硅胶为固定相的反相色谱系统，流动相中有机溶剂的比例通常应不低于 5%，否则易导致柱效降低、色谱系统不稳定。

反相色谱系统流动相的选择主要有下列三种情况。

（1）部分含水溶剂　适用于分离中等极性、弱极性药物。以水为基础溶剂，再加入一定量可与水互溶的有机极性调节剂（如甲醇、乙腈、四氢呋喃），常用甲醇 - 水、乙腈 - 水系统。

（2）非水溶剂　适用于分离疏水性药物，尤其在柱填料表面键合的十八烷基硅胶量较大时，固定相对疏水化合物有异常的保留能力，需用有机溶剂，可在乙腈或甲醇中加入二氯甲烷或四氢呋喃（称非水反相色谱）。

（3）缓冲溶液　适用于溶于水并可解离的化合物，如蛋白质、多肽及弱酸、弱碱类成分。缓冲液及其 pH 不同会影响组分的保留值，常用的缓冲液有三乙胺磷酸盐、磷酸盐、醋酸盐溶液，选用的 pH 应使溶质尽可能成为非解离形式，使固定相有较大保留能力（称反相离子抑制色谱）。

品种正文项下规定的条件包括填充剂种类、流动相组分、检测器类型不得改变外，其余如色谱柱内径与长度、填充剂粒径、流动相流速、流动相组分比例、柱温、进样量、检测器灵敏度等，均可适当改变，以达到系统适用性试验的要求。

高效液相色谱法所用的检测器不同，对流动相的要求不同。如采用紫外检测器，所用流动相应至少符合紫外 - 可见分光光度法项下对溶剂的要求，采用低波长检测时，还应考虑有机相中有机溶剂的截止使用波长，并选用色谱级有机溶剂；如采用蒸发光散射检测器和质谱检测器，通常不允许使用含不挥发性盐组分的流动相。

4. 系统适用性试验　色谱系统适用性试验通常包括理论板数、分离度、重复性和拖尾因子等参数。

其中，分离度和重复性尤为重要。按各品种项下要求对色谱系统进行适用性试验，即用规定的对照品溶液或系统适用性试验溶液在规定的色谱系统进行试验，必要时，可对色谱系统进行适当调整，以符合规定。

（1）色谱柱的理论板数（n）　用于评价色谱柱的分离效能。在规定的色谱条件下，注入供试品溶液或各品种项下规定的内标物质溶液，记录色谱图，得出供试品主成分峰或内标物质峰的保留时间 t_R（以分钟或长度计，但应取相同单位）和峰宽（W）或半峰高宽（$W_{h/2}$），按 $n=16$ $(t_R/W)^2$ 或 $n=5.54$ $(t_R/W_{h/2})^2$ 计算色谱柱的理论板数。如果测得理论板数低于各品种项下规定的最小理论板数，应改变色谱柱的某些条件（如柱长、载体性能、色谱柱充填的优劣等），使理论板数达到要求。

（2）分离度（R）　用于评价待测组分与相邻共存物或难分物质之间的分离程度，是衡量色谱系统分离效果的重要指标。以相邻两色谱峰峰尖距对峰宽均值的倍数表示。无论是定性鉴别还是定量分析，均要求待测峰与其他峰、内标峰或特定的杂质对照峰之间有较好的分离度。相邻两峰的峰宽如图6-5所示。

分离度的计算公式为：

$$R = \frac{2\ (t_{R_2} - t_{R_1})}{W_1 + W_2} \qquad \text{或} \qquad R = \frac{2\ (t_{R_2} - t_{R_1})}{1.70\ (W_{1,h/2} + W_{2,h/2})}$$

式中，t_{R_2} 为相邻两峰中后一峰的保留时间；t_{R_1} 为相邻两峰中前一峰的保留时间；W_1、W_2 及 $W_{1,h/2}$、$W_{2,h/2}$ 为相邻两峰的峰宽及半峰宽。

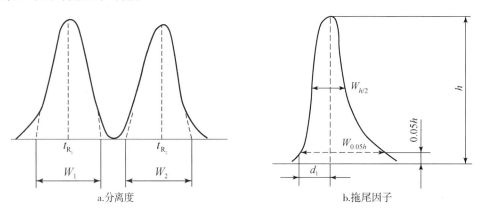

图6-5　高效液相色谱法系统适用性因子

若 $R=1$，则两峰基本分离；若 $R\geqslant1.5$，则两峰完全分离。除另有规定外，定量分析时分离度应大于1.5。对测定结果有异议时，色谱柱的理论板数（n）和分离度（R）均以峰宽（W）的计算结果为准。

（3）重复性　用于评价连续进样中，色谱系统响应值的重复性能。采用外标法时，通常取各品种项下的对照溶液，连续进样5次，除另有规定外，其峰面积测量值的相对标准偏差应不大于2.0%；采用内标法时，通常配制相当于80%、100%和120%的对照品溶液，加入规定量的内标溶液，配成3种不同浓度溶液，分别至少进样2次，计算平均校正因子。其相对平均偏差应不大于2.0%。

（4）拖尾因子（T）　为保证分离效果和测量精度，应检查待测峰的拖尾因子是否符合规定。峰极大至峰前沿之间的距离，如图6-3b。

拖尾因子的计算公式为：

$$T = \frac{W_{0.05h}}{2d_1}$$

式中，$W_{0.05h}$ 为0.05峰高处的峰宽；d_1 为峰极大至峰前沿之间的距离。

除另有规定外，峰高法定量时，T 应在 0.95～1.05 之间；峰面积法定量时，T 值偏离过大，也会影响小峰的检测和定量的准确度。

5. 测定前的处理　测定中药制剂有效成分或指标性成分含量前，应按各品种项下的要求进行系统适用性试验，并应符合规定。不得随意改变各品种项下规定的固定相种类、流动相组分、检测器类型。其余条件如色谱柱内径和长度、流动相各组分的比例、流速等，均可适当改变，以适应具体品种并达到系统适用性试验的要求。

（1）流动相的处理　所用溶剂应选用色谱纯溶剂；所用的流动相必须预先除去其中的空气，常称为流动相的脱气。目前最常用的脱气法是超声波振荡脱气法，即将盛有流动相的容器置于超声清洗仪中，超声振荡约 15 分钟。

（2）供试品溶液和对照品溶液的处理　分析前需对供试品进行前处理，除去杂质、纯化样品、将待测成分有效地从样品中释放出来，制成便于 HPLC 分析测定的稳定供试品。按各品种项下规定的方法制备供试品溶液和对照品溶液。供试品溶液和对照品溶液均应制备 2 份，供试品溶液在注入高效液相色谱仪前，应用 0.45μm 的滤膜滤过。

（3）缓冲溶液的处理　磷酸盐、乙酸盐缓冲液是霉菌生长的良好基质，霉菌会堵塞色谱柱和系统，缓冲液应新鲜配制，必要时可放在冰箱内贮存；贮液器应定期用酸、水清洗，特别是盛水和缓冲液的瓶子，以免发霉。

6. 高效液相色谱仪操作通法

（1）泵的操作　按下列方法操作。

①用流动相冲洗滤器，再把滤器浸入流动相中。

②打开泵的排放阀，用专用注射器从阀口抽出流动相或按冲洗键（PURGE）进行泵排气，观察连接滤器的管路没有气泡时可停止从阀口抽出流动相或停止 PURGE 键，关闭排放阀。

③将流速调节至 1ml/min，对色谱柱进行平衡，同时观察压力指示应稳定，用干燥滤纸的边缘检查柱管各连接处应无渗漏。初始平衡时间一般需约 30 分钟，如果使用带有表面活性剂的流动相或使用较长色谱柱则平衡时间也会较长。如为梯度洗脱，应在程序中设置梯度程序，用初始比例的流动相对色谱柱进行平衡。

（2）紫外 - 可见检测器操作　高效液相色谱仪多通过色谱工作站对检测器进行调控。打开检测器电源，检测器自检完毕后，设定检测波长、样品运行时间、灵敏度等参数。记录基线，待稳定后，符合要求后方能进行操作。

（3）进样操作　包括六通阀进样和自动进样。

①六通阀进样器进样　手柄置采样位置（LOAD）。用供试品溶液清洗配套的进样器，再抽取适量，如用定量环（LOOP）定量，则微量注射器抽取量应不少于定量环容积的 3～5 倍，用微量注射器定量进样时，进样量不得多于环容积的 50%。在排除气泡后方能向进样器中注入供试品溶液。把微量进样器的平头针直插至进样器底部，注入供试溶液。将手柄转至 INJECT 位置，样品被流动相带入色谱柱。

②自动进样器进样　操作人员将制备好的供试品溶液及对照品溶液装入专用进样瓶中，盖上带有垫片的瓶盖，顺时针方向旋紧后，放入贮箱室的样品盘中，设定样品瓶的位置号和进样体积等自动进样参数，自动进样器通过工作站控制，完成自动取样、进样、清洗等一系列的操作。自动进样不仅自动化程度高、降低人工成本，而且一般自动进样的重复性好于手动进样。

（4）色谱数据的收集和处理　不同厂家的高效液相色谱仪具有不同的工作站，操作界面亦不同。目前，高效液相色谱仪多采用色谱工作站软件进行计算机自动控制，只要将相关参数输入工作站，工作站可以进行数据采集、处理和数据分析并可自动完成。

①注入样品同时，高效液相色谱仪启动色谱工作站，开始采集和处理样品信息。

②最后一峰出完后，应继续走一段基线，确认再无组分流出，方能结束记录。

③根据第一张预试的色谱图，适当调整衰减、记录时间等参数。

④含量测定的对照品溶液和供试品溶液每份至少进样 2 次，由全部进样结果（$m \geqslant 4$）求得平均值，相对标准偏差（RSD）不应大于 1.5%。

（5）清洗和关机

①分析完毕先关检测器和色谱工作站，再用经滤过和脱气的适当溶剂清洗色谱系统。

②冲洗完毕后逐步降低流速至 0，关泵。进样器也应用相应溶剂冲洗，可用进样阀所附专用冲洗接头。

③关闭仪器及稳压器等所有电源。

（四）注意事项

1. 进样前，色谱柱应用流动相充分冲洗平衡。

2. 测定中药制剂含量时，一般峰顶不得超过记录满量程。

3. 正相柱用正己烷冲洗；反相柱用甲醇冲洗。

4. 反相柱如使用过含盐流动相，则先用 5% 甲醇冲洗，然后用更高比例的甲醇-水冲洗，一般冲洗 20~30 分钟，特殊情况可延长冲洗时间，用过含盐尤其是含离子对试剂的柱子，有时需冲洗数小时甚至更长时间。最后用甲醇冲洗封存。

5. 分析完毕后，色谱流路系统，从输液泵、进样器、色谱柱到检测器流通池，均应充分冲洗，防止管路堵塞。

6. 实验完毕，做好使用仪器的使用记录和色谱柱的使用保养记录登记。仪器的使用记录内容包括日期、检品名称、测定项目、使用起止时间、仪器冲洗时用的溶剂、仪器使用过程有无异常等。

练一练6-1

中药制剂分析中，采用 HPLC 法进行指标成分定量测定时最常用的色谱柱是（　　）

A. C_{18} 柱（ODS）　　　　B. C_8 柱　　　　C. 氨基柱

D. 氰基柱　　　　E. 硅胶吸附柱

答案解析

（五）记录与计算

1. 记录　除按一般药品检验记录的要求记录外，应注明仪器型号、检测波长、色谱柱与柱温、流动相与流速、对照品批号和含量、供试品与对照品的称量（平行试验各 2 份）和溶液的配制过程、进样量、测定数据、计算式与结果，并附色谱图。如标准中规定有系统适用性试验者，应记录该试验的数据。

2. 计算

（1）外标法　按各品种项下的规定，精密称（量）取对照品和供试品，分别配制成对照品溶液（C_R）和供试品溶液（C_X），分别精密取一定量，注入仪器，记录色谱图，测量对照品的峰面积（A_R）和供试品待测成分的峰面积（A_X）（或峰高），按下式计算含量：

$$C_X = \frac{A_X}{A_R} \cdot C_R$$

式中，C_X 为供试品溶液的浓度；C_R 为对照品溶液的浓度，A_X 为供试品待测成分的峰面积或峰高，A_R 为对照品的峰面积或峰高。

在高效液相色谱法中，外标法是中药制剂定量分析的主要方法。如《中国药典》2020 年版中一清颗粒、牛黄解毒等制剂中黄芩苷的测定；藿香正气水、香砂养胃丸等制剂中厚朴酚的测定；桂龙咳喘宁胶囊、桂枝茯苓等制剂中肉桂酸的测定等均使用外标法。

（2）内标法　按照气相色谱法计算。

（六）结果判断

将测定结果与药品标准比较，若在规定范围之内，则判断为符合规定，否则不符合规定。

（七）应用实例

实例 6.9　藿香正气口服液中厚朴酚与和厚朴酚的测定

1. 原理　藿香正气口服液为我国传统中药制剂，具有解暑祛湿、和胃止呕、芳香化浊的功效，主要成分为苍术、厚朴（姜制）、陈皮等。厚朴酚及和厚朴酚是厚朴的主要有效成分，均属于木脂素类化合物，难溶于水，易溶于苯、乙醚、三氯甲烷、乙醇等常用的有机溶剂。《中国药典》2020 年版采用高效液相色谱法，以厚朴酚及和厚朴酚为有效成分控制藿香正气口服液厚朴的质量。

2. 检验依据

【处方】苍术 80g　陈皮 80g　厚朴（姜制）80g　白芷 120g　茯苓 120g　大腹皮 120g　生半夏 80g　甘草浸膏 10g　广藿香油 0.8ml　紫苏叶油 0.4ml

【含量测定】厚朴　照高效液相色谱法（通则 0512）测定。

色谱条件与系统适用性试验　以十八烷基硅烷键合硅胶为填充剂；以甲醇－异丙醇－水（36∶21∶36）为流动相；检测波长为 294nm。理论板数按厚朴酚峰计算应不低于 5000。

对照品溶液的制备　取厚朴酚对照品、和厚朴酚对照品适量，精密称定，分别加甲醇制成每 1ml 含厚朴酚 0.1mg、和厚朴酚 0.05mg 的溶液，即得。

供试品溶液的制备　精密量取本品 5ml，加盐酸 2 滴，用三氯甲烷振摇提取 3 次，每次 10ml，合并三氯甲烷液，蒸干，残渣用甲醇溶解，转移至 10ml 量瓶中，加甲醇至刻度，摇匀，滤过，取续滤液，即得。

测定法　分别精密吸取对照品溶液与供试品溶液各 10μl，注入液相色谱仪，测定，即得。

本品每 1ml 含厚朴以厚朴酚（$C_{18}H_{18}O_2$）与和厚朴酚（$C_{18}H_{18}O_2$）的总量计，不得少于 0.30mg。

【规格】每支装 10ml

3. 测定

（1）流动相的配制　取甲醇（色谱纯）194ml、异丙醇（色谱纯）113ml 和重蒸馏水 194ml 混合均匀，用 0.45μm 的滤膜过滤，超声处理 30 分钟，即得。

（2）对照品溶液的制备　分别精密称取厚朴酚对照品 25mg 及和厚朴酚对照品 12.5mg，置 25ml 量瓶中，加甲醇溶解，并稀释至刻度，摇匀，精密量取 5ml，置 50ml 量瓶中，加甲醇稀释至刻度，摇匀，即得。

（3）供试品溶液的制备　精密量取本品 5ml，加盐酸 2 滴，置锥形瓶中，依法操作，取续滤液，即得。

（4）测定　上机操作，即得。

（5）计算　测得实验数据有 $W_{对（厚朴酚）}=0.0251mg$、$W_{对（和厚朴酚）}=0.0122mg$、$A_{供（厚朴酚）}=408975$、$A_{供（和厚朴酚）}=536174$、$A_{对（厚朴酚）}=460322$、$A_{对（和厚朴酚）}=359312$。

$$C_{对（厚朴酚）}=\frac{0.0253}{25}\times\frac{5}{50}\times10^3=0.1012\ （mg/ml）$$

$$C_{对（和厚朴酚）}=\frac{0.0122}{25}\times\frac{5}{50}\times10^3=0.0488\ （mg/ml）$$

$$C_{供（厚朴酚）} = \frac{A_{供（厚朴酚）}}{A_{对（厚朴酚）}} \cdot C_{对（厚朴酚）} = \frac{408975}{460322} \times 0.1012 = 0.0899 \text{（mg/ml）}$$

$$C_{供（和厚朴酚）} = \frac{A_{供（和厚朴酚）}}{A_{对（和厚朴酚）}} \cdot C_{对（和厚朴酚）} = \frac{536174}{259312} \times 0.0488 = 0.1009 \text{（mg/ml）}$$

$$含量 = C \cdot D = C_{供（厚朴酚）} \cdot D + C_{供（和厚朴酚）} \cdot D$$

$$= 0.0889 \times \frac{10}{5} + 0.1009 \times \frac{10}{5} = 0.3796 \text{（mg/ml）}$$

实例 6.10 双黄连口服液中黄芩苷的测定

1. 原理 双黄连口服液是由金银花、黄芩、连翘制成的中药液体制剂，黄芩苷是黄连的主要有效成分，属于黄酮类化合物，具有一定极性，略溶于水、甲醇、乙醇，在 274nm 具有最大吸收。《中国药典》2020 年版采用高效液相色谱法测定黄芩中黄芩苷的含量。

2. 检验依据

【处方】 金银花 375g 黄芩 375g 连翘 750g

【含量测定】 黄芩 照高效液相色谱法（通则 0512）测定。

色谱条件与系统适用性试验 以十八烷基硅烷键合硅胶为填充剂；以甲醇 – 水 – 冰醋酸（50：50：1）为流动相；检测波长为 274nm。理论板数按黄芩苷峰计算应不低于 1500。

对照品溶液的制备 取黄芩苷对照品适量，精密称定，加 50% 甲醇制成每 1ml 含 0.1mg 的溶液，即得。

供试品溶液的制备 精密量取本品 1ml，置 50ml 量瓶中，加 50% 甲醇适量，超声处理 20 分钟，放置至室温，加 50% 甲醇稀释至刻度，摇匀，即得。

测定法 分别精密吸取对照品溶液与供试品溶液各 5μl，注入液相色谱仪，测定，即得。

本品每 1ml 含黄芩以黄芩苷（$C_{21}H_{18}O_{11}$）计，不得少于 10.0mg〔规格（1）、规格（2）〕或 20.0mg〔规格（2）〕。

【规格】 每支装 （1）10ml（每 1ml 相当于饮片 1.5g） （2）20ml（每 1ml 相当于饮片 1.5g）（3）10ml（每 1ml 相当于饮片 3.0g）

3. 测定

（1）流动相的配制 取甲醇（色谱纯）200ml、冰醋酸（色谱纯）200ml 和重蒸馏水 40ml 混合均匀，用 0.45μm 的滤膜过滤，超声处理 30 分钟，即得。

（2）对照品溶液的制备 精密称取黄芩苷对照品 25mg，置 25ml 量瓶中，加 50% 甲醇适量溶解并稀释至刻度，摇匀，精密量取 1ml，置 10ml 量瓶中，加 50% 甲醇至刻度，摇匀，即得。

（3）供试品溶液的制备 取本品 10 支内容物，摇匀，精密量取 1ml，置 50ml 量瓶中，加 50% 甲醇适量，超声处理 20 分钟，放置至室温，加 50% 甲醇稀释至刻度，摇匀，即得。

（4）测定 上机操作，即得。

（5）计算 实验数据 $W_{对} = 0.02510g$，$A_{供} = 38001.8$，$A_{对} = 16981.7$。

$$C_{对} = \frac{0.02510}{25} \times \frac{1}{10} \times 10^3 = 0.1004 \text{（mg/ml）}$$

$$C_{供} = \frac{A_{供}}{A_{对}} \cdot C_{对} = \frac{38001.8}{16981.7} \times 0.1004 = 0.2247 \text{（mg/ml）}$$

$$含量 = C_{供} \cdot D = 0.2247 \times \frac{50}{1} = 11.24 \text{（mg/ml）}$$

四、气相色谱法

气相色谱法系采用气体为流动相（载气）流经装有固定相的色谱柱进行分离测定的色谱方法。样品或其衍生物气化后，被载气带入色谱柱进行分离，各组分先后进入检测器，用记录仪或数据处理系统记录检测的信号（色谱峰）。本法分离效能高，选择性好，灵敏度高，分析速度快，适于分离和测定药物中的挥发性组分。只要化合物有适当的挥发性，且在操作温度下有良好稳定性，都可用气相色谱分析。但本法也存在一些局限性，对于难挥发和热稳定性差的物质难以分析。

气相色谱法在中药制剂检验中主要用于挥发性成分（如挥发油）的含量测定，也可用于水分测定、乙醇量和甲醇量测定及农药残留量测定等。

（一）测定原理

气相色谱法的定量分析方法有内标法、外标法、面积归一化法和标准溶液加入法。《中国药典》2020 年版一部常采用内标法进行含量测定，如麝香风湿胶囊中人工麝香、川贝枇杷糖浆中薄荷脑、牛黄解毒软胶囊中冰片等含量测定。

内标法是利用色谱峰的峰面积或峰高与待测成分的浓度和质量成正比的原理，选用适合的纯物质作为内标物，将内标物加到供试品和对照品中，在相同条件下，待测组分与内标物的峰面积比与其浓度比在一定浓度范围内呈线性关系，可由此测定其中被测组分和内标物的色谱峰峰面积。

内标物选择原则：理化性质要与待测物相近；在样品中不存在且不与样品中组分发生化学反应；与待测物能完全分离，但又不能相距太远；与待测物的峰面积比为 0.7～1.3 最好，因此要根据待测物的浓度确定内标物的添加量。

（二）仪器与试剂

气相色谱仪（气路系统、进样系统、分离系统、检测系统、数据处理系统）、分析天平（感量 0.01mg、0.001mg）、微量注射器、超声波仪、具塞试管、量筒、量瓶、滤纸、分液漏斗、研钵、离心机等。

按各品种项下的规定准备相应的试液与试药。

（三）操作方法

1. 供试品溶液和对照品溶液的制备 按各品种项下规定的方法制备供试品溶液和对照品溶液。对照品溶液和供试品溶液应平行配制 2 份。供试液在注入色谱仪前，应用 0.45μm 滤膜过滤。

2. 仪器检查 检查仪器的使用记录和状态，仪器的开关、指示灯等应正常。选好合适的色谱柱，柱的两端应有盲堵。取下盲堵，分清入口与出口端，装好，以不漏气为合适。换下的色谱柱，应堵上盲堵保存。开启载气钢瓶上总阀调节减压阀至规定压力。用表面活性剂检查各连接处有无漏液。

3. 系统适用性试验 色谱系统的系统适用性试验包括色谱柱的理论板数、分离度、重复性和拖尾因子四个指标。除另有规定外，应照"高效液相色谱法"的规定操作。其中，分离度和重复性在系统适用性试验中是更具实用意义的参数。按各品种项下要求对色谱系统进行适用性试验，即用规定的对照品溶液在规定的色谱系统进行试验，应达到规定的要求。如达不到要求，应对色谱分离条件作适当的调整。

4. 气相色谱仪操作通法

（1）开启载气钢瓶总阀及外压阀，打开各部分电路开关及色谱工作站，设定气化室、柱温箱、检测器温度和载气流量等色谱参数，并开始加热。

（2）待各部分设定的参数恒定后，开启氧气钢瓶总阀和空气压缩机总阀，操作同载气。

（3）按下点火按钮（FID 检测器），有些仪器在检测器温度达到一定温度后有自动点火功能，应有"噗"的点火声，用玻璃片置离子化检测器气体出口处，检视玻璃片上有水雾，表示已点着火，同时显示屏上应有响应信号。

（4）调节仪器的放大器、灵敏度等，走基线，待基线平稳度达到可以接受的范围内，即可进样分析。

（5）气相色谱常用的进样方法有手动进样、自动进样、顶空进样（多为自动进样）等。操作要求如下（针对常规液体样品）。

①手动进样　根据进样量选用尖头注射器。如果进样量不少于 $1\mu l$，选用 $10\mu l$ 微量注射器；进样量在 $1\mu l$ 以下时，选用 $5\mu l$ 或 $1\mu l$ 的微量注射器。由于气相色谱法进样量较少，要用待测溶液充分润洗、排气泡后，快速注射。在用微量注射器手动进样时，精密度取决于操作的熟练程度，各步操作应尽量一致。

②自动进样及顶空进样　按标准规定处理好的样品装入专用小瓶中，设定程序后仪器自动进样，精密度一般较高，顶空进样还可消除或减少样品中某些组分对被测组分的影响。

（6）仪器系统适用性试验要求　同高相液相色谱法。系统适用性试验符合规定后方可正式进行样品测定。

（7）初次测定该品种时，可先经预试验以确定仪器参数，根据预试验情况适当调节。

（8）分析完毕后，待各组分流出后，先关闭氢气和空气，再进行降温操作，将进样口、柱温箱、检测器以及顶空进样器的温度均设为40℃或更低，待到各组件的温度降到40℃以下时，依次关闭载气、工作站、气相色谱仪。如果要取下色谱柱，则取下后将色谱柱两端用盲堵堵上，放在盒内，妥善保存。

（9）填写仪器、色谱柱使用记录。

（四）注意事项

1. 各品种项下规定的色谱条件，除检测器种类、固定液品种及特殊指定的色谱柱材料不得改变外，其余如色谱柱内径、长度、载体牌号、粒度、固定液涂布浓度、载气流速、柱温、进样量、检测器的灵敏度等，均可适当改变，以适应具体品种并符合系统适用性试验的要求。

2. 手动进样取样前要先洗涤注射器，先将供试液抽到针管的三分之二处，排出，如此反复三次后，再用供试液洗涤三次。

3. 手动进样的速度要快，取样后，一手持注射器，另一手护住针头，小心将针头刺穿过隔垫，在将注射器插到底的同时，供试品也要迅速推进气化室（注意针尖不要弯曲），并立即抽出注射器。进样速度慢会使供试品气化时间变长，进入色谱柱供试品的谱带变宽，影响分离效果。

（五）记录与计算

1. 记录　除按一般药品检验记录的要求记录外，应注明仪器型号、色谱柱型号、规格及批号。

2. 计算

（1）内标法　在校正因子未知的情况下，采用内标法测定待测成分的含量。

按各品种项下规定的方法，精密称取药物对照品和内标物质，分别配成溶液，精密量取各溶液，配成校正因子测定用的药物对照溶液。取一定量注入仪器，记录色谱图。测量对照品和内标物质的峰面积或峰高，按下式计算校正因子（f）：

$$f = \frac{A_S/C_S}{A_R/C_R}$$

式中，A_S 为内标物质的峰面积或峰高；C_S 为内标物质的浓度；C_R 为对照品溶液的浓度；A_R 为对照品的峰面积或峰高。

再取各品种项下含有内标物质的供试品溶液，注入仪器，记录色谱图，测量供试品中待测成分和内标物质的峰面积或峰高，按下式计算含量：

$$C_X = f \times \frac{A_X \cdot C'_S}{A'_S}$$

式中，A'_S为内标物质的峰面积或峰高；C'_S为内标物质的浓度；其余各符号意义同上。

当配制校正因子测定用的对照溶液和含有内标物质的供试品溶液使用同一份内标物质溶液时，则配制内标物质溶液不必精密称取。

（2）外标法　按照高效液相色谱法计算。

（六）结果判断

将测定结果与药品标准比较，若在规定范围之内，则判断为符合规定，否则不符合规定。

（七）应用实例

实例6.11　川贝枇杷糖浆的含量测定

1. 原理　川贝枇杷糖浆由川贝母流浸膏、桔梗、枇杷叶、薄荷脑制备而成，具有清热宣肺、化痰止咳之功效。其中，薄荷脑有薄荷的特殊香气，具有挥发性，在乙醇、三氯甲烷、乙醚中极易溶解，在水中极微溶解。《中国药典》2020年版采用挥发油测定法（通则2204）试验，以环己烷为溶剂进行提取，气相色谱法测定薄荷脑含量。

薄荷脑对照品气相色谱图见图6－6（a），川贝枇杷糖浆气相色谱图见图6－6（b）。

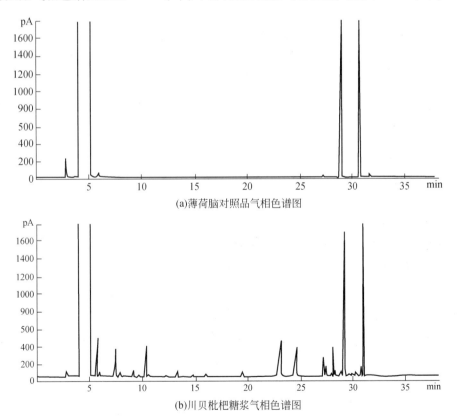

(a)薄荷脑对照品气相色谱图

(b)川贝枇杷糖浆气相色谱图

图6－6　（a）薄荷脑对照品与（b）川贝枇杷糖浆气相色谱图

2. 检验依据

【处方】川贝母流浸膏45ml　桔梗45g　枇杷叶300g　薄荷脑0.34g

【含量测定】照气相色谱法（通则0521）测定。

色谱条件与系统适用性试验　改性聚乙二醇毛细管柱（柱长为30m，内径为0.32mm，膜厚度为0.25μm），柱温为110℃；分流进样，分流比为25∶1。理论板数按萘峰计算应不低于5000。

校正因子测定　取萘适量，精密称定，加环己烷制成每1ml含15mg的溶液，作为内标溶液。另取薄荷脑对照品75mg，精密称定，置5ml量瓶中，用环己烷溶解并稀释至刻度，摇匀。精密量取1ml，置20ml量瓶中，精密加入内标溶液1ml，加环己烷至刻度，摇匀。吸取1μl，注入气相色谱仪，计算校正因子。

测定法　精密量取本品50ml，加水250ml，照挥发油测定法（通则2204）试验，自测定器上端加水使充满刻度部分并溢流入烧瓶时为止，加环己烷3ml，连接回流冷凝管，加热至沸并保持微沸4小时，放冷，将测定器中的液体移至分液漏斗中，冷凝管及挥发油测定器内壁用少量环己烷洗涤，并入分液漏斗中，分取环己烷液，水液再用环己烷提取2次，每次3ml，用铺有无水硫酸钠0.5g的漏斗滤过，合并环己烷液，置20ml量瓶中，精密加入内标溶液1ml，加环己烷至刻度，摇匀，即得。吸取1μl，注入气相色谱仪，测定，即得。

本品每1ml含薄荷脑（$C_{10}H_{20}O$）应不少于0.20mg。

3. 测定

（1）校正因子测定　取内标物质萘适量，精密称定，置于5ml量瓶中，加环己烷制成每1ml含15mg的溶液，作为内标溶液。依法配置薄荷脑对照品溶液，将内标物质和薄荷脑对照品混合，注入气相色谱仪，计算校正因子。

（2）测定法　依法制备供试液，吸取1μl，注入气相色谱仪，测定，即得。

（3）计算　实验数据有 $W_内$、$W_对$、$A_内$、$A_对$、$A'_内$、$A_供$。

计算内标物与对照品的浓度　$C_内 = \dfrac{W_内}{5} \times \dfrac{1}{20}$　　$C_对 = \dfrac{W_对}{5} \times \dfrac{1}{20}$

根据 $A_内$、$A_对$、$C_内$、$C_对$ 求校正因子 $f = \dfrac{A_S/C_S}{A_R/C_R}$　　$C_供 = f \times \dfrac{A_供 \cdot C'_内}{A'_内}$

含量 $= C_供 \cdot D$

❤ 药爱生命

2020年，新型冠状病毒肺炎在全球范围内肆虐。在抗击疫情过程中，中医药通过临床筛选出的有效方剂"三药三方"，发挥了重要的作用。"三药"即金花清感颗粒、连花清瘟颗粒和胶囊、血必净注射液。这三种药物都是前期经过审批的已经上市的老药，这次在新冠肺炎的治疗中显示出良好的临床疗效。"三方"是指清肺排毒汤、化湿败毒方、宣肺败毒方三个方剂。清肺排毒汤是国家诊疗方案中推荐的通用方剂。化湿败毒方和宣肺败毒方是黄璐琦院士团队和张伯礼院士团队在武汉前线的临床救治过程中，根据临床观察总结出来的有效方剂。鉴于"三药三方"，特别是"三药"在此次疫情中发挥的重要作用和取得的良好临床证据，国家药监局已经批准将治疗新冠肺炎纳入到"三药"新的药品适应证中。

项目三　其他定量分析法

PPT

其他定量分析方法主要包括浸出物测定法、挥发油测定法和氮测定法。

一、浸出物测定法

浸出物测定法是指用水、乙醇或其他适宜的溶剂，有针对性地对药材及其制剂中可溶性物质进行测定的方法。适用于有效成分尚不清楚或尚无确切定量分析方法和现有含量测定方法不能够完全反映其内在质量的中药材或制剂。

浸出物测定时应选择对有效成分溶解度大，非有效成分或杂质溶解度小的溶剂。《中国药典》2020年版中共收载了三种方法：水溶性浸出物测定法、醇溶性浸出物测定法和挥发性醚浸出物测定法。

（一）水溶性浸出物测定法

本法包括冷浸法和热浸法，其中热浸法仅适用于不含或少含淀粉、黏液质等成分的制剂。除另有规定外，测定用的供试品需粉碎，使能通过二号筛，并混合均匀。测定方法如下。

1. 冷浸法　取供试品约4g，精密称定，置250～300ml的锥形瓶中，精密加水100ml，密塞，冷浸，前6小时内时时振摇，再静置18小时，用干燥滤器迅速滤过，精密量取续滤液20ml，置已干燥至恒重的蒸发皿中，在水浴上蒸干后，于105℃干燥3小时，置干燥器中冷却30分钟，迅速精密称定重量。除另有规定外，以干燥品计算供试品中水溶性浸出物的含量（%）。例如《中国药典》2020年版（一部）中收载的暑症片、肾炎消肿片中的浸出物测定，采用的就是冷浸法。

2. 热浸法　取供试品2～4g，精密称定，置100～250ml的锥形瓶中，精密加水50～100ml，密塞，称定重量，静置1小时后，连接回流冷凝管，加热至沸腾，并保持微沸1小时。放冷后，取下锥形瓶，密塞，再称定重量，用水补足减失的重量，摇匀，用干燥滤器滤过，精密量取滤液25ml，置已干燥至恒重的蒸发皿中，在水浴上蒸干后，于105℃干燥3小时，置干燥器中冷却30分钟，迅速精密称定重量。除另有规定外，以干燥品计算供试品中水溶性浸出物的含量（%）。例如《中国药典》2020年版（一部）中收载的川芎茶调袋泡茶、玉屏风袋泡茶、罗布麻茶中的浸出物测定，采用的就是热浸法。

练一练6-2

水溶性浸出物测定法中，除另有规定外，测定用的供试品需粉碎，使能通过（　　）

A. 一号筛　　　　　　　　B. 二号筛

C. 三号筛　　　　　　　　D. 四号筛

答案解析

（二）醇溶性浸出物测定法

本法是以乙醇为溶剂，提取药品中相应的醇溶性成分，并计算其含量的方法。测定时按照水溶性浸出物的测定法测定，除另有规定外，以各品种项下规定浓度的乙醇代替水为溶剂。《中国药典》2020年版（一部）中收载的消瘀康片（胶囊）、刺五加片、女珍颗粒、七厘散等中药制剂进行了醇溶性浸出物的测定。

（三）挥发性醚浸出物测定法

本法是以乙醚为溶剂，对制剂中挥发性醚溶性成分进行提取并测定其含量的方法，测定时供试品须过四号筛。

取供试品（过四号筛）2～5g，精密称定，置五氧化二磷干燥器中干燥12小时，置索氏提取器中，加乙醚适量，除另有规定外，加热回流8小时，取乙醚液，置干燥至恒重的蒸发皿中，放置，挥去乙醚，残渣置五氧化二磷干燥器中，干燥18小时，精密称定，缓缓加热至105℃，并于105℃干燥至恒重。其减失重量即为挥发性醚浸出物的重量。

《中国药典》2020年版一部中收载的九味羌活丸、沉香化气丸、安中片、龟龄集等中药制剂进行了挥发性醚浸出物测定。

（四）注意事项

1. 仪器应干净、干燥。

2. 干燥恒重时参考水分测定法中烘干法的有关内容。

3. 称定浸出物要迅速。

4. 醇溶性浸出物测定和挥发性醚浸出物测定时回流提取须在水浴中进行。

5. 醇溶性浸出物测定和挥发性醚浸出物测定时蒸发皿中蒸干醇提液和乙醚时，应在水浴上并在通风橱中进行。

6. 挥发性醚浸出物测定加热挥去浸出物中挥发性成分时，应缓缓加热至105℃。

（五）记录与计算

1. 记录　记录精密加水（醇）体积，加热回流时间，精密量取续滤液体积，干燥温度、时间，蒸发皿的恒重数据，供试品的称量数据（平行试验2份），干燥后及干燥至恒重的数据等。

2. 计算　计算公式如下：

$$浸出物含量(\%) = \frac{浸出物重量}{供试品重量} \times 100\%$$

（六）结果判断

计算结果按有效数字的修约规则进行修约，使与标准中规定限度的有效数位一致，其数值大于或等于限度时，判为符合规定。

（七）应用实例

实例6.12　罗布麻茶中水溶性浸出物测定

1. 检验依据

【处方】罗布麻叶3000g

【浸出物】照水溶性浸出物测定法项下的热浸法（通则2201）测定，不得少于26.0%。

2. 测定　称取干燥后的本品约2g，分别精密称定两份，分别置250ml的锥形瓶中，精密加入水100ml，密塞，称定重量，静置1小时后，连接回流冷凝管，加热至沸腾，并保持微沸1小时。放冷后，取下锥形瓶，密塞，再称定重量，用水补足减失的重量，摇匀，用干燥滤器滤过，精密量取续滤液25ml，置干燥至恒重的蒸发皿中，在水浴上蒸干后，于105℃干燥3小时，置干燥器中冷却30分钟，迅速精密称定重量。

3. 计算　将按照上述方法测定的实验数据和计算结果记录于表6-8。

表6-8　罗布麻茶中水溶性浸出物测定实验数据

编号	1	2
供试品重量/g	2.0210	2.0165
蒸发皿恒重重量/g	32.0622	31.6200
浸出物和蒸发皿重量/g	32.2032	31.7621

$$水溶性浸出物含量（\%） = \frac{水溶性浸出物重量}{供试品重量} \times 100\%$$

$$水溶性浸出物的含量_1 = \frac{(32.2032 - 32.0622) \times \frac{100}{25}}{2.0210} \times 100\% = 27.91\%$$

$$水溶性浸出物的含量_2 = \frac{(31.7621 - 31.6200) \times \frac{100}{25}}{2.0165} \times 100\% = 28.19\%$$

$$平均含量 = \frac{水溶性浸出物的含量_1 + 水溶性浸出物的含量_2}{2} = \frac{27.91\% + 28.19\%}{2} = 28\%$$

符合规定。

实例 6.13　沉香化气丸中挥发性醚浸出物测定

1. 检验依据

【处方】沉香 25g　木香 50g　广藿香 100g　醋香附 50g　砂仁 50g　陈皮 50g　醋莪术 100g　六神曲（炒）100g　炒麦芽 100g　甘草 50g

【浸出物】取本品适量，研细，取 2g，依法（通则 2201）测定。本品含挥发性醚浸出物不得少于 0.40%。

2. 测定　取供试品适量，研细（过四号筛），混合均匀，取 2g，精密称定，置五氧化二磷干燥器中干燥 12 小时，置索氏提取器中，加乙醚适量，除另有规定外，加热回流 8 小时，取乙醚液，置干燥至恒重的蒸发皿中，放置，挥去乙醚，残渣置五氧化二磷干燥器中，干燥 18 小时，精密称定，缓缓加热至 105℃，并于 105℃干燥至恒重。其减失重量即为挥发性醚浸出物的重量。

3. 计算　将按照上述方法测定的实验数据记录于表 6-9 并计算。

表 6-9　沉香化气丸中挥发性醚浸出物测定实验数据

编号	1	2
供试品重量/g	2.0302	2.0315
干燥前浸出物和蒸发皿重量/g	32.1012	32.2100
干燥后浸出物和蒸发皿重量/g	32.0930	32.2015

$$挥发性醚浸出物的含量（\%）= \frac{挥发性醚浸出物重量}{供试品重量} \times 100\%$$

$$挥发性醚浸出物的含量_1 = \frac{32.1012 - 32.0930}{2.0302} \times 100\% = 0.44\%$$

$$挥发性醚浸出物的含量_2 = \frac{32.2100 - 32.2015}{2.0315} \times 100\% = 0.42\%$$

$$平均含量 = \frac{挥发性醚浸出物的含量_1 + 挥发性醚浸出物的含量_2}{2} = \frac{0.44\% + 0.42\%}{2} = 0.43\%$$

符合规定。

二、挥发油测定法

挥发油又称芳香油或精油，是广泛存在于植物中的一类可随水蒸气蒸馏，但难溶于水的油状液体的总称，内含有多种化学成分，组成较为复杂。挥发油在常温下可挥发，多数为无色或淡黄色，大部分具有香气，是中药材及其制剂中一类重要的有效成分，因此测定挥发油总含量对于控制药品质量具有重要意义。

《中国药典》2020 年版中挥发油的测定是指采用水蒸气蒸馏法对药品中挥发油总量的测定，具体方法收载于《中国药典》2020 年版（四部）通则 2204 中。

（一）测定原理

挥发油是一类具有挥发性的油状液体，一般在室温下可挥发。大多数挥发油的密度比水小，仅少数挥发油的密度比水大，如丁香油、桂皮油。挥发油难溶于水，易溶于无水乙醇、乙醚、三氯甲烷、脂肪油等脂溶性溶剂。

含量测定时，一般先利用挥发油的挥发性用水蒸气蒸馏法将其提取完全，此时挥发油随水蒸气一起被蒸馏出来，不溶于水而分层；再利用其较强的亲脂性与水不相溶而分层，通过读取挥发油的体积计算其含量。

（二）仪器装置

挥发油测定的仪器装置见图 6 - 7。其中 A 为 1000ml（或 500ml、2000ml）的硬质圆底烧瓶，上接挥发油测定器 B，B 的上端连接回流冷凝管 C。以上各部均用玻璃磨口连接。测定器 B 应具有 0.1ml 的刻度。全部仪器应充分洗净，并检查结合部是否严密，以防挥发油逸出。装置中挥发油测定器的支管分岔处应与基准线平行。

（三）测定法

1. 甲法 本法适用于测定相对密度在 1.0 以下的挥发油。取供试品适量（相当于挥发油 0.5 ~ 1.0ml），称定重量（准确至 0.01g），置烧瓶中，加水 300 ~ 500ml（或适量）与玻璃珠数粒，振摇混合后，连接挥发油测定器与回流冷凝管。自冷凝管上端加水使充满挥发油测定器的刻度部分，并溢流入烧瓶时为止。置电热套中或用其他适宜方法缓缓加热至沸，并保持微沸约 5 小时，至测定器中油量不再增加，停止加热，放置片刻，开启测定器下端的活塞，将水缓缓放出，至油层上端到达刻度 0 线上面 5mm 处为止。放置 1 小时以上，再开启活塞使油层下降至其上端恰与刻度 0 线平齐，读取挥发油量，并计算供试品中挥发油的含量（%）。例如《中国药典》2020 年版一部中收载的满山红油胶丸、牡荆油胶丸、正骨水中挥发油的测定，采用的就是甲法。

2. 乙法 本法适用于测定相对密度在 1.0 以上的挥发油。取水约 300ml 与玻璃珠数粒，置烧瓶中，连接挥发油测定器。自测定器上端加水使充满刻度部分，并溢流入烧瓶时为止，再用移液管加入二甲苯 1ml，然后连接回流冷凝管。将烧瓶内容物加热至沸腾，并继续蒸馏，其速度以保持冷凝管的中部呈冷却状态为度。30 分钟后，停止加热，放置 15 分钟以上，读取二甲苯的容积。然后照甲法自"取供试品适量"起，依法测定，自油层中减去二甲苯量，即为挥发油量，再计算供试品中挥发油的含量（%）。

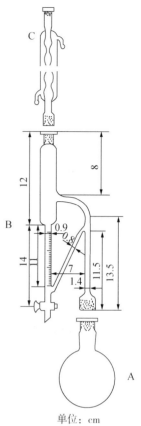

单位：cm

图 6 - 7　挥发油测定的仪器装置

（四）记录与计算

1. 记录 记录挥发油密度、挥发油读取体积、取样数量、标示量等数据。

2. 计算 计算公式如下：

$$挥发油含量（\%） = \frac{\dfrac{挥发油体积 \times 密度}{取样数量}}{标示量} \times 100\%$$

其中取样数量的单位是丸、片、粒等，标示量是指该剂型单位剂量的制剂中规定的主药含量，通常在该剂型的标签上表示出来。

（五）结果判断

计算结果按有效数字的修约规则进行修约，使与标准中规定限度的有效数位一致，其数值在规定范围内时，判为符合规定。

（六）应用实例

实例 6.14　牡荆油胶丸中挥发油的含量测定

1. 检验依据

【处方】 牡荆油 20g　大豆油 230g

【含量测定】 牡荆油 取本品 100 丸，加醋酸溶液（1→10）500ml，按照挥发油测定法（通则 2204）测定，所得油量按相对密度 0.897 计算，即得。本品每丸含牡荆油应为标示量的85.0% ~ 110.0%。

【规格】 每丸含牡荆油 20mg。

2. 测定

（1）测定 取本品（每丸含牡荆油 20mg）100 丸，取出内容物，置 500ml 烧瓶中，依法测定，读取挥发油量，即得。平行操作 2 份。

（2）计算 将按照上述方法测定的实验数据和计算记录于表 6 - 10。

表 6 - 10 牡荆油胶丸中挥发油的含量测定实验数据

编号	1	2
挥发油体积/ml	2.08	2.11

$$牡荆油含量（\%） = \frac{\dfrac{牡荆油体积 \times 密度}{丸数}}{标示量} \times 100\%$$

$$挥发油含量_1 = \frac{\dfrac{2.08 \times 0.897}{100}}{\dfrac{20}{1000}} \times 100\% = 93.29\%$$

$$挥发油含量_2 = \frac{\dfrac{2.11 \times 0.897}{100}}{\dfrac{20}{1000}} \times 100\% = 94.63\%$$

$$平均含量 = \frac{挥发油含量_1 + 挥发油含量_2}{2} = \frac{93.29\% + 94.63\%}{2} = 93.96\%$$

符合规定。

三、氮测定法

氮测定法系依据含氮有机物经硫酸消化后，使有机氮转为硫酸铵，生成的硫酸铵被氢氧化钠分解释放出氨，氨随水蒸气被蒸馏入硼酸液中生成硼酸铵，最后用强酸滴定，依据强酸消耗量计算出供试品的氮含量。《中国药典》2020 年版收载了以下三种测定方法。

（一）第一法（常量法）

取供试品适量（相当于含氮量25 ~ 30mg），精密称定，供试品如为固体或半固体，可用滤纸称取，并连同滤纸置干燥的 500ml 凯氏烧瓶中；然后依次加入硫酸钾（或无水硫酸钠）10g 和硫酸铜粉末 0.5g，再沿瓶壁缓缓加硫酸 20ml；在凯氏烧瓶口放一小漏斗并使凯氏烧瓶成 45° 斜置，用直火缓缓加热，使溶液的温度保持在沸点以下，等泡沸停止，强热至沸腾，待溶液成澄明的绿色后，除另有规定外，继续加热 30 分钟，放冷。沿瓶壁缓缓加水 250ml，振摇使混合，放冷后，加40% 氢氧化钠溶液 75ml，注意使沿瓶壁流至瓶底，自成一液层，加锌粒数粒，用氮气球将凯氏烧瓶与冷凝管连接；另取 2% 硼酸溶液 50ml，置 500ml 锥形瓶中，加甲基红 - 溴甲酚绿混合指示液 10 滴；将冷凝管的下端插入硼酸溶液的液面下，轻轻摆动凯氏烧瓶，使溶液混合均匀，加热蒸馏，至接收液的总体积约为 250ml 时，将冷凝管尖端提出液面，使蒸气冲洗约 1 分钟，用水淋洗尖端后停止蒸馏；馏出液用硫酸滴定液（0.05mol/L）滴定至溶液由蓝绿色变为灰紫色，并将滴定的结果用空白试验校正。每 1ml 的硫酸滴定液（0.05mol/L）相当于 1.401mg 的 N。

（二）第二法（半微量法）

蒸馏装置如图 6-8 所示。图中 A 为 1000ml 圆底烧瓶，B 为安全瓶，C 为连有氮气球的蒸馏器，D 为漏斗，E 为直形冷凝管，F 为 100ml 锥形瓶，G、H 为橡皮管夹。

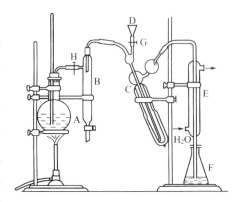

图 6-8　蒸馏装置

连接蒸馏装置，A 瓶中加水适量与甲基红指示液数滴，加稀硫酸使成酸性，加玻璃珠或沸石数粒，从 D 漏斗加水约 50ml，关闭 G 夹，开放冷凝水，煮沸 A 瓶中的水，当蒸汽从冷凝管尖端冷凝而出时，移去火源，关 H 夹，使 C 瓶中的水反抽到 B 瓶，开 G 夹，放出 B 瓶中的水，关 B 瓶及 G 夹，将冷凝管尖端插入约 50ml 水中，使水自冷凝管尖端反抽至 C 瓶，再抽至 B 瓶，如上法放去。如此将仪器内部洗涤 2~3 次。

取供试品适量（相当于含氮量 1.0~2.0mg），精密称定，置干燥的 30~50ml 凯氏烧瓶中，加硫酸钾（或无水硫酸钠）0.3g 与 30% 硫酸铜溶液 5 滴，再沿瓶壁滴加硫酸 2.0ml；在凯氏烧瓶口放一小漏斗，并使烧瓶成 45° 斜置，用小火缓缓加热使溶液保持在沸点以下，等泡沸停止，逐步加大火力，沸腾至溶液成澄明的绿色后，除另有规定外，继续加热 10 分钟，放冷，加水 2ml。

取 2% 硼酸溶液 10ml，置 100ml 锥形瓶中，加甲基红-溴甲酚绿混合指示液 5 滴，将冷凝管尖端插入液面下。然后，将凯氏烧瓶中内容物经由 D 漏斗转入 C 蒸馏瓶中，用水少量淋洗凯氏烧瓶及漏斗数次，再加入 40% 氢氧化钠溶液 10ml，用少量水再洗漏斗数次，关 G 夹，加热 A 瓶进行蒸汽蒸馏，至硼酸液开始由酒红色变为蓝绿色时起，继续蒸馏约 10 分钟后，将冷凝管尖端提出液面，使蒸汽继续冲洗约 1 分钟，用水淋洗尖端后停止蒸馏。

馏出液用硫酸滴定液（0.005mol/L）滴定至溶液由蓝绿色变为灰紫色，并将滴定的结果用空白（空白和供试品所得馏出液的容积应基本相同，70~75ml）试验校正。每 1ml 的硫酸滴定液（0.005mol/L）相当于 0.1401mg 的 N。

取用的供试品如在 0.1g 以上时，应适当增加硫酸的用量，使消解作用完全，并相应地增加 40% 氢氧化钠溶液的用量。蒸馏前应清洗蒸馏器 15 分钟以上。

（三）第三法（定氮仪法）

本法适用于常量及半微量法测定含氮化合物中氮的含量。

半自动定氮仪由消化仪和自动蒸馏仪组成；全自动定氮仪由消化仪、自动蒸馏仪和滴定仪组成。

根据供试品的含氮量参考常量法（第一法）或半微量法（第二法）称取样品置消化管中，依次加入适量硫酸钾、硫酸铜和硫酸，把消化管放入消化仪中，按照仪器说明书的方法开始消解〔通常 150℃，5 分钟（去除水分）；350℃，5 分钟（接近硫酸沸点）；400℃，60~80 分钟〕至溶液成澄明的绿色，再继续消化 10 分钟，取出，冷却。

将配制好的碱液、吸收液和适宜的滴定液分别置自动蒸馏仪相应的瓶中，按照仪器说明书的要求将已冷却的消化管装入正确位置，关上安全门，连接水源，设定好加入试剂的量、时间、清洗条件及其他仪器参数等，如为全自动定氮仪，即开始自动蒸馏和滴定。如为半自动定氮仪，则取馏出液照第一法或第二法滴定，测定氮的含量。

（四）记录与计算

1. 记录　记录滴定液浓度、滴定液消耗体积、供试品溶液的浓度、供试品溶液的体积等数据。

2. 计算　计算公式如下：

（1）液体制剂

$$含量（ml）= \frac{（供试品消耗滴定液体积 - 空白消耗滴定液体积）\times 滴定度}{供试品体积}$$

（2）固体制剂

$$含量（g）= \frac{（供试品消耗滴定液体积 - 空白消耗滴定液体积）\times 滴定度}{供试品的重量}\times 平均重量$$

其中滴定度需要根据滴定液的实际浓度进行计算，平均重量是指每一单位的平均重量（如每片/丸/粒等）。

（五）结果判断

计算结果按有效数字的修约规则进行修约，使与标准中规定限度的有效数位一致，其数值在规定范围内时，判为符合规定。

（六）应用实例

实例 6.15 清开灵注射液中总氮量的含量测定

1. 检验依据

【处方】胆酸 3.25g 珍珠母（粉）50.0g 猪去氧胆酸 3.75g 栀子 25.0g 水牛角（粉）25.0g 板蓝根 200.0g 黄芩苷 5.0g 金银花 60.0g

【含量测定】总氮量 精密量取本品 0.5ml，照氮测定法（通则 0704 第二法）测定，即得。

本品每 1ml 含总氮（N）应为 2.2~3.0mg。

【规格】（1）每支装 2ml （2）每支装 10ml

2. 测定

（1）供试品溶液的制备 取规格为每支装 10ml 的本品 1 支，倒入干净、干燥的烧杯中，混匀，精密量取 0.5ml，置干燥的 50ml 凯氏烧瓶中，依法操作，即得。

（2）空白溶液的制备 不加样品，按照供试品溶液的制备方法制备空白溶液，即得。

（3）测定 供试品溶液和空白溶液分别用硫酸滴定液（0.005mol/L）滴定至溶液由蓝绿色变为灰紫色，记录数据，即得。每 1ml 的硫酸滴定液（0.005mol/L）相当于 0.1401mg 的 N。

（4）计算 将按照上述方法测定的实验数据和计算结果记录于表 6-11。

表 6-11 清开灵注射液中总氮量的含量测定实验数据

编号	1	2
供试品消耗滴定液体积/ml	10.83	10.77
空白消耗滴定液体积/ml	0.23	
硫酸滴定液浓度/（mol/L）	0.00501	

$$含氮含量（ml）= \frac{（供试品消耗滴定液体积 - 空白消耗滴定液体积）\times 滴定度}{供试品体积}$$

$$含量_1 = \frac{（10.83 - 0.23）\times 0.1401 \times \dfrac{0.00501}{0.005}}{0.5} = 2.98（mg/ml）$$

$$含量_2 = \frac{（10.77 - 0.23）\times 0.1401 \times \dfrac{0.00501}{0.005}}{0.5} = 2.96（mg/ml）$$

$$平均含量 = \frac{含量_1 + 含量_2}{2} = \frac{2.98 + 2.96}{2} = 2.97（mg/ml）$$

符合规定。

实训十五　正骨水中挥发油的含量测定

一、实训目的

1. 掌握挥发油含量测定的基本操作步骤和技能。

2. 能够完成正骨水中挥发油的含量测定。

二、实训依据

1. 挥发油测定法《中国药典》2020年版四部通则2204。

2. 正骨水的药品质量标准。

正骨水

【处方】九龙川　木香　海风藤　土鳖虫　豆豉姜　大皂角　香加皮　莪术　买麻藤　过江龙　香樟　徐长卿　降香　两面针　碎骨木　羊耳菊　虎杖　五味藤　千斤拔　朱砂根　横经席　穿壁风　鹰不扑　草乌　薄荷脑　樟脑

【含量测定】挥发油　精密量取本品10ml，置分液漏斗中，加饱和氯化钠溶液100ml，振摇1～2分钟，放置1～2小时，分取上层液，移入圆底烧瓶中，用热水洗涤分液漏斗数次，洗液并入圆底烧瓶中，照挥发油测定法（通则2204甲法）测定，含挥发油不得少于9.5%。

挥发油测定操作：加入玻璃珠2粒，连接装置，自冷凝管上端加水充满挥发油测定器刻度部分，并溢入烧瓶为止。加热至测定管油量不再增加，停止加热。放置片刻，将水缓缓放出，至油层上端到正刻度0线上5mm为止。放置1小时，开启活塞使油层下降至其上端恰于刻度0线平齐，读取挥发油体积，计算挥发油含量（%）。

三、实训材料

1. 仪器　二号筛、挥发油测定仪器装置、分液漏斗等。

2. 试药　饱和氯化钠溶液、正骨水。

四、数据处理及计算

$$挥发油含量（\%） = \frac{\dfrac{挥发油体积 \times 密度}{取样数量}}{标示量} \times 100\%$$

五、注意事项

1. 注意挥发油提取装置的密闭性。

2. 停止加热时，要放置一段时间，不可立即开启测定器下端活塞。

六、实训评价

表 6 – 12　实训评价表

评价项目	评价内容	评价标准	分值	得分
实训准备（20分）	查阅资料	资料的查阅范围、资料整理及方案设计	10	
	实验用品的准备	仪器状态完好、玻璃仪器清洗干净	10	
实训过程（55分）	供试品溶液制备	分液漏斗操作规范	10	
		按规定精密称量、定容	10	
	挥发油测定仪	规范使用	20	
	结果判断	根据药品标准正确判断	5	
	检验原始记录	记录真实、完整、整洁	10	
实训结束（15分）	清场	合理、完整、规范	5	
	检验报告书	格式规范、内容完整	10	
职业素养（10分）	实训操作及安排	操作严谨、实训安排合理有序	10	
合计（100分）				

实训十六　液相色谱法测定牛黄解毒片中黄芩苷的含量

一、实训目的

掌握高效液相色谱法定量的原理和方法；掌握高效液相色谱法测定中药制剂中成分含量的基本操作步骤和技能。

二、实训依据

1. 高效液相色谱法：《中国药典》2020 年版四部通则 0512。
2. 牛黄解毒片的药品质量标准。

牛黄解毒片

【处方】人工牛黄 5g　雄黄 50g　石膏 200g　大黄 200g　黄芩 150g　桔梗 100g　冰片 25g　甘草 50g

【含量测定】照高效液相色谱法（通则 0512）测定。

色谱条件与系统适用性试验　以十八烷基硅烷键合硅胶为填充剂；以甲醇 – 水 – 磷酸（45：55：0.2）为流动相；检测波长为 315nm。理论板数按黄芩苷峰计算应不低于 3000。

对照品溶液的制备　取黄芩苷对照品适量，精密称定，加甲醇制成每 1ml 含 30μg 的溶液，即得。

供试品溶液的制备　取本品 20 片（包衣片除去包衣），精密称定，研细，取约 0.6g，精密称定，置具塞锥形瓶中，加 70% 乙醇 30ml，超声处理（功率 250W，频率 33kHz）20 分钟，放冷，滤过，滤液置 100ml 量瓶中，用少量 70% 乙醇分次洗涤容器和残渣，洗液滤入同一量瓶中，加 70% 乙醇至刻度，摇匀，精密量取 2ml，置 10ml 量瓶中，加 70% 乙醇至刻度，摇匀，滤过，即得。

测定法　分别精密吸取对照品溶液 5μl 与供试品溶液 10μl，注入液相色谱仪，测定，即得。

本品每片含黄芩以黄芩苷（$C_{21}H_{18}O_{11}$）计，小片不得少于 3.0mg；大片不得少于 4.5mg。

三、实训材料

1. 仪器 高效液相色谱仪、分析天平（感量 0.0001g）、移液管、量筒、超声波提取器、微量注射器、漏斗、蒸发皿、具塞锥形瓶。

2. 试剂与试药 黄芩苷对照品、乙醇、甲醇、磷酸。

四、数据处理及计算

外标法计算公式：

$$C_X = \frac{A_X}{A_R} \cdot C_R$$

式中，C_X 为供试品溶液的浓度；C_R 为对照品溶液的浓度；A_X 为供试品待测成分的峰面积或峰高；A_R 为对照品的峰面积或峰高。

五、注意事项

1. 各色谱柱的使用应予登记，包括本次测试药品及柱中的保存溶剂。

2. 进样前，色谱柱应用流动相充分冲洗平衡。

3. 分析完毕后，色谱流路系统，从输液泵、进样器、色谱柱到检测器流通池，均应充分冲洗，防止管路堵塞。

六、实训评价

表 6 - 13 实训评价表

评价项目	评价内容	评价标准	分值	得分
实训准备 （20分）	着装	整齐干净	2	
	仪器的准备与清洗	仪器状态完好、玻璃仪器清洗干净	8	
	试剂的准备	选用试剂的规格、配制方法正确	10	
实训过程 （55分）	供试品溶液制备	过程认真规范	10	
	对照品溶液制备	按规定精密称量、定容	10	
	色谱条件与系统适用性试验	测定结果符合规定	10	
	供试品进样、测定	规范操作、测定	5	
	记录色谱图、计算浓度和含量	方法正确、结果准确	5	
	结果判断	根据药品标准正确判断	5	
	检验原始记录	记录真实、完整、整洁	10	
实训结束 （15分）	清场	合理、完整、规范	5	
	检验报告书	格式规范、内容完整	10	
职业素养 （10分）	实训操作及安排	操作严谨，实训安排合理有序	10	
合计（100分）				

七、实训思考

1. 高效液相色谱法检测黄芩苷的流动相中为什么加磷酸？

2. 测定黄芩苷的方法属于内标法还是外标法？

3. 含量测定时，对照品溶液和供试品溶液每份至少进样几次？

实训十七　气相色谱－内标法测定十滴水中樟脑和桉油的含量

一、实训目的

1. 掌握气相色谱法保留时间定性和内标法定量的原理和方法；掌握气相色谱法测定中药制剂中成分含量的基本操作步骤和技能。

2. 熟悉气相色谱仪的构造、使用方法。

二、实训依据

1. 气相色谱法：《中国药典》2020 年版四部通则 0521。

2. 十滴水的药品质量标准。

十滴水

【处方】樟脑 25g　干姜 25g　大黄 20g　小茴香 10g　肉桂 10g　辣椒 5g　桉油 12.5ml

【含量测定】照气相色谱法（通则 0521）测定。

色谱条件与系统适用性试验　改性聚乙二醇 20000（PEG－20M）毛细管柱（柱长为 30m，内径为 0.53mm，膜厚度为 1μm）；柱温为程序升温，初始温度为 65℃，以每分钟 6℃的速率升温至 155℃。理论板数按樟脑峰计算应不低于 12000。

校正因子测定　取环己酮适量，精密称定，加 70% 乙醇制成每 1ml 含 10mg 的溶液，作为内标溶液。分别取樟脑对照品 20mg、桉油精对照品 10mg，精密称定，置同一 10ml 量瓶中，精密加入内标溶液 1ml，加 70% 乙醇至刻度，摇匀。吸取 1μl，注入气相色谱仪，计算校正因子。

测定法　精密量取本品 1ml，置 10ml 量瓶中，精密加入内标溶液 1ml，加 70% 乙醇至刻度，摇匀。吸取 1～2μl，注入气相色谱仪，测定，即得。

本品每 1ml 含樟脑（$C_{10}H_{16}O$）应为 20.0～30.0mg；含桉油以桉油精（$C_{10}H_{18}O$）计，不得少于 6.3mg。

三、实训材料

1. 仪器　气相色谱仪、分析天平（感量 0.0001g）。

2. 试剂与试药　十滴水、樟脑对照品、桉油精对照品、乙醇、纯化水、环己酮。

四、数据处理及计算

1. 校正因子计算　校正因子测定时分别记录对照品、内标物的峰面积，按下式计算校正因子。

$$校正因子（f）=\frac{A_内 \times C_对}{A_对 \times C_内}$$

式中，$A_内$ 为校正因子测定时内标物的峰面积；$C_内$ 为校正因子测定时内标物的浓度；$A_对$ 为对照品的峰面积；$C_对$ 为对照品的浓度。

2. 供试品含量计算　供试品测定时分别记录供试品、内标物的峰面积，按下式计算供试品浓度及樟脑、桉油的含量。

$$C_供=\frac{A_供}{A_{供内}} \times C_{供内}$$

$$十滴水中樟脑（桉油）含量（ml）=C_供×D$$

式中，f 为上述计算出的校正因子；$A_供$ 为供试品的峰面积；D 稀释倍数；$C_供$ 为供试品的浓度；$A_{供内}$ 为供试品测定时内标物的峰面积；$C_{供内}$ 为供试品测定时内标物的浓度。

五、注意事项

1. 在点燃氢火焰离子化检测器时，可先通入氢气以排除气路中的空气，然后通入大于 50ml/min 的氢气和小于 500ml/min 的空气，这样容易点燃。

2. 氢火焰离子化检测器往往由于固定液流失，样品在喷嘴燃烧后产生积碳，或使用硅烷化衍生试剂沉积二氧化硅，污染检测器，喷嘴内径变小，点火困难，检测器线性范围变窄，收集极表面也沉积二氧化硅，使灵敏度下降，故最好卸下喷嘴和收集极清洗。先用通针通喷嘴，必要时用金相砂纸打磨，然后再依次用洗涤剂、水超声清洗，在 100～120℃烘干，收集极也按上法清洗。

3. 切忌将大量的氢气排入室内。

六、实训评价

表 6-14　实训评价表

评价项目	评价内容	评价标准	分值	得分
实训准备 （20分）	着装	整齐干净	2	
	仪器的准备与清洗	仪器状态完好、玻璃仪器清洗干净	8	
	试剂的准备	选用试剂的规格、配制方法正确	10	
实训过程 （55分）	供试品溶液制备	过程认真、规范	5	
	对照品溶液制备	按规定精密称量、定容	5	
	色谱条件与系统适用性试验	测定结果符合规定	10	
	校正因子测定	正确进样、测定	10	
	供试品进样、测定	规范操作、测定	5	
	记录色谱图、计算浓度和含量	方法正确、结果准确	5	
	结果判断	根据药品标准正确判断	5	
	检验原始记录	记录真实、完整、整洁	10	
实训结束 （15分）	清场	合理、完整、规范	5	
	检验报告书	格式规范、内容完整	10	
职业素养 （10分）	实训操作及安排	操作严谨，实训安排合理、有序	10	
合计（100分）				

七、实训思考

1. 内标法的测定原理是什么？内标物应符合哪些条件？

2. 内标法为什么要应用校正因子？

3. 气相色谱仪常用的检测器有哪几种？分别适用于哪些成分的检测？

实训十八　紫外－可见分光光度法测定汉桃叶片中总黄酮的含量

一、实训目的

掌握紫外－可见分光光度法中标准曲线法测定含量的原理和方法；掌握紫外－可见分光光度法中标准曲线法测定含量的基本操作步骤和技能；掌握紫外－可见分光光度计的构造、使用方法。

二、实训依据

1. 紫外－可见分光光度法，可见《中国药典》2020 年版四部通则 0401。
2. 汉桃叶片的药品质量标准。

汉桃叶片

【处方】汉桃叶 3000g

【含量测定】对照品溶液的制备　取无水芦丁对照品约 50mg，精密称定，置 50ml 量瓶中，加 60% 乙醇 35ml，微热使溶解，放冷，用 60% 乙醇稀释至刻度，摇匀。精密量取 10ml，置 50ml 量瓶中，加水至刻度，摇匀，即得（每 1ml 中约含无水芦丁 0.2mg）。

标准曲线的制备　精密量取对照品溶液 1ml、2ml、3ml、4ml、5ml、6ml，分别置 25ml 量瓶中，加水至 6ml，加 5% 亚硝酸钠溶液 1ml，混匀，放置 6 分钟，加 10% 硝酸铝溶液 1ml，摇匀，放置 6 分钟，加氢氧化钠试液 10ml，再加水至刻度，摇匀，放置 15 分钟，以相应的试剂作空白，照紫外－可见分光光度法（通则 0401），在 500nm 波长处测定吸光度，以吸光度为纵坐标、浓度为横坐标，绘制标准曲线。

测定法　取本品 20 片，除去包衣，精密称定，研细，取约 4 片量，精密称定，置 100ml 量瓶中，加 60% 乙醇 70ml，80℃ 加热 30 分钟，并时时振摇，放冷，加 60% 乙醇至刻度，摇匀，滤过。精密吸取续滤液 1ml，置 25ml 量瓶中，照标准曲线制备项下的方法，自"加水至 6ml"起，依法操作，另精密吸取续滤液 1ml，加水稀释至 25ml，摇匀，作空白，依法测定吸光度，从标准曲线上读出供试品中无水芦丁的量，计算，即得。

本品每片含总黄酮以无水芦丁（$C_{27}H_{30}O_{16}$）计，不得少于 14mg。

【规格】（1）薄膜衣片　每片重 0.33g　　（2）糖衣片（片芯重 0.32g）

三、实训材料

1. 仪器　紫外－可见分光光度计、分析天平（感量 0.0001g）、容量瓶、恒温水浴锅、移液管、漏斗、滤纸。

2. 试剂与试药　汉桃叶片、芦丁对照品、乙醇、纯化水、5% 亚硝酸钠溶液、10% 硝酸铝溶液、氢氧化钠试液。

四、数据处理及计算

1. 标准曲线制备　根据对照品的浓度（C_i）及对应的吸光度（A_i），以浓度为横坐标，吸光度为纵坐标，绘制标准曲线，并求出浓度与吸光度的一元线性回归方程。

2. 含量计算　将供试品溶液的吸光度代入回归方程，计算出被测组分的浓度 $C_{供}$，每片汉桃叶片中总黄酮的含量计算公式如下：

$$\text{汉桃叶片中总黄酮的含量（片）} = \frac{C_{供} \times D \times V_{供}}{W} \times \overline{W}$$

式中，D 为稀释倍数；$V_{供}$ 为供试品溶液的体积；W 为取样量；$\overline{W}$ 为平均片重。

五、注意事项

1. 芦丁对照品需 105℃ 干燥至恒重成为无水芦丁对照品。

2. 标准曲线的相关系数需大于 0.999。

六、实训评价

表 6-15 实训评价表

评价项目	评价内容	评价标准	分值	得分
实训准备 （20 分）	着装	整齐干净	2	
	仪器的准备与清洗	仪器状态完好、玻璃仪器清洗干净	8	
	试剂的准备	选用试剂的规格、配制方法正确	10	
实训过程 （55 分）	对照品溶液制备	按规定精密称量、定容	5	
	标准曲线的制备	过程认真、规范	10	
	供试品溶液制备	认真、正确	10	
	供试品显色、测定吸光度	操作规范、正确	10	
	计算浓度和含量	方法正确、结果准确	5	
	结果判断	根据药品标准正确判断	5	
	检验原始记录	记录真实、完整、整洁	10	
实训结束 （15 分）	清场	合理、完整、规范	5	
	检验报告书	格式规范、内容完整	10	
职业素养 （10 分）	实训操作及安排	操作严谨、实训安排合理、有序	10	
合计（100 分）				

七、实训思考

1. 标准曲线法测定中药制剂中药物成分的含量应注意哪些问题？

2. 亚硝酸钠比色法的适用范围是什么？是否所有的总黄酮都可以采用此法测定含量？

3. 总黄酮和单体黄酮的测定方法有什么不同？

4. 除了标准曲线法，紫外 - 可见分光光度法还有什么计算含量的方法？

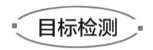 目标检测

答案解析

一、选择题

1.《中国药典》规定万氏牛黄清心丸中朱砂的含量测定采用（　　）

　　A. 挥发法　　　　B. 比色法　　　　C. 沉淀法　　　　D. 滴定法

2. 挥发性醚浸出物的测定采用的提取溶剂是（　　）

　　A. 石油醚　　　　B. 甲醚　　　　C. 乙醚　　　　D. 乙醇

3. 总氮测定法中，吸收氨蒸气的是（　　）

    A. 稀盐酸   B. 稀硫酸   C. 硼酸   D. 醋酸

4. GC 法和 HPLC 法用于中药制剂的含量测定时，定量的依据一般是（　　）

    A. 峰面积   B. 保留时间   C. 分离度   D. 理论板数

5. 气相色谱法用于中药制剂的定量分析主要适用于（　　）

    A. 含挥发油成分及其他挥发性成分的制剂

    B. 含酸类成分的制剂

    C. 含苷类成分的制剂

    D. 含生物碱类成分的制剂

6. 应用 GC 法进行中药制剂有效成分含量测定最常用的定量方法是（　　）

    A. 外标法   B. 内标法   C. 面积归一法   D. 校正因子法

7. 紫外－可见分光光度计通常使用的工作波长范围为（　　）

    A. $190 \sim 400nm$ B. $400 \sim 900nm$ C. $190 \sim 900nm$ D. $4000 \sim 400cm^{-1}$

8. 用紫外－可见分光光度法测定样品（$\lambda_{max}254nm$），应使用的光源为（　　）

    A. 钨灯   B. 氢灯   C. 氙灯   D. 激光

9. 标准曲线是指（　　）

    A. $T - \lambda$ 曲线   B. $A - \lambda$ 曲线   C. $A - C$ 曲线   D. $T - C$ 曲线

10. 中药制剂含量测定最常用的分析方法是（　　）

    A. 化学分析法   B. 紫外－可见分光光度法

    C. 高效液相色谱法   D. 气相色谱法

11. 在用高效液相色谱法测定中药制剂含量时，常用的检测器是（　　）

    A. 紫外检测器   B. 氢火焰离子化检测器

    C. 蒸发光散射检测器   D. 热导检测器

12. 液相色谱仪最重要的分离部件是（　　）

    A. 进样器   B. 高压泵   C. 色谱柱   D. 检测器

13. 气相色谱与液相色谱的根本区别是（　　）

    A. 流动相不同   B. 分离对象不同

    C. 分离原理不同   D. 操作方法不同

14. 气相色谱仪中使用最广泛的检测器是（　　）

    A. 紫外检测器   B. 荧光检测器

    C. 热导池检测器   D. 氢火焰离子检测器

15. 气相色谱法最常用的定量方法是（　　）

    A. 外标法   B. 内标法   C. 曲线校正法   D. 内加法

二、简答题

1. 测定中药制剂中药物成分含量的化学分析法有哪些？分别举例各方法常见的测定品种。

2. 高效液相色谱法外标法定量的依据是什么？

3. 在中药领域，紫外－可见分光光度法测定含量的方法有哪些？

4. 简述薄层色谱扫描法测定含量的方法。

三、实例分析

1. 七厘散中醇溶性浸出物的测定

测定法　取本品约2g，精密称定重量，置250ml的锥形瓶中，精密加乙醇100ml，密塞，称定重量，静置1小时后，连接回流冷凝管，加热至沸腾，并保持微沸1小时。放冷后，取下锥形瓶，密塞，再称定重量，用乙醇补足减失的重量，摇匀，用干燥滤器滤过，精密量取滤液25ml，置已干燥至恒重的蒸发皿中，在水浴上蒸干后，于105℃干燥3小时，置干燥器中冷却30分钟，迅速精密称定重量。《中国药典》2020年版一部规定本品含醇溶性浸出物不得少于60%。实验数据如表6-11所示。

表6-16　实验数据表

编号	1	2
供试品重量/g	2.0150	2.0135
蒸发皿恒重重量/g	32.0412	31.0200
浸出物和蒸发皿重量/g	32.3686	31.3420

请计算七厘散样品中醇溶性浸出物的含量，并判断是否符合《中国药典》的规定。

2. 牛黄上清丸中黄芩的含量测定

测定法　取样品10丸，剪碎，研细混匀，精密称定（1.002g），精密加入稀乙醇50ml，称定重量，超声处理30分钟，置水浴上回流3小时，放冷，称定重量，用稀乙醇补充减失的溶剂量，静置，取上清液，作为供试液，分别精密吸取黄芩苷对照液（60μg/ml）和供试液各5μl，注入高效液相色谱仪，测定，即得，《中国药典》规定，每丸含黄芩以黄芩苷计算，不得少于15mg，试计算黄芩苷的含量。（已知$A_{供}=4728936$，$A_{对}=3884164$，平均丸重5.8940g）

2. 十滴水软胶囊中樟脑含量的测定

色谱条件与系统适应性试验　以聚乙二醇（PEG-20M）为固定相，涂布浓度为10%，柱温150℃。理论板数按樟脑峰计算应不低于2000，樟脑峰与内标物质峰的分离度应大于2。

校正因子测定　精密称取樟脑对照品（R）50mg，置10ml量瓶中，精密加入薄荷脑内标物（S）50mg，加无水乙醇至刻度，摇匀，精密量取1~2μl，注入气相色谱仪。

测定法　取平均粒重0.4g的本品内容物，混匀，取0.8g，精密称定（0.7961g），置具塞试管中，用无水乙醇提取5次，每次4ml，分取乙醇提取液，合并，转移至25ml量瓶中，精密加入薄荷脑125mg，使溶解，加无水乙醇稀释至刻度，摇匀，作为供试品溶液。精密量取1~2μl，注入气相色谱仪测定。

（1）本法属于气液分配GC还是气固吸附GC？

（2）使用哪种载气？哪种检测器？

（3）采用的是外标-校正因子法还是内标-校正因子法？

书网融合……

重点回顾

微课6-1

微课6-2

习题

附 录

《中国药典》2020 年版四部通则中，关于中药制剂检测基本用试药、试剂、试纸、缓冲液、滴定液、指示剂与指示液等检测用物品的配制，均有详细收录。为便于查找，本教材收录四种，并收录一般数据记录和原始记录书写原则，一并在学习中按照实验室常规要求参照记录执行。

附录一 各种试液的配制

一氯化碘试液 取碘化钾 0.14g 与碘酸钾 90mg，加水 125ml 使溶解，再加盐酸 125ml，即得。本液应置玻璃瓶内，密闭，在凉处保存。

N－乙酰－L－酪氨酸乙酯试液 取 N－乙酰－L－酪氨酸乙酯 24.0mg，加乙醇 0.2ml 使溶解，加磷酸盐缓冲液（取 0.067mol/L 磷酸二氢钾溶液 38.9ml 与 0.067mol/L 磷酸氢二钠溶液 61.6ml，混合，pH 为 7.0）2ml，加指示液（取等量的 0.1% 甲基红的乙醇溶液与 0.05% 亚甲蓝的乙醇溶液，混匀）1ml，用水稀释至 10ml，即得。

乙醇制对二甲氨基苯甲醛试液 取对二甲氨基苯甲醛 1g，加乙醇 9.0ml 与盐酸 2.3ml 使溶解，再加乙醇至 100ml，即得。

乙醇制氢氧化钾试液 可取用乙醇制氢氧化钾滴定液（0.5mol/L）。

乙醇制氨试液 取无水乙醇，加浓氨溶液使每 100ml 中含 NH₃ 9～11g，即得。本液应置橡皮塞瓶中保存。

乙醇制硝酸银试液 取硝酸银 4g，加水 10ml 溶解后，加乙醇使成 100ml，即得。

乙醇制硫酸试液 取硫酸 57ml，加乙醇稀释至 1000ml，即得。本液含 H₂SO₄ 应为 9.5%～10.5%。

乙醇制溴化汞试液 取溴化汞 2.5g，加乙醇 50ml，微热使溶解，即得。本液应置玻璃塞瓶内，在暗处保存。

二乙基二硫代氨基甲酸钠试液 取二乙基二硫代氨基甲酸钠 0.1g，加水 100ml 溶解后，滤过，即得。

二乙基二硫代氨基甲酸银试液 取二乙基二硫代氨基甲酸银 0.25g，加三氯甲烷适量与三乙胺 1.8ml，加三氯甲烷至 100ml，搅拌使溶解，放置过夜，用脱脂棉滤过，即得。本液应置棕色玻璃瓶内，密塞，置阴凉处保存。

二苯胺试液 取二苯胺 1g，加硫酸 100ml 使溶解，即得。

二盐酸二甲基对苯二胺试液 取二盐酸二甲基对苯二胺 0.1g，加水 10ml，即得。需新鲜少量配制，于冷处避光保存，如试液变成红褐色，不可使用。

二氨基萘试液 取 2,3－二氨基萘 0.1g 与盐酸羟胺 0.5g，加 0.1mol/L 盐酸溶液 100ml，必要时加热使溶解，放冷滤过，即得。本液应临用新配，避光保存。

二硝基苯试液 取间二硝基苯 2g，加乙醇使溶解成 100ml，即得。

二硝基苯甲酸试液 取 3,5－二硝基苯甲酸 1g，加乙醇使溶解成 100ml，即得。

二硝基苯肼试液 取 2,4－二硝基苯肼 1.5g，加硫酸溶液（1→2）20ml，溶解后，加水使成 100ml，滤过，即得。

二硝基苯肼乙醇试液　取 2，4 - 二硝基苯肼 1g，加乙醇 1000ml 使溶解，再缓缓加入盐酸 10ml，摇匀，即得。

稀二硝基苯肼试液　取 2，4 - 二硝基苯肼 0.15g，加含硫酸 0.15ml 的无醛乙醇 100ml 使溶解，即得。

二氯化汞试液　取二氯化汞 6.5g，加水使溶解成 100ml，即得。

二氯靛酚钠试液　取 2，6 - 二氯靛酚钠 0.1g，加水 100ml 溶解后，滤过，即得。

丁二酮肟试液　取丁二酮肟 1g，加乙醇 100ml 使溶解，即得。

三硝基苯酚试液　本液为三硝基苯酚的饱和水溶液。

三硝基苯酚锂试液　取碳酸锂 0.25g 与三硝基苯酚 0.5g，加沸水 80ml 使溶解，放冷，加水使成 100ml，即得。

三氯化铁试液　取三氯化铁 9g，加水使溶解成 100ml，即得。

三氯化铝试液　取三氯化铝 1g，加乙醇使溶解成 100ml，即得。

三氯化锑试液　本液为三氯化锑饱和的三氯甲烷溶液。

三氯醋酸试液　取三氯醋酸 6g，加三氯甲烷 25ml 溶解后，加浓过氧化氢溶液 0.5ml，摇匀，即得。

五氧化二矾试液　取五氧化二矾适量，加磷酸激烈振摇 2 小时后得其饱和溶液，用垂熔玻璃漏斗滤过，取滤液 1 份加水 3 份，混匀，即得。

水合氯醛试液　取水合氯醛 50g，加水 15ml 与甘油 10ml 使溶解，即得。

水杨酸铁试液　（1）取硫酸铁铵 0.1g，加稀硫酸 2ml 与水适量使成 100ml。

（2）取水杨酸钠 1.15g，加水使溶解成 100ml。

（3）取醋酸钠 13.6g，加水使溶解成 100ml。

（4）取上述硫酸铁铵溶液 1ml，水杨酸钠溶液 0.5ml，醋酸钠溶液 0.8ml 与稀醋酸 0.2ml，临用前混合，加水使成 5ml，摇匀，即得。

六氰络铁氢钾试液　取六氰络铁氢钾 5g，用少量水洗涤后，加水适量使溶解，用水稀释至 100ml，即得。本液应临用新制。

甘油乙醇试液　取甘油、稀乙醇各 1 份，混合，即得。

甘油淀粉润滑剂　取甘油 22g，加入可溶性淀粉 9g，加热至 140℃ ，保持 30 分钟并不断搅拌，放冷，即得。

甘油醋酸试液　取甘油、50% 醋酸溶液与水各 1 份，混合，即得。

甲醛试液　可取"甲醛溶液"应用。

甲醛硫酸试液　取硫酸 1ml，滴加甲醛试液 1 滴，摇匀，即得。本液应临用新制。

四苯硼钠试液　取四苯硼钠 0.1g，加水使溶解成 100ml，即得。

对二甲氨基苯甲醛试液　取对二甲氨基苯甲醛 0.125g，加无氮硫酸 65ml 与水 35ml 的冷混合液溶解后，加三氯化铁试液 0.05ml，摇匀，即得。本液配制后在 7 日内使用。

对甲苯磺酰 - L - 精氨酸甲酯盐酸盐试液　取对甲苯磺酰 - L - 精氨酸甲酯盐酸盐 98.5mg，加三羟甲基氨基甲烷缓冲液（pH 8.1）5ml 使溶解，加指示液（取等量 0.1% 甲基红的乙醇溶液与 0.05% 亚甲蓝的乙醇溶液，混匀）0.25ml，用水稀释至 25ml。

对氨基苯磺酸 - α - 萘胺试液　取无水对氨基苯磺酸 0.5g，加醋酸 150ml 溶解后，另取盐酸 - α - 萘胺 0.1g，加醋酸 150ml 使溶解，将两液混合，即得。本液久置显粉红色，用时可加锌粉脱色。

对羟基联苯试液　取对羟基联苯 1.5g，加 5% 氢氧化钠溶液 10ml 与水少量溶解后，再加水稀释至 100ml。本液贮存于棕色瓶中，可保存数月。

亚铁氰化钾试液　取亚铁氰化钾 1g，加水 10ml 使溶解，即得。本液应临用新制。

亚硝基铁氰化钠试液　取亚硝基铁氰化钠 1g，加水使溶解成 20ml，即得。本液应临用新制。

亚硝基铁氰化钠乙醛试液　取 1% 亚硝基铁氰化钠溶液 10ml，加乙醛 1ml，混匀，即得。

亚硝酸钠试液　取亚硝酸钠 1g，加水使溶解成 100ml，即得。

亚硝酸钠乙醇试液　取亚硝酸钠 5g，加 60% 乙醇使溶解成 1000ml，即得。

亚硝酸钴钠试液　取亚硝酸钴钠 10g，加水使溶解成 50ml，滤过，即得。

亚硫酸钠试液　取无水亚硫酸钠 20g，加水 100ml 使溶解，即得。本液应临用新制。

亚硫酸氢钠试液　取亚硫酸氢钠 10g，加水使溶解成 30ml，即得。本液应临用新制。

亚碲酸钠（钾）试液　取亚碲酸钠（钾）0.1g，加新鲜煮沸后冷至 50℃ 的水 10ml 使溶解，即得。

过氧化氢试液　取浓过氧化氢溶液（30%），加水稀释成 3% 的溶液。临用时配制。

血红蛋白试液　取牛血红蛋白 1g，加盐酸溶液（取 1mol/L 盐酸溶液 65ml，加水至 1000ml）使溶解成 100ml，即得。本液置冰箱中保存，2 日内使用。

多硫化铵试液　取硫化铵试液，加硫黄使饱和，即得。

次氯酸钠试液　取次氯酸钠溶液适量，加水制成含 NaClO 不少于 4% 的溶液，即得。本液应置棕色瓶内，在暗处保存。

次溴酸钠试液　取氢氧化钠 20g，加水 75ml 溶解后，加溴 5ml，再加水稀释至 100ml，即得。本液应临用新制。

异烟肼试液　取异烟肼 0.25g，加盐酸 0.31ml，加甲醇或无水乙醇使溶解成 500ml，即得。

苏丹Ⅲ试液　取苏丹Ⅲ 0.01g，加 90% 乙醇 5ml 溶解后，加甘油 5ml，摇匀，即得。本液应置棕色的玻璃瓶中保存，在 2 个月内应用。

吲哚醌试液　取 α，β – 吲哚醌 0.1g，加丙酮 10ml 溶解后，加冰醋酸 1ml，摇匀，即得。

钌红试液　取 10% 醋酸钠溶液 1～2ml，加钌红适量使呈酒红色，即得。本液应临用新制。

含碘酒石酸铜试液　取硫酸铜 7.5g、酒石酸钾钠 25g、无水碳酸钠 25g、碳酸氢钠 20g 与碘化钾 5g，依次溶于 800ml 水中；另取碘酸钾 0.535g，加水适量溶解后，缓缓加入上述溶液中，再加水使成 1000ml，即得。

邻苯二醛试液　取邻苯二醛 1.0g，加甲醇 5ml 与 0.4mol/L 硼酸溶液（用 45% 氢氧化钠溶液调节 pH 至 10.4）95ml，振摇使邻苯二醛溶解，加硫乙醇酸 2ml，用 45% 氢氧化钠溶液调节 pH 至 10.4。

间苯二酚试液　取间苯二酚 1g，加盐酸使溶解成 100ml，即得。

间苯三酚试液　取间苯三酚 0.5g，加乙醇使溶解成 25ml，即得。本液应置玻璃塞瓶内，在暗处保存。

间苯三酚盐酸试液　取间苯三酚 0.1g，加乙醇 1ml，再加盐酸 9ml，混匀。本液应临用新制。

玫瑰红钠试液　取玫瑰红钠 0.1g，加水使溶解成 75ml，即得。

苯酚二磺酸试液　取新蒸馏的苯酚 3g，加硫酸 20ml，置水浴上加热 6 小时，趁其尚未凝固时倾入玻璃塞瓶内，即得。用时可置水浴上微热使融化。

茚三酮试液　取茚三酮 2g，加乙醇使溶解成 100ml，即得。

呫吨氢醇甲醇试液　可取用 85% 呫吨氢醇的甲醇溶液。

钒酸铵试液　取钒酸铵 0.25g，加水使溶解成 100ml，即得。

变色酸试液　取变色酸钠 50mg，加硫酸与水的冷混合液（9∶4）100ml 使溶解，即得。本液应临用新制。

茜素氟蓝试液　取茜素氟蓝 0.19g，加氢氧化钠溶液（1.2→100）12.5ml，加水 800ml 与醋酸钠结晶 0.25g，用稀盐酸调节 pH 约为 5.4，用水稀释至 1000ml，摇匀，即得。

茜素锆试液 取硝酸锆 5mg，加水 5ml 与盐酸 1ml；另取茜素磺酸钠 1mg，加水 5ml，将两液混合，即得。

草酸试液 取草酸 6.3g，加水使溶解成 100ml，即得。

草酸铵试液 取草酸铵 3.5g，加水使溶解成 100ml，即得。

茴香醛试液 取茴香醛 0.5ml，加醋酸 50ml 使溶解，加硫酸 1ml，摇匀，即得。本液应临用新制。

枸橼酸醋酐试液 取枸橼酸 2g，加醋酐 100ml 使溶解，即得。

品红亚硫酸试液 取碱性品红 0.2g，加热水 100ml 溶解后，放冷，加亚硫酸钠溶液（1→10）20ml，盐酸 2ml，用水稀释至 200ml，加活性炭 0.1g，搅拌并迅速滤过，放置 1 小时以上，即得。本液应临用新制。

品红焦性没食子酸试液 取碱性品红 0.1g，加新沸的热水 50ml 溶解后，冷却，加亚硫酸氢钠的饱和溶液 2ml，放置 3 小时后，加盐酸 0.9ml，放置过夜，加焦性没食子酸 0.1g，振摇使溶解，加水稀释至 100ml，即得。

钨酸钠试液 取钨酸钠 25g，加水 72ml 溶解后，加磷酸 2ml，摇匀，即得。

氟化钠试液 取氟化钠 0.5g，加 0.1mol/L 盐酸溶液使溶解成 100ml，即得。本液应临用新制。

氢氧化四甲基铵试液 取 10% 氢氧化四甲基铵溶液 1ml，加无水乙醇使成 10ml，即得。

氢氧化钙试液 取氢氧化钙 3g，置玻璃瓶中，加水 1000ml，密塞。时时猛力振摇，放置 1 小时，即得。用时倾取上清液。

氢氧化钠试液 取氢氧化钠 4.3g，加水使溶解成 100ml，即得。

氢氧化钡试液 取氢氧化钡，加新沸过的冷水使成饱和的溶液，即得。本液应临用新制。

氢氧化钾试液 取氢氧化钾 6.5g，加水使溶解成 100ml，即得。

香草醛试液 取香草醛 0.1g，加盐酸 10ml 使溶解，即得。

香草醛硫酸试液 取香草醛 0.2g，加硫酸 10ml 使溶解，即得。

重铬酸钾试液 取重铬酸钾 7.5g，加水使溶解成 100ml，即得。

重氮二硝基苯胺试液 取 2，4 - 二硝基苯胺 50mg，加盐酸 1.5ml 溶解后，加水 1.5ml，置冰浴中冷却，滴加 10% 亚硝酸钠溶液 5ml，随加随振摇，即得。

重氮对硝基苯胺试液 取对硝基苯胺 0.4g，加稀盐酸 20ml 与水 40ml 使溶解，冷却至 15℃，缓缓加入 10% 亚硝酸钠溶液，至取溶液 1 滴能使碘化钾淀粉试纸变为蓝色，即得。本液应临用新制。

重氮苯磺酸试液 取对氨基苯磺酸 1.57g，加水 80ml 与稀盐酸 10ml，在水浴上加热溶解后，放冷至 15℃，缓缓加入亚硝酸钠溶液（1→10）6.5ml，随加随搅拌，再加水稀释至 100ml，即得。本液应临用新制。

亮绿试液 取亮绿 0.1g，加水 100ml 使溶解。

盐酸试液 取盐酸 8.4ml，加水使稀释成 100ml。

盐酸氨基脲试液 取盐酸氨基脲 2.5g 与醋酸钠 3.3g，研磨均匀，用甲醇 30ml 转移至锥形瓶中，在 4℃ 以下放置 30 分钟，滤过，滤液加甲醇使成 100ml，即得。

盐酸羟胺试液 取盐酸羟胺 3.5g，加 60% 乙醇使溶解成 100ml，即得。

盐酸羟胺乙醇试液 取盐酸羟胺溶液（34.8→100）1 份，醋酸钠 - 氢氧化钠试液 1 份和乙醇 4 份，混合。

盐酸羟胺醋酸钠试液 取盐酸羟胺与无水醋酸钠各 0.2g，加甲醇 100ml，即得。本液应临用新制。

钼硫酸试液 取钼酸铵 0.1g，加硫酸 10ml 使溶解，即得。

钼酸铵试液　取钼酸铵 10g，加水使溶解成 100ml，即得。

钼酸铵硫酸试液　取钼酸铵 2.5g，加硫酸 15ml，加水使溶解成 100ml，即得。本液配制后 2 周内使用。

铁氨氰化钠试液　取铁氨氰化钠 1g，加水使溶解成 100ml，即得。

铁氰化钾试液　取铁氰化钾 1g，加水 10ml 使溶解，即得。本液应临用新制。

稀铁氰化钾试液　取 1% 铁氰化钾溶液 10ml，加 5% 三氯化铁溶液 0.5ml 与水 40ml，摇匀，即得。

氨试液　取浓氨溶液 400ml，加水使成 1000ml，即得。

浓氨试液　可取浓氨溶液应用。

氨制硝酸银试液　取硝酸银 1g，加水 20ml 溶解后，滴加氨试液，随加随搅拌，至初起的沉淀将近全溶，滤过，即得。本液应置棕色瓶内，在暗处保存。

氨制硝酸镍试液　取硝酸镍 2.9g，加水 100ml 使溶解，再加氨试液 40ml，振摇，滤过，即得。

氨制氯化铜试液　取氯化铜 22.5g，加水 200ml 溶解后，加浓氨试液 100ml，摇匀，即得。

氨制氯化铵试液　取浓氨试液，加等量的水稀释后，加氯化铵使饱和，即得。

1 - 氨基 - 2 - 萘酚 - 4 - 磺酸试液　取无水亚硫酸钠 5g、亚硫酸氢钠 94.3g 与 1 - 氨基 - 2 - 萘酚 - 4 - 磺酸 0.7g，充分混匀；临用时取此混合物 1.5g，加水 10ml 使溶解，必要时滤过，即得。

高氯酸试液　取 70% 高氯酸 13ml，加水 500ml，用 70% 高氯酸精确调节 pH 值至 0.5，即得。

高氯酸铁试液　取 70% 高氯酸 10ml，缓缓分次加入铁粉 0.8g，微热使溶解，放冷，加无水乙醇稀释至 100ml，即得。用时取上液 20ml，加 70% 高氯酸 6ml，用无水乙醇稀释至 500ml。

高碘酸钠试液　取高碘酸钠 1.2g，加水 100ml 使溶解，即得。

高锰酸钾试液　可取用高锰酸钾滴定液（0.02mol/L）。

酒石酸氢钠试液　取酒石酸氢钠 1g，加水使溶解成 10ml，即得。本液应临用新制。

α - 萘酚试液　取 15% 的 α - 萘酚乙醇溶液 10.5ml，缓缓加硫酸 6.5ml，混匀后再加乙醇 40.5ml 及水 4ml，混匀，即得。

硅钨酸试液　取硅钨酸 10g，加水使溶解成 100ml，即得。

铜吡啶试液　取硫酸铜 4g，加水 90ml 溶解后，加吡啶 30ml，即得。本液应临用新制。

铬酸钾试液　取铬酸钾 5g，加水使溶解成 100ml，即得。

联吡啶试液　取 2，2′ - 联吡啶 0.2g、醋酸钠结晶 1g 与冰醋酸 5.5ml，加水适量使溶解成 100ml，即得。

硝铬酸试液　（1）取硝酸 10ml，加入 100ml 水中，混匀。

（2）取三氧化铬 10g，加水 100ml 使溶解。

用时将两液等量混合，即得。

硝酸亚汞试液　取硝酸亚汞 15g，加水 90ml 与稀硝酸 10ml 使溶解，即得。本液应置棕色瓶内，加汞 1 滴，密塞保存。

硝酸亚铈试液　取硝酸亚铈 0.22g，加水 50ml 使溶解，加硝酸 0.1ml 与盐酸羟胺 50mg，加水稀释至 1000ml，摇匀，即得。

硝酸汞试液　取黄氧化汞 40g，加硝酸 32ml 与水 15ml 使溶解，即得。本液应置玻璃塞瓶内，在暗处保存。

硝酸钡试液　取硝酸钡 6.5g，加水使溶解成 100ml，即得。

硝酸铈铵试液　取硝酸铈铵 25g，加稀硝酸使溶解成 100ml，即得。

硝酸银试液　可取用硝酸银滴定液（0.1mol/L）。

硫化钠试液 取硫化钠 1g，加水使溶解成 10ml，即得。本液应临用新制。

硫化氢试液 本液为硫化氢的饱和水溶液。

本液应置棕色瓶内，在暗处保存。本液如无明显的硫化氢臭，或与等容的三氯化铁试液混合时不能生成大量的硫沉淀，即不适用。

硫化铵试液 取氨试液 60ml，通硫化氢使饱和后，再加氨试液 40ml，即得。

本液应置棕色瓶内，在暗处保存，本液如发生大量的硫沉淀，即不适用。

硫代乙酰胺试液 取硫代乙酰胺 4g，加水使溶解成 100ml，置冰箱中保存。临用前取混合液（由 1mol/L 氢氧化钠溶液 15ml、水 5.0ml 及甘油 20ml 组成）5.0ml，加上述硫代乙酰胺溶液 1.0ml，置水浴上加热 20 秒，冷却，立即使用。

硫代硫酸钠试液 可取用硫代硫酸钠滴定液（0.1mol/L）。

硫脲试液 取硫脲 10g，加水使溶解成 100ml，即得。

硫氰酸汞铵试液 取硫氰酸铵 5g 与二氯化汞 4.5g，加水使溶解成 100ml，即得。

硫氰酸铬铵试液 取硫氰酸铬铵 0.5g，加水 20ml，振摇 1 小时后，滤过，即得。本液应临用新制。配成后 48 小时内使用。

硫氰酸铵试液 取硫氰酸铵 8g，加水使溶解成 100ml，即得。

硫酸亚铁试液 取硫酸亚铁结晶 8g，加新沸过的冷水 100ml 使溶解，即得。本液应临用新制。

硫酸汞试液 取黄氧化汞 5g，加水 40ml 后，缓缓加硫酸 20ml，随加随搅拌，再加水 40ml，搅拌使溶解，即得。

硫酸苯肼试液 取盐酸苯肼 60mg，加硫酸溶液（1→2）100ml 使溶解，即得。

硫酸钙试液 本液为硫酸钙的饱和水溶液。

硫酸钛试液 取二氧化钛 0.1g，加硫酸 100ml，加热使溶解，放冷，即得。

硫酸钾试液 取硫酸钾 1g，加水使溶解成 100ml，即得。

硫酸铁试液 称取硫酸铁 5g，加适量水溶解，加硫酸 20ml，摇匀，加水稀释至 100ml，即得。

硫酸铜试液 取硫酸铜 12.5g，加水使溶解成 100ml，即得。

硫酸铜铵试液 取硫酸铜试液适量，缓缓滴加氨试液，至初生的沉淀将近完全溶解，静置，倾取上层的清液，即得。本液应临用新制。

硫酸镁试液 取未风化的硫酸镁结晶 12g，加水使溶解成 100ml，即得。

稀硫酸镁试液 取硫酸镁 2.3g，加水使溶解成 100ml，即得。

紫草试液 取紫草粗粉 10g，加 90% 乙醇 100ml，浸渍 24 小时后，滤过，滤液中加入等量的甘油，混合，放置 2 小时，滤过，即得。本液应置棕色玻璃瓶中，在 2 个月内应用。

氰化钾试液 取氰化钾 10g，加水使溶解成 100ml，即得。

氯试液 本液为氯的饱和水溶液。本液应临用新制。

氯化三苯四氮唑试液 取氯化三苯四氮唑 1g，加无水乙醇使溶解成 200ml，即得。

氯化亚锡试液 取氯化亚锡 1.5g，加水 10ml 与少量的盐酸使溶解，即得。本液应临用新制。

氯化金试液 取氯化金 1g，加水 35ml 使溶解，即得。

氯化钙试液 取氯化钙 7.5g，加水使溶解成 100ml，即得。

氯化钡试液 取氯化钡的细粉 5g，加水使溶解成 100ml，即得。

氯化钴试液 取氯化钴 2g，加盐酸 1ml，加水溶解并稀释至 100ml，即得。

氯化铵试液 取氯化铵 10.5g，加水使溶解成 100ml，即得。

氯化铵镁试液 取氯化镁 5.5g 与氯化铵 7g，加水 65ml 溶解后，加氨试液 35ml，置玻璃瓶内，放置数日后，滤过，即得。本液如显浑浊，应滤过后再用。

氯化锌碘试液 取氯化锌 20g，加水 10ml 使溶解，加碘化钾 2g 溶解后，再加碘使饱和，即得。本液应置棕色玻璃瓶内保存。

氯亚氨基 - 2，6 - 二氯醌试液 取氯亚氨基 - 2，6 - 二氯醌 1g，加乙醇 200ml 使溶解，即得。

氯铂酸试液 取氯铂酸 2.6g，加水使溶解成 20ml，即得。

氯酸钾试液 本液为氯酸钾的饱和硝酸溶液。

稀乙醇 取乙醇 529ml，加水稀释至 1000ml，即得。本液在 20℃ 时含 C_2H_5OH 应为 49.5% ~ 50.5%（ml/ml）。

稀甘油 取甘油 33ml，加水稀释使成 100ml，再加樟脑一小块或液化苯酚 1 滴，即得。

稀盐酸 取盐酸 234ml，加水稀释至 1000ml，即得。本液含 HCl 应为 9.5% ~ 10.5%。

稀硝酸 取硝酸 105ml，加水稀释至 1000ml，即得。本液含 HNO_3 应为 9.5% ~ 10.5%。

稀硫酸 取硫酸 57ml，加水稀释至 1000ml，即得。本液含 H_2SO_4 应为 9.5% ~ 10.5%。

稀醋酸 取冰醋酸 60ml，加水稀释至 1000ml，即得。

焦锑酸钾试液 取焦锑酸钾 2g，在 85ml 热水中溶解，迅速冷却，加入氢氧化钾溶液（3→20）10ml；放置 24 小时，滤过，加水稀释至 100ml，即得。

蒽酮试液 取蒽酮 0.7g，加硫酸 50ml 使溶解，再以硫酸溶液（70→100）稀释至 500ml。

碘试液 可取用碘滴定液（0.05mol/L）。

碘试液（用于微生物限度检查） 取碘 6g 与碘化钾 5g，加水 20ml 使溶解，即得。

碘化汞钾试液 取二氯化汞 1.36g，加水 60ml 使溶解，另取碘化钾 5g，加水 10ml 使溶解，将两液混合，加水稀释至 100ml，即得。

碘化钾试液 取碘化钾 16.5g，加水使溶解成 100ml，即得。本液应临用新制。

碘化钾碘试液 取碘 0.5g 与碘化钾 1.5g，加水 25ml 使溶解，即得。

碘化铋钾试液 取次硝酸铋/碱式硝酸铋 0.85g，加冰醋酸 10ml 与水 40ml 溶解后，加碘化钾溶液（4→10）20ml，摇匀，即得。

改良碘化铋钾试液 取碘化铋钾试液 1ml，加 0.6mol/L 盐酸溶液 2ml，加水至 10ml，即得。

稀碘化铋钾试液 取次硝酸铋/碱式硝酸铋 0.85g，加冰醋酸 10ml 与水 40ml 溶解后，即得。临用前取 5ml，加碘化钾溶液（4→10）5ml，再加冰醋酸 20ml，用水稀释至 100ml，即得。

碘化镉试液 取碘化镉 5g，加水使溶解成 100ml，即得。

碘铂酸钾试液 取氯化铂 20mg，加水 2ml 溶解后，加 4% 碘化钾溶液 25ml，如发生沉淀，可振摇使溶解。加水使成 50ml，摇匀，即得。

浓碘铂酸钾试液 取氯铂酸 0.15g 与碘化钾 3g，加水使溶解成 60ml，即得。

硼酸试液 本液为硼酸饱和的丙酮溶液。

溴试液 取溴 2 ~ 3ml，置用凡士林涂塞的玻璃瓶中，加水 100ml，振摇使成饱和的溶液，即得。本液应置暗处保存。

溴化钾溴试液 取溴 30g 与溴化钾 30g，加水使溶解成 100ml，即得。

溴化氰试液 取溴试液适量，滴加 0.1mol/L 硫氰酸铵溶液至溶液变为无色，即得。本液应临用新制，有毒。

溴百里香酚蓝试液 取溴百里香酚蓝 0.3g，加 1mol/L 的氢氧化钠溶液 5ml 使溶解，加水稀释至 1000ml，即得。

福林试液 取钨酸钠 10g 与钼酸钠 2.5g，加水 70ml、85% 磷酸 5ml 与盐酸 10ml，置 200ml 烧瓶中，缓缓加热回流 10 小时，放冷，再加硫酸锂 15g、水 5ml 与溴滴定液 1 滴煮沸约 15 分钟，至溴除尽，放冷至室温，加水使成 100ml。滤过，滤液作为贮备液。置棕色瓶中，于冰箱中保存。临用前，取贮备液 2.5ml，加水稀释至 10ml，摇匀，即得。

福林酚试液 福林酚试液 A 取 4% 碳酸钠溶液与 0.2mol/L 的氢氧化钠溶液等体积混合（溶液甲）；取 0.04mol/L 硫酸铜溶液与 2% 酒石酸钠溶液等体积混合（溶液乙），用时将溶液甲、溶液乙两种溶液按 50：1 混合，即得。

福林酚试液 B 取钨酸钠 100g、钼酸钠 25g，加水 700ml、85% 磷酸 50ml 与盐酸 100ml，置磨口圆底烧瓶中，缓缓加热回流 10 小时，放冷，再加硫酸锂 150g、水 50ml 和溴数滴，加热煮沸 15 分钟，冷却，加水稀释至 1000ml，滤过，滤液作为贮备液，置棕色瓶中。临用前加水一倍，摇匀，即得。

酸性茜素锆试液 取茜素磺酸钠 70mg，加水 50ml 溶解后，缓缓加入 0.6% 二氯化氧锆（$ZrOCl_2 \cdot 8H_2O$）溶液 50ml 中，用混合酸溶液（每 1000ml 中含盐酸 123ml 与硫酸 40ml）稀释至 1000ml，放置 1 小时，即得。

酸性硫酸铁铵试液 取硫酸铁铵 20g 与硫酸 9.4ml，加水至 100ml，即得。

酸性氯化亚锡试液 取氯化亚锡 20g，加盐酸使溶解成 50ml，滤过，即得。本液配成后 3 个月即不适用。

碱式醋酸铅试液 取一氧化铅 14g，加水 10ml，研磨成糊状，用水 10ml 洗入玻璃瓶中，加含醋酸铅 22g 的水溶液 70ml，用力振摇 5 分钟后，时时振摇，放置 7 日，滤过，加新沸过的冷水使成 100ml，即得。

稀碱式醋酸铅试液 取碱式醋酸铅试液 4ml，加新沸过的冷水使成 100ml，即得。

碱性三硝基苯酚试液 取 1% 三硝基苯酚溶液 20ml，加 5% 氢氧化钠溶液 10ml，加水稀释至 100ml，即得。本液应临用新制。

碱性四氮唑蓝试液 取 0.2% 四氮唑蓝的甲醇溶液 10ml 与 12% 氢氧化钠的甲醇溶液 30ml，临用时混合，即得。

碱性亚硝基铁氰化钠试液 取亚硝基铁氰化钠与碳酸钠各 1g，加水使溶解成 100ml，即得。

碱性连二亚硫酸钠试液 取连二亚硫酸钠 50g，加水 250ml 使溶解，加含氢氧化钾 28.57g 的水溶液 40ml，混合，即得。本液应临用新制。

碱性枸橼酸铜试液 （1）取硫酸铜 17.3g 与枸橼酸 115.0g，加微温或温水使溶解成 200ml。

（2）取在 180℃ 干燥 2 小时的无水碳酸钠 185.3g，加水使溶解成 500ml。

临用前取（2）液 50ml，在不断振摇下，缓缓加入（1）液 20ml 内，冷却后，加水稀释至 100ml，即得。

碱性盐酸羟胺试液 （1）取氢氧化钠 12.5g，加无水甲醇使溶解成 100ml。

（2）取盐酸羟胺 12.5g，加无水甲醇 100ml，加热回流使溶解。

用时将两液等量混合，滤过，即得。本液应临用新制，配制后 4 小时内应用。

碱性酒石酸铜试液 （1）取硫酸铜结晶 6.93g，加水使溶解成 100ml。

（2）取酒石酸钾钠结晶 34.6g 与氢氧化钠 10g，加水使溶解成 100ml。

用时将两液等量混合，即得。

碱性 β - 萘酚试液 取 β - 萘酚 0.25g，加氢氧化钠溶液（1→10）10ml 使溶解，即得。本液应临用新制。

碱性焦性没食子酸试液 取焦性没食子酸 0.5g，加水 2ml 溶解后，加氢氧化钾 12g 的水溶液 8ml，摇匀，即得。本液应临用新制。

碱性碘化汞钾试液　取碘化钾 10g，加水 10ml 溶解后，缓缓加入二氯化汞的饱和水溶液，随加随搅拌，至生成的红色沉淀不再溶解，加氢氧化钾 30g，溶解后，再加二氯化汞的饱和水溶液 1ml 或 1ml 以上，并用适量的水稀释使成 200ml，静置，使沉淀，即得。用时倾取上层的澄明液应用。

〔检查〕取本液 2ml，加入含氨 0.05mg 的水 50ml 中，应即时显黄棕色。

碳酸钠试液取一水合碳酸钠 12.5g 或无水碳酸钠 10.5g，加水使溶解成 100ml，即得。

碳酸氢钠试液　取碳酸氢钠 5g，加水使溶解成 100ml，即得。

碳酸钾试液　取无水碳酸钾 7g，加水使溶解成 100ml，即得。

碳酸铵试液　取碳酸铵 20g 与氨试液 20ml，加水使溶解成 100ml，即得。

醋酸汞试液　取醋酸汞 5g，研细，加温热的冰醋酸使溶解成 100ml，即得。本液应置棕色瓶内，密闭保存。

醋酸钠试液　取醋酸钠结晶 13.6g，加水使溶解成 100ml，即得。

醋酸钠 – 氢氧化钠试液　取醋酸钠 10.3g，氢氧化钠 86.5g，加水溶解并稀释至 1000ml。

醋酸钴试液　取醋酸钴 0.1g，加甲醇使溶解成 100ml，即得。

醋酸钾试液　取醋酸钾 10g，加水使溶解成 100ml，即得。

醋酸铅试液　取醋酸铅 10g，加新沸过的冷水溶解后，滴加醋酸使溶液澄清，再加新沸过的冷水使成 100ml，即得。

醋酸氧铀锌试液　取醋酸氧铀 10g，加冰醋酸 5ml 与水 50ml，微热使溶解，另取醋酸锌 30g，加冰醋酸 3ml 与水 30ml，微热使溶解，将两液混合，放冷，滤过，即得。

醋酸铜试液　取醋酸铜 0.1g，加水 5ml 与醋酸数滴溶解后，加水稀释至 100ml，滤过，即得。

浓醋酸铜试液　取醋酸铜 13.3g，加水 195ml 与醋酸 5ml 使溶解，即得。

醋酸铵试液　取醋酸铵 10g，加水使溶解成 100ml，即得。

靛胭脂试液　取靛胭脂，加硫酸 12ml 与水 80ml 的混合液，使溶解成每 100ml 中含 $C_{16}H_8N_2O_2(SO_3Na)_2$ 0.09 ~ 0.11g，即得。

靛基质试液　取对二甲氨基苯甲醛 5.0g，加入戊醇（或丁醇）75ml，充分振摇，使完全溶解后，再取浓盐酸 25ml 徐徐滴入，边加边振摇，以免骤热导致溶液色泽变深；或取对二甲氨基苯甲醛 1.0g，加入 95% 乙醇 95ml，充分振摇，使完全溶解后，取盐酸 20ml 徐徐滴入。

磺胺试液　取磺胺 50mg，加 2mol/L 盐酸溶液 10ml 使溶解，即得。

磺基丁二酸钠二辛酯试液　取磺基丁二酸钠二辛酯 0.9g，加水 50ml，微温使溶解，冷却至室温后，加水稀释至 200ml，即得。

磷试液　取对甲氨基苯酚硫酸盐 0.2g，加水 100ml 使溶解后，加焦亚硫酸钠 20g，溶解，即得。本液应置棕色具塞玻璃瓶中保存，配制后 2 周即不适用。

磷钨酸试液　取磷钨酸 1g，加水使溶解成 100ml，即得。

磷钨酸钼试液　取钨酸钠 10g 与磷钼酸 2.4g，加水 70ml 与磷酸 5ml，回流煮沸 2 小时，放冷，加水稀释至 100ml，摇匀，即得。本液应置玻璃瓶内，在暗处保存。

磷钼钨酸试液　取钨酸钠 100g、钼酸钠 25g，加水 700ml 使溶解，加盐酸 100ml、磷酸 50ml，加热回流 10 小时，放冷，再加硫酸锂 150g、水 50ml 和溴 0.2ml，煮沸除去残留的溴（约 15 分钟），冷却，加水稀释至 1000ml，滤过，即得。本液不得显绿色（如放置后变为绿色，可加溴 0.2ml，煮沸除去多余的溴即可）。

磷钼酸试液　取磷钼酸 5g，加无水乙醇使溶解成 100ml，即得。

磷酸氢二钠试液　取磷酸氢二钠结晶 12g，加水使溶解成 100ml，即得。

镧试液　取氧化镧（La$_2$O$_3$）5g，用水润湿，缓慢加盐酸25ml使溶解，并用水稀释成100ml，静置过夜，即得。

糠醛试液　取糠醛1ml，加水使溶解成100ml，即得。本液应临用新制。

鞣酸试液　取鞣酸1g，加乙醇1ml，加水溶解并稀释至100ml，即得。本液应临用时新制。

附录二　常用试纸的制备

二氯化汞试纸　取滤纸条浸入二氯化汞的饱和溶液中，1小时后取出，在暗处以60℃干燥，即得。

三硝基苯酚试纸　取滤纸条浸入三硝基苯酚的饱和水溶液中，湿透后，取出，阴干，即得。临用时，浸入碳酸钠溶液（1→10）中，使均匀湿润。

刚果红试纸　取滤纸条浸入刚果红指示液中，湿透后，取出晾干，即得。

红色石蕊试纸　取滤纸条浸入石蕊指示液中，加极少量的盐酸使成红色，取出，干燥，即得。

〔检查〕**灵敏度**　取0.1mol/L氢氧化钠溶液0.5ml，置烧杯中，加新沸过的冷水100ml混合后，投入10～12mm宽的红色石蕊试纸一条，不断搅拌，30秒内，试纸应即变色。

氢氧化镍试纸　取滤纸条浸入30%硫酸镍浓氨溶液中，取出，晾干；再浸入1mol/L氢氧化钠溶液中数分钟，使滤纸上布满均匀的氢氧化镍沉淀，取出滤纸用水洗涤（不可晾干），储藏在潮湿的棉绒上备用。

姜黄试纸　取滤纸条浸入姜黄指示液中，湿透后，置玻璃板上，在100℃干燥，即得。

氨制硝酸银试纸　取滤纸条浸入氨制硝酸银试液中，湿透后，取出，即得。

硝酸汞试纸　取硝酸汞的饱和溶液45ml，加硝酸1ml，摇匀，将滤纸条浸入此溶液中，湿透后，取出晾干，即得。

蓝色石蕊试纸　取滤纸条浸入石蕊指示液中，湿透后，取出，干燥，即得。

〔检查〕**灵敏度**　取0.1mol/L盐酸溶液0.5ml，置烧杯中，加新沸过的冷水100ml，混合后，投入10～12mm宽的蓝色石蕊试纸一条，不断搅拌，45秒内，试纸应即变色。

碘化钾淀粉试纸　取滤纸条浸入含有碘化钾0.5g的新制的淀粉指示液100ml中，湿透后，取出干燥，即得。

溴化汞试纸　取滤纸条浸入乙醇制溴化汞试液中，1小时后取出，在暗处干燥，即得。

醋酸铅试纸　取滤纸条浸入醋酸铅试液中，湿透后，取出，在100℃干燥，即得。

醋酸铜联苯胺试纸　取醋酸联苯胺的饱和溶液9ml，加水7ml与0.3%醋酸铜溶液16ml，将滤纸条浸入此溶液中，湿透后，取出晾干，即得。

醋酸镉试纸　取醋酸镉3g，加乙醇100ml使溶解，加氨试液至生成的沉淀绝大部分溶解，滤过，将滤纸条浸入滤液中，临用时取出晾干，即得。

附录三　缓冲液的种类与配制

乙醇－醋酸铵缓冲液（pH 3.7）　取5mol/L醋酸溶液15.0ml，加乙醇60ml和水20ml，用10mol/L氢氧化铵溶液调节pH至3.7，用水稀释至1000ml，即得。

0.5%十二烷基硫酸钠的磷酸盐缓冲液　取磷酸二氢钠6.9g，氢氧化钠0.9g，十二烷基硫酸钠5g，加水800ml，超声30分钟，用2mol/L氢氧化钠溶液调节pH至6.8，用水稀释至1000ml。

三乙胺缓冲液（pH 3.2）　取磷酸 8ml，三乙胺 14ml，加水稀释至 1000ml，用三乙胺调节 pH 至 3.2，加水 500ml，混匀，即得。

0.1mol/L 三羟甲基氨基甲烷缓冲液　称取三羟甲基氨基甲烷 121g，加水溶解并稀释至 900ml，用 25% 枸橼酸溶液调节 pH 至 7.2，并用水稀释至 1000ml。

三羟甲基氨基甲烷缓冲液（pH 8.0）　取三羟甲基氨基甲烷 12.14g，加水 800ml，搅拌溶解，并稀释至 1000ml，用 6mol/L 盐酸溶液调节 pH 至 8.0，即得。

三羟甲基氨基甲烷缓冲液（pH 8.1）　取氯化钙 0.294g，加 0.2mol/L 三羟甲基氨基甲烷溶液 40ml 使溶解，用 1mol/L 盐酸溶液调节 pH 至 8.1，加水稀释至 100ml，即得。

三羟甲基氨基甲烷缓冲液（pH 9.0）　取三羟甲基氨基甲烷 6.06g，加盐酸赖氨酸 3.65g、氯化钠 5.8g、乙二胺四醋酸二钠 0.37g，再加水溶解使成 1000ml，调节 pH 至 9.0，即得。

乌洛托品缓冲液　取乌洛托品 75g，加水溶解后，加浓氨溶液 4.2ml，再用水稀释至 250ml，即得。

巴比妥缓冲液（pH 7.4）　取巴比妥钠 4.42g，加水使溶解并稀释至 400ml，用 2mol/L 盐酸溶液调节 pH 至 7.4，滤过，即得。

巴比妥缓冲液（pH 8.6）　取巴比妥 5.52g 与巴比妥钠 30.9g，加水使溶解成 2000ml，即得。

巴比妥 – 氯化钠缓冲液（pH 7.8）　取巴比妥钠 5.05g，加氯化钠 3.7g 及水适量使溶解，另取明胶 0.5g 加水适量，加热溶解后并入上述溶液中。然后用 0.2mol/L 盐酸溶液调节 pH 至 7.8，再用水稀释至 500ml，即得。

甲酸钠缓冲液（pH 3.3）　取 2mol/L 甲酸溶液 25ml，加酚酞指示液 1 滴，用 2mol/L 氢氧化钠溶液中和，再加入 2mol/L 甲酸溶液 75ml，用水稀释至 200ml，调节 pH 至 3.25～3.30，即得。

邻苯二甲酸盐缓冲液（pH 5.6）　取邻苯二甲酸氢钾 10g，加水 900ml，搅拌使溶解，用氢氧化钠试液（必要时用稀盐酸）调节 pH 至 5.6，加水稀释至 1000ml，混匀，即得。

邻苯二甲酸氢钾 – 氢氧化钠缓冲液（pH 5.0）　取 0.2mol/L 的邻苯二甲酸氢钾 100ml，用 0.2mol/L 氢氧化钠溶液约 50ml 调节 pH 至 5.0，即得。

枸橼酸盐缓冲液　取枸橼酸 4.2g，加 1mol/L 的 20% 乙醇制氢氧化钠溶液 40ml 使溶解，再用 20% 乙醇稀释至 100ml，即得。

枸橼酸盐缓冲液（pH 6.2）　取 2.1% 枸橼酸水溶液，用 50% 氢氧化钠溶液调节 pH 至 6.2，即得。

枸橼酸 – 磷酸氢二钠缓冲液（pH 4.0）　甲液：取枸橼酸 21g 或无水枸橼酸 19.2g，加水使溶解成 1000ml，置冰箱内保存。乙液：取磷酸氢二钠 71.63g，加水使溶解成 1000ml。取上述甲液 61.45ml 与乙液 38.55ml 混合，摇匀，即得。

枸橼酸 – 磷酸氢二钠缓冲液（pH 7.0）　甲液：取枸橼酸 21g 或无水枸橼酸 19.2g，加水使溶解成 1000ml，置冰箱中保存。乙液：取磷酸氢二钠 71.63g，加水使溶解成 1000ml。

取上述甲液 17.65ml 与乙液 82.35ml 混合，摇匀，即得。

盐酸三羟甲基氨基甲烷缓冲液（pH 7.2）　A 液：盐酸三羟甲基氨基甲烷 15.8g，细菌内毒素检查用水 100ml。B 液：三羟甲基氨基甲烷 1.2g，细菌内毒素检查用水 10ml。

A 液 100ml、B 液 10ml 和细菌内毒素检查用水加至 550ml。用 0.1mol/L 盐酸溶液或 0.1mol/L 氢氧化钠溶液调节 pH 至 7.2，用无热原的输液瓶分装，加塞压盖后 121℃ 灭菌 15 分钟。

2 – 氧代戊二酸缓冲液　取 2 – 氧代戊二酸 220mg，用盐酸三乙醇胺缓冲液（pH 8.0）（取三乙醇胺 1ml，加无氨蒸馏水 60ml，用稀盐酸溶液调节 pH 至 8.0）60ml 溶解。

氨 – 氯化铵缓冲液（pH 8.0）　取氯化铵 1.07g，加水使溶解成 100ml，再加稀氨溶液（1→30）调节 pH 至 8.0，即得。

氨 – 氯化铵缓冲液（pH 10.0） 取氯化铵5.4g，加水20ml溶解后，加浓氨溶液35ml，再加水稀释至100ml，即得。

硼砂 – 氯化钙缓冲液（pH 8.0） 取硼砂0.572g与氯化钙2.94g，加水约800ml溶解后，用1mol/L盐酸溶液约2.5ml调节pH至8.0，加水稀释至1000ml，即得。

硼砂 – 碳酸钠缓冲液（pH 10.8～11.2） 取无水碳酸钠5.30g，加水使溶解成1000ml；另取硼砂1.91g，加水使溶解成100ml。临用前取碳酸钠溶液973ml与硼砂溶液27ml，混匀，即得。

硼酸 – 氯化钾缓冲液（pH 9.0） 取硼酸3.09g，加0.1mol/L氯化钾溶液500ml使溶解，再加0.1mol/L氢氧化钠溶液210ml，即得。

硼酸 – 氯化钾缓冲液（pH 9.6） 取硼酸氯化钾溶液（0.2mol/L，取硼酸12.37g与氯化钾14.91g，加水使溶解至1000ml）50ml，加氢氧化钾溶液（0.2mol/L）36.9ml，再用水稀释至200ml。

醋酸钠缓冲液 取醋酸 – 醋酸钠缓冲液（pH 3.6）4ml，加水稀释至100ml。

醋酸盐缓冲液（pH 3.5） 取醋酸铵25g，加水25ml溶解后，加7mol/L盐酸溶液38ml，用2mol/L盐酸溶液或5mol/L氨溶液准确调节pH至3.5（电位法指示），用水稀释至100ml，即得。

醋酸 – 锂盐缓冲液（pH 3.0） 取冰醋酸50ml，加水800ml混合后，用氢氧化锂调节pH至3.0，再加水稀释至1000ml，即得。

醋酸 – 醋酸钠缓冲液（pH 3.6） 取醋酸钠5.1g，加冰醋酸20ml，再加水稀释至250ml，即得。

醋酸 – 醋酸钠缓冲液（pH 3.7） 取无水醋酸钠20g，加水300ml溶解后，加溴酚蓝指示液1ml及冰醋酸60～80ml，溶液从蓝色转变为纯绿色，再加水稀释至1000ml，即得。

醋酸 – 醋酸钠缓冲液（pH 3.8） 取2mol/L醋酸钠溶液13ml与2mol/L醋酸溶液87ml，加每1ml含铜1mg的硫酸铜溶液0.5ml，再加水稀释至1000ml，即得。

醋酸 – 醋酸钠缓冲液（pH 4.5） 取醋酸钠18g，加冰醋酸9.8ml，再加水稀释至1000ml，即得。

醋酸 – 醋酸钠缓冲液（pH 4.6） 取醋酸钠5.4g，加水50ml使溶解，用冰醋酸调节pH至4.6，再加水稀释至100ml，即得。

醋酸 – 醋酸钠缓冲液（pH 6.0） 取醋酸钠54.6g，加1mol/L醋酸溶液20ml溶解后，加水稀释至500ml，即得。

醋酸 – 醋酸钾缓冲液（pH 4.3） 取醋酸钾14g，加冰醋酸20.5ml，再加水稀释至1000ml，即得。

醋酸 – 醋酸铵缓冲液（pH 4.5） 取醋酸铵7.7g，加水50ml溶解后，加冰醋酸6ml与适量的水使成100ml，即得。

醋酸 – 醋酸铵缓冲液（pH 4.8） 取醋酸铵77g，加水约200ml使溶解，加冰醋酸57ml，再加水至1000ml，即得。

醋酸 – 醋酸铵缓冲液（pH 6.0） 取醋酸铵100g，加水300ml使溶解，加冰醋酸7ml，摇匀，即得。

磷酸 – 三乙胺缓冲液（pH 3.2） 取磷酸约4ml与三乙胺约7ml，加50%甲醇稀释至1000ml，用磷酸调节pH至3.2，即得。

磷酸盐缓冲液 取磷酸二氢钠38.0g，与磷酸氢二钠5.04g，加水使成1000ml，即得。

磷酸盐缓冲液（pH 2.0） 甲液：取磷酸16.6ml，加水至1000ml，摇匀。乙液：取磷酸氢二钠71.63g，加水使溶解成1000ml。取上述甲液72.5ml与乙液27.5ml混合，摇匀，即得。

磷酸盐缓冲液（pH 2.5） 取磷酸二氢钾100g，加水800ml，用盐酸调节pH至2.5，用水稀释至1000ml。

磷酸盐缓冲液（pH 5.0） 取0.2mol/L磷酸二氢钠溶液一定量，用氢氧化钠试液调节pH至5.0，即得。

磷酸盐缓冲液（pH 5.8）　取磷酸二氢钾 8.34g 与磷酸氢二钾 0.87g，加水使溶解成 1000ml，即得。

磷酸盐缓冲液（pH 6.5）　取磷酸二氢钾 0.68g，加 0.1mol/L 氢氧化钠溶液 15.2ml，用水稀释至 100ml，即得。

磷酸盐缓冲液（pH 6.6）　取磷酸二氢钠 1.74g、磷酸氢二钠 2.7g 与氯化钠 1.7g，加水使溶解成 400ml，即得。

磷酸盐缓冲液（pH 6.8）　取 0.2mol/L 磷酸二氢钾溶液 250ml，加 0.2mol/L 氢氧化钠溶液 118ml，用水稀释至 1000ml，摇匀，即得。

磷酸盐缓冲液（含胰酶）（pH 6.8）　取磷酸二氢钾 6.8g，加水 500ml 使溶解，用 0.1mol/L 氢氧化钠溶液调节 pH 至 6.8；另取胰酶 10g，加水适量使溶解，将两液混合后，加水稀释至 1000ml，即得。

磷酸盐缓冲液（pH 7.0）　取磷酸二氢钾 0.68g，加 0.1mol/L 氢氧化钠溶液 29.1ml，用水稀释至 100ml，即得。

磷酸盐缓冲液（pH 7.2）　取 0.2mol/L 磷酸二氢钾溶液 50ml 与 0.2mol/L 氢氧化钠溶液 35ml，加新沸过的冷水稀释至 200ml，摇匀，即得。

磷酸盐缓冲液（pH 7.3）　取磷酸氢二钠 1.9734g 与磷酸二氢钾 0.2245g，加水使溶解成 1000ml，调节 pH 至 7.3，即得。

磷酸盐缓冲液（pH 7.4）　取磷酸二氢钾 1.36g，加 0.1mol/L 氢氧化钠溶液 79ml，用水稀释至 200ml，即得。

磷酸盐缓冲液（pH 7.6）　取磷酸二氢钾 27.22g，加水使溶解成 1000ml，取 50ml，加 0.2mol/L 氢氧化钠溶液 42.4ml，再加水稀释至 200ml，即得。

磷酸盐缓冲液（pH 7.8）　甲液：取磷酸氢二钠 35.9g，加水溶解，并稀释至 500ml。乙液：取磷酸二氢钠 2.76g，加水溶解，并稀释至 100ml。取上述甲液 91.5ml 与乙液 8.5ml 混合，摇匀，即得。

磷酸盐缓冲液（pH 7.8~8.0）　取磷酸氢二钾 5.59g 与磷酸二氢钾 0.41g，加水使溶解成 1000ml，即得。

磷酸盐缓冲液（pH 11.0）　取 0.25mol/L 磷酸钠溶液 110ml 和 0.5mol/L 磷酸氢二钠溶液 220ml，用水稀释至 1000ml，摇匀，即得。

附录四　常用滴定液

乙二胺四醋酸二钠滴定液（0.05mol/L）

$C_{10}H_{14}N_2Na_2O_8 \cdot 2H_2O = 372.24$　18.61g→1000ml

【配制】取乙二胺四醋酸二钠 19g，加适量的水使溶解成 1000ml，摇匀。

【标定】取于约 800℃ 灼烧至恒重的基准氧化锌 0.12g，精密称定，加稀盐酸 3ml 使溶解，加水 25ml，加 0.025% 甲基红的乙醇溶液 1 滴，滴加氨试液至溶液显微黄色，加水 25ml 与氨－氯化铵缓冲液（pH 10.0）10ml，再加铬黑 T 指示剂少量，用本液滴定至溶液由紫色变为纯蓝色，并将滴定的结果用空白试验校正。每 1ml 乙二胺四醋酸二钠滴定液（0.05mol/L）相当于 4.069mg 的氧化锌。根据本液的消耗量与氧化锌的取用量，算出本液的浓度，即得。

【贮藏】置玻璃塞瓶中，避免与橡皮塞、橡皮管等接触。

乙醇制氢氧化钾滴定液（0.5mol/L 或 0.1mol/L）

KOH = 56.11　28.06g→1000ml　5.611g→1000ml

【配制】乙醇制氢氧化钾滴定液（0.5mol/L）　取氢氧化钾 35g，置锥形瓶中，加无醛乙醇适量使溶解并稀释成 1000ml，用橡皮塞密塞，静置 24 小时后，迅速倾取上清液，置具橡皮塞的棕色玻瓶中。

乙醇制氢氧化钾滴定液（0.1mol/L）　取氢氧化钾 7g，置锥形瓶中，加无醛乙醇适量使溶解并稀释成 1000ml，用橡皮塞密塞，静置 24 小时后，迅速倾取上清液，置具橡皮塞的棕色玻瓶中。

【标定】乙醇制氢氧化钾滴定液（0.5mol/L）　精密量取盐酸滴定液（0.5mol/L）25ml，加水 50ml 稀释后，加酚酞指示液数滴，用本液滴定。根据本液的消耗量，算出本液的浓度，即得。

乙醇制氢氧化钾滴定液（0.1mol/L）　精密量取盐酸滴定液（0.1mol/L）25ml，加水 50ml 稀释后，加酚酞指示液数滴，用本液滴定。根据本液的消耗量，算出本液的浓度，即得。

本液临用前应标定浓度。

【贮藏】置具橡皮塞的棕色玻瓶中，密闭保存。

四苯硼钠滴定液（0.02mol/L）

$(C_6H_5)_4BNa = 342.22$　6.845g→1000ml

【配制】取四苯硼钠 7.0g，加水 50ml 振摇使溶解，加入新配制的氢氧化铝凝胶（取三氯化铝 1.0g，溶于 25ml 水中，在不断搅拌下缓缓滴加氢氧化钠试液至 pH 8～9），加氯化钠 16.6g，充分搅匀，加水 250ml，振摇 15 分钟，静置 10 分钟，滤过，滤液中滴加氢氧化钠试液至 pH 8～9，再加水稀释至 1000ml，摇匀。

【标定】精密量取本液 10ml，加醋酸 – 醋酸钠缓冲液（pH 3.7）10ml 与溴酚蓝指示液 0.5ml，用烃铵盐滴定液（0.01mol/L）滴定至蓝色，并将滴定的结果用空白试验校正。根据烃铵盐滴定液（0.01mol/L）的消耗量，算出本液的浓度，即得。

本液临用前应标定浓度。

如需用四苯硼钠滴定液（0.01mol/L）时，可取四苯硼钠滴定液（0.02mol/L）在临用前加水稀释制成。必要时标定浓度。

【贮藏】置棕色玻瓶中，密闭保存。

甲醇制氢氧化钾滴定液（0.1mol/L）

KOH = 56.11　5.611g→1000ml

【配制】取氢氧化钾 6.8g，加水 4ml 使溶解，加甲醇稀释成 1000ml，用橡皮塞密塞，静置 24 小时后，迅速倾取上清液，置具橡皮塞的棕色玻瓶中。

【标定】同乙醇制氢氧化钾滴定液（0.5mol/L）的标定（通则 8006）。

【贮藏】置具橡皮塞的棕色玻瓶中，密闭保存。

甲醇钠滴定液（0.1mol/L）

$CH_3ONa = 54.02$　5.402g→1000ml

【配制】取无水甲醇（含水量 0.2% 以下）150ml，置于冰水冷却的容器中，分次加入新切的金属钠 2.5g，俟完全溶解后，加无水苯（含水量 0.02% 以下）适量，使成 1000ml，摇匀。

【标定】取在五氧化二磷干燥器中减压干燥至恒重的基准苯甲酸约 0.4g，精密称定，加无水甲醇 15ml 使溶解，加无水苯 5ml 与 1% 麝香草酚蓝的无水甲醇溶液 1 滴，用本液滴定至蓝色，并将滴定的结果用空白试验校正。每 1ml 的甲醇钠滴定液（0.1mol/L）相当于 12.21mg 的苯甲酸。根据本液的消耗量与苯甲酸的取用量，算出本液的浓度，即得。

本液标定时应注意防止二氧化碳的干扰和溶剂的挥发，每次临用前均应重新标定。

【贮藏】 置密闭的附有滴定装置的容器内，避免与空气中的二氧化碳及湿气接触。

甲醇锂滴定液（0.1mol/L）

$CH_3OLi = 37.97$　　3.797g→1000ml

除取新切的金属锂0.694g外，该滴定液的配制、标定、贮藏照甲醇钠滴定液（0.1mol/L）方法。

亚硝酸钠滴定液（0.1mol/L）

$NaNO_2 = 69.00$　　6.900g→1000ml

【配制】 取亚硝酸钠7.2g，加无水碳酸钠（Na_2CO_3）0.10g，加水适量使溶解成1000ml，摇匀。

【标定】 取在120℃干燥至恒重的基准对氨基苯磺酸约0.5g，精密称定，加水30ml与浓氨试液3ml，溶解后，加盐酸（1→2）20ml，搅拌，在30℃以下用本液迅速滴定，滴定时将滴定管尖端插入液面下约2/3处，随滴随搅拌；至近终点时，将滴定管尖端提出液面，用少量水洗涤尖端，洗液并入溶液中，继续缓缓滴定，用永停滴定法（通则0701）指示终点。每1ml亚硝酸钠滴定液（0.1mol/L）相当于17.32mg的对氨基苯磺酸。根据本液的消耗量与对氨基苯磺酸的取用量，算出本液浓度，即得。

如需用亚硝酸钠滴定液（0.05mol/L）时，可取亚硝酸钠滴定液（0.1mol/L）加水稀释制成。必要时标定浓度。

【贮藏】 置玻璃塞的棕色玻瓶中，密闭保存。

草酸滴定液（0.05mol/L）

$C_2H_2O_4 \cdot 2H_2O = 126.07$　　6.304g→1000ml

【配制】 取草酸6.4g，加水适量使溶解成1000ml，摇匀。

【标定】 精密量取本液25ml，加水200ml与硫酸10ml，用高锰酸钾滴定液（0.02mol/L）滴定，至近终点时，加热至65℃，继续滴定至溶液显微红色，并保持30秒不褪；当滴定终了时，溶液温度应不低于55℃。根据高锰酸钾滴定液（0.02mol/L）的消耗量，算出本液的浓度，即得。

如需用草酸滴定液（0.25mol/L）时，可取草酸约32g，照上法配制与标定，但改用高锰酸钾滴定液（0.1mol/L）滴定。

【贮藏】 置玻璃塞的棕色玻瓶中，密闭保存。

氢氧化四丁基铵滴定液（0.1mol/L）

$(C_4H_9)_4NOH = 259.48$　　25.95g→1000ml

【配制】 取碘化四丁基铵40g，置具塞锥形瓶中，加无水甲醇90ml使溶解，置冰浴中放冷，加氧化银细粉20g，密塞，剧烈振摇60分钟；取此混合液数毫升，离心，取上清液检查碘化物，若显碘化物正反应，则在上述混合液中再加氧化银2g，剧烈振摇30分钟后，再做碘化物试验，直至无碘化物反应为止。混合液用垂熔玻璃滤器滤过，容器和垂熔玻璃滤器用无水甲苯洗涤3次，每次50ml；合并洗液和滤液，用无水甲苯 – 无水甲醇（3∶1）稀释至1000ml，摇匀，并通入不含二氧化碳的干燥氮气10分钟。若溶液不澄清，可再加少量无水甲醇。

【标定】 取在五氧化二磷干燥器中减压干燥至恒重的基准苯甲酸约90mg，精密称定，加二甲基甲酰胺10ml使溶解，加0.3%麝香草酚蓝的无水甲醇溶液3滴，用本液滴定至蓝色（以电位法校对终点），并将滴定的结果用空白试验校正。每1ml氢氧化四丁基铵滴定液（0.1mol/L）相当于12.21mg的苯甲酸。根据本液的消耗量与苯甲酸的取用量，算出本液的浓度，即得。

【贮藏】 置密闭的容器内，避免与空气中的二氧化碳及湿气接触。

氢氧化四甲基铵滴定液（0.1mol/L）

$(CH_3)_4NOH = 91.15$　　9.115g→1000ml

【配制】 取氢氧化四甲基铵9.115g，加水至1000ml，摇匀。

【标定】取经硅胶干燥 24 小时的苯甲酸 0.3g，精密称定，加二甲基甲酰胺 90ml 溶解，加 0.1% 麝香草酚蓝二甲基甲酰胺溶液 3 滴，用本液滴定至蓝色为终点。并将滴定结果用空白试验校正。每 1ml 氢氧化四甲基铵滴定液（0.1mol/L）相当于 12.21mg 的苯甲酸。根据本液的消耗量和苯甲酸的取用量，算出本液的浓度，即得。

【贮藏】置密闭的容器内，避免与空气中的二氧化碳及湿气接触。

氢氧化钠滴定液（1mol/L、0.5mol/L 或 0.1mol/L）

$NaOH = 40.00$　　$40.00g \rightarrow 1000ml$；$20.00g \rightarrow 1000ml$；$4.000g \rightarrow 1000ml$

【配制】取氢氧化钠适量，加水振摇使溶解成饱和溶液，冷却后，置聚乙烯塑料瓶中，静置数日，澄清后备用。

氢氧化钠滴定液（1mol/L）　取澄清的氢氧化钠饱和溶液 56ml，加新沸过的冷水使成 1000ml，摇匀。

氢氧化钠滴定液（0.5mol/L）　取澄清的氢氧化钠饱和溶液 28ml，加新沸过的冷水使成 1000ml，摇匀。

氢氧化钠滴定液（0.1mol/L）　取澄清的氢氧化钠饱和溶液 5.6ml，加新沸过的冷水使成 1000ml，摇匀。

【标定】氢氧化钠滴定液（1mol/L）　取在 105℃ 干燥至恒重的基准邻苯二甲酸氢钾约 6g，精密称定，加新沸过的冷水 50ml，振摇，使其尽量溶解；加酚酞指示液 2 滴，用本液滴定；在接近终点时，应使邻苯二甲酸氢钾完全溶解，滴定至溶液显粉红色。每 1ml 氢氧化钠滴定液（1mol/L）相当于 204.2mg 的邻苯二甲酸氢钾。根据本液的消耗量与邻苯二甲酸氢钾的取用量，算出本液的浓度，即得。

氢氧化钠滴定液（0.5mol/L）　取在 105℃ 干燥至恒重的基准邻苯二甲酸氢钾约 3g，照上法标定。每 1ml 氢氧化钠滴定液（0.5mol/L）相当于 102.1mg 的邻苯二甲酸氢钾。

氢氧化钠滴定液（0.1mol/L）　取在 105℃ 干燥至恒重的基准邻苯二甲酸氢钾约 0.6g，照上法标定。每 1ml 氢氧化钠滴定液（0.1mol/L）相当于 20.42mg 的邻苯二甲酸氢钾。

如需用氢氧化钠滴定液（0.05mol/L、0.02mol/L 或 0.01mol/L）时，可取氢氧化钠滴定液（0.1mol/L）加新沸过的冷水稀释制成。必要时，可用盐酸滴定液（0.05mol/L、0.02mol/L 或 0.01mol/L）标定浓度。

【贮藏】置聚乙烯塑料瓶中，密封保存；塞中有 2 孔，孔内各插入玻璃管 1 支，一管与钠石灰管相连，一管供吸出本液使用。

重铬酸钾滴定液（0.01667mol/L）

$K_2Cr_2O_7 = 294.18$　　$4.903g \rightarrow 1000ml$

【配制】取基准重铬酸钾，在 120℃ 干燥至恒重后，称取 4.903g，置 1000ml 量瓶中，加水适量使溶解并稀释至刻度，摇匀，即得。

烃铵盐滴定液（0.01mol/L）

【配制】取氯化二甲基苄基烃铵 3.8g，加水溶解后，加醋酸－醋酸钠缓冲液（pH 3.7）10ml，再加水稀释成 1000ml，摇匀。

【标定】取在 150℃ 干燥 1 小时的分析纯氯化钾约 0.18g，精密称定，置 250ml 量瓶中，加醋酸－醋酸钠缓冲液（pH 3.7）使溶解并稀释至刻度，摇匀，精密量取 20ml，置 50ml 量瓶中，精密加入四苯硼钠滴定液（0.02mol/L）25ml，用水稀释至刻度，摇匀，经干燥滤纸滤过，精密量取续滤液 25ml，置 150ml 锥形瓶中，加溴酚蓝指示液 0.5ml，用本液滴定至蓝色，并将滴定的结果用空白试验校正。每 1ml 烃铵盐滴定液（0.01mol/L）相当于 0.7455mg 的氯化钾。

盐酸滴定液（1mol/L、0.5mol/L、0.2mol/L 或 0.1mol/L）

HCl＝36.46　　36.46g→1000ml；18.23g→1000ml；7.292g→1000ml；3.646g→1000ml

【配制】盐酸滴定液（1mol/L）取盐酸 90ml，加水适量使成 1000ml，摇匀。

盐酸滴定液（0.5mol/L、0.2mol/L 或 0.1mol/L）照上法配制，但盐酸的取用量分别为 45ml、18ml 或 9.0ml。

【标定】盐酸滴定液（1mol/L）　取在 270～300℃ 干燥至恒重的基准无水碳酸钠约 1.5g，精密称定，加水 50ml 使溶解，加甲基红－溴甲酚绿混合指示液 10 滴，用本液滴定至溶液由绿色转变为紫红色时，煮沸 2 分钟，冷却至室温，继续滴定至溶液由绿色变为暗紫色。每 1ml 盐酸滴定液（1mol/L）相当于 53.00mg 的无水碳酸钠。根据本液的消耗量与无水碳酸钠的取用量，算出本液的浓度，即得。

盐酸滴定液（0.5mol/L）　照上法标定，但基准无水碳酸钠的取用量改为约 0.8g。每 1ml 盐酸滴定液（0.5mol/L）相当于 26.50mg 的无水碳酸钠。

盐酸滴定液（0.2mol/L）　照上法标定，但基准无水碳酸钠的取用量改为约 0.3g。每 1ml 盐酸滴定液（0.2mol/L）相当于 10.60mg 的无水碳酸钠。

盐酸滴定液（0.1mol/L）　照上法标定，但基准无水碳酸钠的取用量改为约 0.15g。每 1ml 盐酸滴定液（0.1mol/L）相当于 5.30mg 的无水碳酸钠。

如需用盐酸滴定液（0.05mol/L、0.02mol/L 或 0.01mol/L）时，可取盐酸滴定液（1mol/L 或 0.1mol/L）加水稀释制成。必要时标定浓度。

高氯酸滴定液（0.1mol/L）

$HClO_4$＝100.46　　10.05g→1000ml

【配制】取无水冰醋酸（按含水量计算，每 1g 水加醋酐 5.22ml）750ml，加入高氯酸（70%～72%）8.5ml，摇匀，在室温下缓缓滴加醋酐 23ml，边加边摇，加完后再振摇均匀，放冷，加无水冰醋酸适量使成 1000ml，摇匀，放置 24 小时。若所测供试品易乙酰化，则须用水分测定法（通则 0832 第一法 1）测定本液的含水量，再用水和醋酐调节至本液的含水量为 0.01%～0.2%。

【标定】取在 105℃ 干燥至恒重的基准邻苯二甲酸氢钾约 0.16g，精密称定，加无水冰醋酸 20ml 使溶解，加结晶紫指示液 1 滴，用本液缓缓滴定至蓝色，并将滴定的结果用空白试验校正。每 1ml 高氯酸滴定液（0.1mol/L）相当于 20.42mg 的邻苯二甲酸氢钾。根据本液的消耗量与邻苯二甲酸氢钾的取用量，算出本液的浓度，即得。

如需用高氯酸滴定液（0.05mol/L 或 0.02mol/L）时，可取高氯酸滴定液（0.1mol/L）用无水冰醋酸稀释制成，并标定浓度。

本液也可用二氧六环配制：取高氯酸（70%～72%）8.5ml，加异丙醇 100ml 溶解后，再加二氧六环稀释至 1000ml。标定时，取在 105℃ 干燥至恒重的基准邻苯二甲酸氢钾约 0.16g，精密称定，加丙二醇 25ml 与异丙醇 5ml，加热使溶解，放冷，加二氧六环 30ml 与甲基橙－二甲苯蓝 FF 混合指示液数滴，用本液滴定至由绿色变为蓝灰色，并将滴定的结果用空白试验校正。即得。

【贮藏】置棕色玻瓶中，密闭保存。

高氯酸钡滴定液（0.05mol/L）

$Ba(ClO_4)_2 \cdot 3H_2O$＝390.32　　19.52g→1000ml

【配制】取氢氧化钡 15.8g，加水 75ml 和高氯酸 7.5ml，用高氯酸调节 pH 至 3.0，必要时过滤。加乙醇 150ml，加水稀释至 250ml，用醋酸－醋酸钠缓冲液（取无水醋酸钠 10g，加水 300ml 使溶解，用冰醋酸调节 pH 至 3.7，用水稀释至 1000ml）稀释至 1000ml。

【标定】精密量取硫酸滴定液（0.05mol/L）5ml，加水 5ml 与上述醋酸－醋酸钠缓冲液 50ml、乙醇60ml，以0.1%茜素红溶液0.5ml为指示液，用本液滴定至橙红色。根据本液的消耗量，算出本液的浓度，即得。

高锰酸钾滴定液（0.02mol/L）

$KMnO_4 = 158.03$ 3.161g→1000ml

【配制】取高锰酸钾3.2g，加水1000ml，煮沸15分钟，密塞，静置2日以上，用垂熔玻璃滤器滤过，摇匀。

【标定】取在105℃干燥至恒重的基准草酸钠约0.2g，精密称定，加新沸过的冷水250ml与硫酸10ml，搅拌使溶解，自滴定管中迅速加入本液约25ml（边加边振摇，以避免产生沉淀），待褪色后，加热至65℃，继续滴定至溶液显微红色并保持30秒不褪；当滴定终了时，溶液温度应不低于55℃，每1ml高锰酸钾滴定液（0.02mol/L）相当于6.70mg的草酸钠。根据本液的消耗量与草酸钠的取用量，算出本液的浓度，即得。

如需用高锰酸钾滴定液（0.002mol/L）时，可取高锰酸钾滴定液（0.02mol/L）加水稀释，煮沸，放冷，必要时滤过，再标定其浓度。

【贮藏】置玻璃塞的棕色玻瓶中，密闭保存。

硝酸汞滴定液（0.02mol/L 或 0.05mol/L）

$Hg（NO_3）_2 \cdot H_2O = 342.62$ 6.85g→1000ml；17.13g→1000ml

【配制】硝酸汞滴定液（0.02mol/L） 取硝酸汞6.85g，加1mol/L硝酸溶液20ml使溶解，用水稀释至1000ml，摇匀。

硝酸汞滴定液（0.05mol/L） 取硝酸汞17.2g，加水400ml与硝酸5ml溶解后，滤过，再加水适量使成1000ml，摇匀。

【标定】硝酸汞滴定液（0.02mol/L） 取在110℃干燥至恒重的基准氯化钠约15mg，精密称定，加水50ml使溶解，照电位滴定法（通则0701），以铂电极作为指示电极，汞－硫酸亚汞电极作为参比电极，在不断搅拌下用本液滴定。每1ml硝酸汞滴定液（0.02mol/L）相当于2.338mg的氯化钠。根据本液的消耗量与氯化钠的取用量，算出本液的浓度，即得。

硝酸汞滴定液（0.05mol/L） 取在110℃干燥至恒重的基准氯化钠约0.15g，精密称定，加水100ml使溶解，加二苯偕肼指示液1ml，在剧烈振摇下用本液滴定至显淡玫瑰紫色。每1ml硝酸汞滴定液（0.05mol/L）相当于5.844mg的氯化钠。根据本液的消耗量与氯化钠的取用量，算出本液的浓度，即得。

硝酸铋滴定液（0.01mol/L）

$Bi（NO_3）_3 \cdot 5H_2O = 485.10$ 4.851g→1000ml

【配制】取硝酸铋4.86g，加稀硝酸100ml使溶解，加水至1000ml，摇匀。

【标定】精密量取本液25ml，加水50ml及二甲酚橙指示剂3滴，用乙二胺四醋酸二钠滴定液（0.01mol/L）滴定至溶液颜色由红色变为黄色。根据乙二胺四醋酸二钠滴定液（0.01mol/L）的消耗量，算出本液的浓度，即得。

硝酸铅滴定液（0.05mol/L）

$Pb（NO_3）_2 = 331.21$ 16.56g→1000ml

【配制】取硝酸铅约17.5g，精密称定，置1000ml置瓶中，加水溶解并稀释至刻度，摇匀，即得。

【标定】精密量取本滴定液25ml，加冰醋酸3ml与六亚甲基四胺5g，加水70ml与二甲酚橙指示液（2g/L）2滴，用乙二胺四醋酸二钠滴定液（0.05mol/L）滴定至溶液显亮黄色。根据乙二胺四醋酸二钠滴定液（0.05mol/L）的消耗量，算出本液的浓度，即得。

　　如需用硝酸铅滴定液（0.001mol/L）时，可取硝酸铅滴定液（0.05mol/L）加水稀释制成，必要时标定浓度。

　　【贮藏】置棕色玻璃瓶中，密闭保存。

硝酸银滴定液（0.1mol/L）

$AgNO_3 = 169.87$　　16.99g→1000ml

　　【配制】取硝酸银17.5g，加水适量使溶解成1000ml，摇匀。

　　【标定】取在110℃干燥至恒重的基准氯化钠约0.2g，精密称定，加水50ml使溶解，再加糊精溶液（1→50）5ml、碳酸钙0.1g与荧光黄指示液8滴，用本液滴定至浑浊液由黄绿色变为微红色。每1ml硝酸银滴定液（0.1mol/L）相当于5.844mg的氯化钠。根据本液的消耗量与氯化钠的取用量，算出本液的浓度，即得。

　　如需用硝酸银滴定液（0.01mol/L）时，可取硝酸银滴定液（0.1mol/L）在临用前加水稀释制成。

　　【贮藏】置玻璃塞的棕色玻瓶中，密闭保存。

硫代硫酸钠滴定液（0.1mol/L 或 0.05mol/L）

$Na_2S_2O_3 \cdot 5H_2O = 248.19$　　24.82g→1000ml；12.41g→1000ml

　　【配制】硫代硫酸钠滴定液（0.1mol/L）　　取硫代硫酸钠26g与无水碳酸钠0.20g，加新沸过的冷水适量使溶解并稀释至1000ml，摇匀，放置1个月后滤过。

　　硫代硫酸钠滴定液（0.05mol/L）　　取硫代硫酸钠13g与无水碳酸钠0.10g，加新沸过的冷水适量使溶解并稀释至1000ml，摇匀，放置1个月后滤过。或取硫代硫酸钠滴定液（0.1mol/L）加新沸过的冷水稀释制成。

　　【标定】硫代硫酸钠滴定液（0.1mol/L）取在120℃干燥至恒重的基准重铬酸钾0.15g，精密称定，置碘瓶中，加水50ml使溶解，加碘化钾2.0g，轻轻振摇使溶解，加稀硫酸40ml，摇匀，密塞；在暗处放置10分钟后，加水250ml稀释，用本液滴定至近终点时，加淀粉指示液3ml，继续滴定至蓝色消失而显亮绿色，并将滴定的结果用空白试验校正。每1ml硫代硫酸钠滴定液（0.1mol/L）相当于4.903mg的重铬酸钾。根据本液的消耗量与重铬酸钾的取用量，算出本液的浓度，即得。

　　硫代硫酸钠滴定液（0.05mol/L）　　照上法标定，但基准重铬酸钾的取用量改为约75mg。每1ml硫代硫酸钠滴定液（0.05mol/L）相当于2.452mg的重铬酸钾。

　　室温在25℃以上时，应将反应液及稀释用水降温至约20℃。

　　如需用硫代硫酸钠滴定液（0.01mol/L 或 0.005mol/L）时，可取硫代硫酸钠滴定液（0.1mol/L 或0.05mol/L）在临用前加新沸过的冷水稀释制成，必要时标定浓度。

硫氰酸铵滴定液（0.1mol/L）

$NH_4SCN = 76.12$　　7.612g→1000ml

　　【配制】取硫氰酸铵8.0g，加水使溶解成1000ml，摇匀。

　　【标定】精密量取硝酸银滴定液（0.1mol/L）25ml，加水50ml、硝酸2ml与硫酸铁铵指示液2ml，用本液滴定至溶液微显淡棕红色；经剧烈振摇后仍不褪色，即为终点。根据本液的消耗量算出本液的浓度，即得。

　　硫氰酸钠滴定液（0.1mol/L）或硫氰酸钾滴定液（0.1mol/L）均可作为本液的代用品。

硫酸滴定液（0.5mol/L、0.25mol/L、0.1mol/L 或 0.05mol/L）

$H_2SO_4 = 98.08$　　49.04g→1000ml；24.52g→1000ml；9.81g→1000ml；4.904g→1000ml

　　【配制】硫酸滴定液（0.5mol/L）　　取硫酸30ml，缓缓注入适量水中，冷却至室温，加水稀释至1000ml，摇匀。

硫酸滴定液（0.25mol/L、0.1mol/L 或 0.05mol/L）　照上法配制，但硫酸的取用量分别为 15ml、6.0ml 或 3.0ml。

【标定】照盐酸滴定液（1mol/L、0.5mol/L、0.2mol/L 或 0.1mol/L）项下的方法标定，即得。

如需用硫酸滴定液（0.01mol/L）时，可取硫酸滴定液（0.5mol/L、0.1mol/L 或 0.05mol/L）加水稀释制成，必要时标定浓度。

硫酸亚铁铵滴定液（0.1mol/L）

$Fe(NH_4)_2(SO_4)_2 \cdot 6H_2O = 392.13$　39.21g→1000ml

【配制】取硫酸亚铁铵 40g，溶于预先冷却的 40ml 硫酸和 200ml 水的混合液中，加水适量使成 1000ml，摇匀。

本液临用前应标定浓度。

【标定】精密量取本液 25ml，加邻二氮菲指示液 2 滴，用硫酸铈滴定液（0.1mol/L）滴定至溶液由浅红色转变为淡绿色。根据硫酸铈滴定液（0.1mol/L）的消耗量，算出本液的浓度，即得。

硫酸铈滴定液（0.1mol/L）

$Ce(SO_4)_2 \cdot 4H_2O = 404.30$　40.43g→1000ml

【配制】取硫酸铈 42g（或硫酸铈铵 70g），加含有硫酸 28ml 的水 500ml，加热溶解后，放冷，加水适量使成 1000ml，摇匀。

【标定】取在 105℃ 干燥至恒重的基准草酸钠约 0.2g，精密称定，加水 75ml 使溶解，加硫酸溶液（取硫酸 20ml 加入水 50ml 中混匀，放冷）6ml，边加边振摇，加盐酸 10ml，加热至 70～75℃，用本液滴定至溶液呈微黄色。每 1ml 硫酸铈滴定液（0.1mol/L）相当于 6.700mg 的草酸钠。根据本液的消耗量与草酸钠的取用量，算出本液的浓度，即得。

如需用硫酸铈滴定液（0.01mol/L）时，可精密量取硫酸铈滴定液（0.1mol/L），用每 100ml 中含硫酸 2.8ml 的水定量稀释制成。

锌滴定液（0.05mol/L）

$Zn = 65.39$　3.270g→1000ml

【配制】取硫酸锌 15g（相当于锌约 3.3g），加稀盐酸 10ml 与水适量使溶解成 1000ml，摇匀。

【标定】精密量取本液 25ml，加 0.025% 甲基红的乙醇溶液 1 滴，滴加氨试液至溶液显微黄色，加水 25ml、氨-氯化铵缓冲液（pH 10.0）10ml 与铬黑 T 指示剂少量，用乙二胺四醋酸二钠滴定液（0.05mol/L）滴定至溶液由紫色变为纯蓝色，并将滴定的结果用空白试验校正。根据乙二胺四醋酸二钠滴定液（0.05mol/L）的消耗量，算出本液的浓度，即得。

氯化钡滴定液（0.1mol/L）

$BaCl_2 \cdot 2H_2O = 244.26$　24.43g→1000ml

【配制】取氯化钡 24.4g，加水适量使溶解成 1000ml，摇匀。

【标定】精密量取本液 10ml，加水 60ml 和浓氨试液 3ml，加酞紫 0.5～1mg，用乙二胺四醋酸二钠滴定液（0.05mol/L）滴定至紫色开始消褪，加乙醇 50ml，继续滴定至紫蓝色消失，并将滴定的结果用空白试验校正。每 1ml 乙二胺四醋酸二钠滴定液（0.05mol/L）相当于 12.22mg 的氯化钡。根据乙二胺四醋酸二钠滴定液（0.05mol/L）的消耗量，算出本液的浓度，即得。

碘滴定液（0.05mol/L）

$I_2 = 253.81$　12.69g→1000ml

【配制】取碘 13.0g，加碘化钾 36g 与水 50ml 溶解后，加盐酸 3 滴与水适量使成 1000ml，摇匀，用垂熔玻璃滤器滤过。

【标定】精密量取本液 25ml，置碘瓶中，加水 100ml 与盐酸溶液（9→100）1ml，轻摇混匀，用硫代硫酸钠滴定液（0.1mol/L）滴定至近终点时，加淀粉指示液 2ml，继续滴定至蓝色消失。根据硫代硫酸钠滴定液（0.1mol/L）的消耗量，算出本液的浓度，即得。

如需用碘滴定液（0.025mol/L）时，可取碘滴定液（0.05mol/L）加水稀释制成。

【贮藏】置玻璃塞的棕色玻瓶中，密闭，在凉处保存。

碘酸钾滴定液（0.05mol/L 或 0.01667mol/L）

$KIO_3 = 214.00$　10.700g→1000ml；3.5667g→1000ml

【配制】碘酸钾滴定液（0.05mol/L）　取基准碘酸钾，在 105℃ 干燥至恒重后，精密称取 10.700g，置 1000ml 量瓶中，加水适量使溶解并稀释至刻度，摇匀，即得。

碘酸钾滴定液（0.01667mol/L）　取基准碘酸钾，在 105℃ 干燥至恒重后，精密称取 3.5667g，置 1000ml 量瓶中，加水适量使溶解并稀释至刻度，摇匀，即得。

溴滴定液（0.05mol/L）

$Br_2 = 159.81$　7.990g→1000ml

【配制】取溴酸钾 3.0g 与溴化钾 15g，加水适量使溶解成 1000ml，摇匀。

【标定】精密量取本液 25ml，置碘瓶中，加水 100ml 与碘化钾 2.0g，振摇使溶解，加盐酸 5ml，密塞，振摇，在暗处放置 5 分钟，用硫代硫酸钠滴定液（0.1mol/L）滴定至近终点时，加淀粉指示液 2ml，继续滴定至蓝色消失。根据硫代硫酸钠滴定液（0.1mol/L）的消耗量，算出本液的浓度，即得。

室温在 25℃ 以上时，应将反应液降温至约 20℃。本液每次临用前均应标定浓度。

如需用溴滴定液（0.005mol/L）时，可取溴滴定液（0.05mol/L）加水稀释制成，并标定浓度。

【贮藏】置玻璃塞的棕色玻瓶中，密闭，在凉处保存。

溴酸钾滴定液（0.01667mol/L）

$KBrO_3 = 167.00$　2.784g→1000ml

【配制】取溴酸钾 2.8g，加水适量使溶解成 1000ml，摇匀。

【标定】精密量取本液 25ml，置碘瓶中，加碘化钾 2.0g 与稀硫酸 5ml，密塞，摇匀，在暗处放置 5 分钟后，加水 100ml 稀释，用硫代硫酸钠滴定液（0.1mol/L）滴定至近终点时，加淀粉指示液 2ml，继续滴定至蓝色消失。根据硫代硫酸钠滴定液（0.1mol/L）的消耗量，算出本液的浓度，即得。

室温在 25℃ 以上时，应将反应液及稀释用水降温至约 20℃。

醋酸钠滴定液（0.1mol/L）

$C_2H_3NaO_2 = 82.04$　8.204g→1000ml

【配制】取无水碳酸钠 5.3g，加无水冰醋酸（按含水量计算，每 1g 水加醋酐 5.22ml）100ml，加无水冰醋酸至 1000ml，摇匀。

【标定】精密量取高氯酸滴定液（0.1mol/L）15ml，加结晶紫指示液数滴，用本液滴定至绿色。根据本液的消耗量，算出本液的浓度，即得。

附录五　指示剂与指示液

乙氧基黄吡精指示液　取乙氧基黄吡精 0.1g，加乙醇 100ml 使溶解，即得。

变色范围　pH 3.5 ~ 5.5（红→黄）。

二甲基黄指示液　取二甲基黄 0.1g，加乙醇 100ml 使溶解，即得。

变色范围　pH 2.9 ~ 4.0（红→黄）。

二甲基黄 – 亚甲蓝混合指示液　取二甲基黄与亚甲蓝各 15mg，加三氯甲烷 100ml，振摇使溶解（必要时微温），滤过，即得。

二甲基黄 – 溶剂蓝 19 混合指示液　取二甲基黄与溶剂蓝 19 各 15mg，加三氯甲烷 100ml 使溶解，即得。

二甲酚橙指示液　取二甲酚橙 0.2g，加水 100ml 使溶解，即得。本液应临用新制。

二苯胺磺酸钠指示液　取二苯胺磺酸钠 0.2g，加水 100ml 使溶解，即得。

二苯偕肼指示液　取二苯偕肼 1g，加乙醇 100ml 使溶解，即得。

儿茶酚紫指示液　取儿茶酚紫 0.1g，加水 100ml 使溶解，即得。

变色范围　pH 6.0 ~ 7.0 ~ 9.0（黄→紫→紫红）。

中性红指示液　取中性红 0.5g，加水使溶解成 100ml，滤过，即得。

变色范围　pH 6.8 ~ 8.0（红→黄）。

中性红指示液（用于微生物限度检查）　取中性红 1.0g，研细，加 95% 乙醇 60ml 使溶解，再加水至 100ml，即得。

变色范围　pH 6.8 ~ 8.0（红→黄）。

双硫腙指示液　取双硫腙 50mg，加乙醇 100ml 使溶解，即得。

孔雀绿指示液　取孔雀绿 0.3g，加冰醋酸 100ml 使溶解，即得。

变色范围　pH 0.0 ~ 2.0（黄→绿）；pH 11.0 ~ 13.5（绿→无色）。

石蕊指示液　取石蕊粉末 10g，加乙醇 40ml，回流煮沸 1 小时，静置，倾去上清液，再用同一方法处理 2 次，每次用乙醇 30ml，残渣用水 10ml 洗涤，倾去洗液，再加水 50ml 煮沸，放冷，滤过，即得。

变色范围　pH 4.5 ~ 8.0（红→蓝）。

甲基红指示液　取甲基红 0.1g，加 0.05mol/L 氢氧化钠溶液 7.4ml 使溶解，再加水稀释至 200ml，即得。

变色范围　pH 4.2 ~ 6.3（红→黄）。

甲基红 – 亚甲蓝混合指示液　取 0.1% 甲基红的乙醇溶液 20ml，加 0.2% 亚甲蓝溶液 8ml，摇匀，即得。

甲基红 – 溴甲酚绿混合指示液　取 0.1% 甲基红的乙醇溶液 20ml，加 0.2% 溴甲酚绿的乙醇溶液 30ml，摇匀，即得。

甲基橙指示液　取甲基橙 0.1g，加水 100ml 使溶解，即得。

变色范围　pH 3.2 ~ 4.4（红→黄）。

甲基橙 – 二甲苯蓝 FF 混合指示液　取甲基橙与二甲苯蓝 FF 各 0.1g，加乙醇 100ml 使溶解，即得。

甲基橙 – 亚甲蓝混合指示液　取甲基橙指示液 20ml，加 0.2% 亚甲蓝溶液 8ml，摇匀，即得。

甲酚红指示液　取甲酚红 0.1g，加 0.05mol/L 氢氧化钠溶液 5.3ml 使溶解，再加水稀释至 100ml，即得。

变色范围　pH 7.2 ~ 8.8（黄→红）。

甲酚红 – 麝香草酚蓝混合指示液　取甲酚红指示液 1 份与 0.1% 麝香草酚蓝溶液 3 份，混合，即得。

四溴酚酞乙酯钾指示液　取四溴酚酞乙酯钾 0.1g，加冰醋酸 100ml，使溶解，即得。

对硝基酚指示液　取对硝基酚 0.25g，加水 100ml 使溶解，即得。

亚甲蓝指示液　取亚甲蓝 0.5g，加水使溶解成 100ml，即得。

刚果红指示液　取刚果红 0.5g，加 10% 乙醇 100ml 使溶解，即得。

变色范围 pH 3.0~5.0（蓝→红）。

苏丹Ⅳ指示液　取苏丹Ⅳ0.5g，加三氯甲烷 100ml 使溶解，即得。

含锌碘化钾淀粉指示液　取水 100ml，加碘化钾溶液（3→20）5ml 与氯化锌溶液（1→5）10ml，煮沸，加淀粉混悬液（取可溶性淀粉 5g，加水 30ml 搅匀制成），随加随搅拌，继续煮沸 2 分钟，放冷，即得。本液应在凉处密闭保存。

邻二氮菲指示液　取硫酸亚铁 0.5g，加水 100ml 使溶解，加硫酸 2 滴与邻二氮菲 0.5g，摇匀，即得。本液应临用新制。

间甲酚紫指示液　取间甲酚紫 0.1g，加 0.01mol/L 氢氧化钠溶液 10ml 使溶解，再加水稀释至 100ml，即得。

变色范围 pH 7.5~9.2（黄→紫）。

金属酞指示液（邻甲酚酞络合指示液）　取金属酞 1g，加水 100ml，加少量氨试液使溶解，即得。

茜素磺酸钠指示液　取茜素磺酸钠 0.1g，加水 100ml 使溶解，即得。

变色范围 pH 3.7~5.2（黄→紫）。

荧光黄指示液　取荧光黄 0.1g，加乙醇 100ml 使溶解，即得。

耐尔蓝指示液　取耐尔蓝 1g，加冰醋酸 100ml 使溶解，即得。

变色范围 pH 10.1~11.1（蓝→红）。

钙黄绿素指示剂　取钙黄绿素 0.1g，加氯化钾 10g，研磨均匀，即得。

钙紫红素指示剂　取钙紫红素 0.1g，加无水硫酸钠 10g，研磨均匀，即得。

亮绿指示液　取亮绿 0.5g，加冰醋酸 100ml 使溶解，即得。

变色范围 pH 0.0~2.6（黄→绿）。

姜黄指示液　取姜黄粉末 20g，用水浸渍 4 次，每次 100ml，除去水溶性物质后，残渣在 100℃ 干燥，加乙醇 100ml，浸渍数日，滤过，即得。

结晶紫指示液　取结晶紫 0.5g，加冰醋酸 100ml 使溶解，即得。

萘酚苯甲醇指示液　取 α-萘酚苯甲醇 0.5g，加冰醋酸 100ml 使溶解，即得。

变色范围 pH 8.5~9.8（黄→绿）。

酞紫指示液　取水 10ml，用氨溶液调节 pH 至 11 后，加入酞紫 10mg，溶解，即得。

酚红指示液　取酚红 100mg，加乙醇 100ml 溶解，即得（必要时滤过）。

酚酞指示液　取酚酞 1g，加乙醇 100ml 使溶解，即得。

变色范围 pH 8.3~10.0（无色→红）。

酚磺酞指示液　取酚磺酞 0.1g，加 0.05mol/L 氢氧化钠溶液 5.7ml 使溶解，再加水稀释至 200ml，即得。

变色范围 pH 6.8~8.4（黄→红）。

酚磺酞指示液（用于微生物限度检查）　取酚磺酞 1.0g，加 1mol/L 氢氧化钠溶液 2.82ml 使溶解，再加水至 100ml，即得。

变色范围 pH 6.8~8.4（黄→红）。

铬黑 T 指示剂　取铬黑 T 0.1g，加氯化钠 10g，研磨均匀，即得。

铬酸钾指示液　取铬酸钾 10g，加水 100ml 使溶解，即得。

偶氮紫指示液　取偶氮紫 0.1g，加二甲基甲酰胺 100ml 使溶解，即得。

羟基萘酚蓝指示液　取羟基萘酚蓝 0.5g，加水 50ml 溶解，加 0.1mol/L 氢氧化钠溶液 2 滴，摇匀，即得。

淀粉指示液　取可溶性淀粉 0.5g，加水 5ml 搅匀后，缓缓倾入 100ml 沸水中，随加随搅拌，继续煮沸 2 分钟，放冷，倾取上层清液，即得。本液应临用新制。

硫酸铁铵指示液　取硫酸铁铵 8g，加水 100ml 使溶解，即得。

喹哪啶红指示液　取喹哪啶红 0.1g，加甲醇 100ml 使溶解，即得。

变色范围　pH 1.4 ~ 3.2（无色→红）。

喹哪啶红 – 亚甲蓝混合指示液　取喹哪啶红 0.3g 与亚甲蓝 0.1g，加无水甲醇 100ml 使溶解，即得。

碘化钾淀粉指示液　取碘化钾 0.2g，加新制的淀粉指示液 100ml 使溶解，即得。

溴甲酚绿指示液　取溴甲酚绿 0.1g，加 0.05mol/L 氢氧化钠溶液 2.8ml 使溶解，再加水稀释至 200ml，即得。

变色范围　pH 3.6 ~ 5.2（黄→蓝）。

溴甲酚紫指示液　取溴甲酚紫 0.1g，加 0.02mol/L 氢氧化钠溶液 20ml 使溶解，再加水稀释至 100ml，即得。

变色范围　pH 5.2 ~ 6.8（黄→紫）。

溴甲酚紫指示液（用于微生物限度检查）　取溴甲酚紫 1.6g，加 95% 乙醇 100ml 使溶解，即得。

变色范围　pH 5.2 ~ 6.8（黄→紫）。

溴酚蓝指示液　取溴酚蓝 0.1g，加 0.05mol/L 氢氧化钠溶液 3.0ml 使溶解，再加水稀释至 200ml，即得。

变色范围　pH 2.8 ~ 4.6（黄→蓝绿）。

溴麝香草酚蓝指示液　取溴麝香草酚蓝 0.1g，加 0.05mol/L 氢氧化钠溶液 3.2ml 使溶解，再加水稀释至 200ml，即得。

变色范围　pH 6.0 ~ 7.6（黄→蓝）。

溶剂蓝 19 指示液　取 0.5g 溶剂蓝 19，加冰醋酸 100ml 使溶解，即得。

橙黄Ⅳ指示液　取橙黄Ⅳ 0.5g，加冰醋酸 100ml 使溶解，即得。

变色范围　pH 1.4 ~ 3.2（红→黄）。

曙红钠指示液　取曙红钠 0.5g，加水 100ml 使溶解，即得。

曙红钠指示液（用于微生物限度检查）　取曙红钠 2.0g，加水 100ml 使溶解，即得。

麝香草酚酞指示液　取麝香草酚酞 0.1g，加乙醇 100ml 使溶解，即得。

变色范围　pH 9.3 ~ 10.5（无色→蓝）。

麝香草酚蓝指示液　取麝香草酚蓝 0.1g，加 0.05mol/L 氢氧化钠溶液 4.3ml 使溶解，再加水稀释至 200ml，即得。

变色范围　pH 1.2 ~ 2.8（红→黄）；pH 8.0 ~ 9.6（黄→紫蓝）。

附录六　数据记录及原始记录书写原则

一、数据记录

检验检测过程中，为保证检验检测结果的有效性，真实复现检验检测过程，要对数据记录进行严格控制。

1. 客户合同要求和标准的限度规要求，对读取数值的位数有具体规定的，记录时，读取数值的位数与要求一致。

2. 检测若是自动显示数据的，按其显示的数据读取并如实记录，按有效数字修约原则修约后判定。

3. 非自动显示数据的仪器，一般读至最小分度后再估读一位后记录。

4. 以取样量、量具的精度等确定数字的有效位数，检测值必须与测量的准确度相符合，记录全部准确数字和一位欠准数字。

5. 进行计算时，应执行进舍规则和运算规则。如用计算器进行计算，应将计算结果修约后再记录下来。

二、原始记录书写原则

（一）基本要求

1. 原始记录的内容应包括与检验有关的一切资料、数据和现象，完整地记录全过程。

2. 原始记录是对实验过程的具体描述，不是对检验方法的照抄。

3. 原始记录应记录实验的全过程内容，包括合理的、不合理的所有现象，如有必要还需记录对异常现象的解释及验证。

4. 每一样品的原始记录应给出足够的信息以保证检验能够再现。

5. 原始记录填写一般使用碳素笔、签字笔等，禁止用铅笔、圆珠笔。

6. 原始记录应卷面整齐洁净、字迹清晰端正，尤其是 0 到 9 这 10 个阿拉伯数字和计量单位的书写。

7. 改正错误的时要用"杠改法"。即在需要改正的地方用笔画一横杠，保证划掉数据清晰可辨认，在其上方或下方进行修改，并加盖改正人本人印章确认（如无个人印章，可由改正人签字并按手印确认）。

8. 原始记录一般不允许重新抄写整理，要保持原始记录的原始属性。如原始记录出现错误过多或卷面不洁欲作废的情况，不准撕毁废弃，应加盖"作废"章，仍与重新填写的原始记录一起存档。

（二）填写要求

原始记录的填写内容一般至少包括以下内容（但不限于）。

1. 样品编号　样品编号为样品唯一性标识号，原始记录应妥善记录样品编号。

2. 原始记录页码

（1）原始记录总页数等于手填原始记录页数与仪器设备自动记录页数之和。

（2）手填写的原始记录和仪器谱图一般采用 A4 幅面纸，并算为 1 页；仪器设备自动记录纸如过小，可粘贴在 A4 幅面原始记录纸上；粘贴页与 A4 幅面记录纸之间加盖检验人本人印章或本人签名及手印。

（3）从第 1 起，按顺序排列，注明第 × 页 共 × 页，以防原始记录乱序和丢失。

3. 检验项目　检验项目名称应与标准中规定的名称一致。

4. 检验依据　检验依据为检品检验项目所依据的检验方法。

5. 检测地点、环境条件　检测地点指检测所在的主要区域（实验室），环境条件指相应实验室的温度、相对湿度及操作条件等。如果环境条件检测前后有所变化，对变化也应进行记录。

6. 检验日期　指从检验工作开始至最终完成的日期。

7. 仪器设备　仪器设备指检验用精密量具、仪器设备、检验人认为对检验结果有影响的其他设备。所需仪器设备应逐一填写，并注明仪器名称、型号、编号、检定校准有效期。

8. 标准物质/标准溶液/滴定液

（1）实验过程中所需标准物质应逐一填写，并注明标准物质名称、浓度、批号、效期。

（2）实验过程中所需标准溶液/滴定液应逐一填写，并注明标准溶液/滴定液名称、标定浓度、标定效期。

9. 样品处理　从样品（指样品基本信息确认，包括样品完整性、样品状态、样品保存条件、样品数量是否满足实验要求，是否存在不适合检验的情况）到实验过程中对样品进行的预处理、消化、浓缩、提取等操作过程。对样品处理过程可简单扼要描述，但对影响定值结果的取样量、定容体积、单位等应书写清楚。

10. 原始记录数据　记录区应填写以下内容。

（1）记录应包括至少以下部分　检验过程描述；检验数据（包括标准曲线、空白值、样品值、质控数据等）；计算公式；每一个试样应检测的各部位数据或平行数据（包括数据的符合性判定）；最终检验结果。

（2）计算公式应考虑计量单位换算系数。

（3）检验结果如定性给出的，结果应以文字的形式填写；如定量给出，则应填写数值及量值单位（应为法定计量单位或其导出单位）。

（4）法定计量单位中对单位和词头符号的书写应规范。

①单位和词头的符号所用字母一律为正体。例如：毫米 mm，微米 μm。

②单位符号字母一般为小写体，例如，秒 s，分钟 min，小时 h；但如果单位名称来源于人名，符号的第一个字母一般为大写体，例如，赫［兹］Hz，瓦［特］W，帕［斯卡］Pa。

③词头的符号字母，当所表示的因数小于 10^6 时为小写体，例如，千 10^3 k；大于等于 10^6 时为大写体，例如，兆 10^6 M。

（5）药品原始记录中计量单位的书写参照《中国药典》2020 版凡例计量项下"本版药典采用的计量单位"，其他检品原始记录中计量单位的书写参照《GB 3101 有关量、单位和符号的一般原则》。

（6）不必书写计算过程的，可直接将计算值填入公式中。

（7）计算值的有效数字或小数点后位数按有效数字运算规则确定，并按修约规则进行数字的修约。相对平均偏差、相对标准偏差等在修约时，采取"只进不舍"。

（8）如某些数据系引用其他检验原始记录，应注明出处。

11. 签字

（1）一般情况下检验原始记录最少由两个人签署。

（2）检验人员应在检验原始记录最下方"检验人"处签署姓名，复核人员在"复核人"处签署姓名。

（3）在检验过程中的异常情况及处置应填写在相关检验项目中。

（4）特别说明，检验人和复核人签字前至少（不限于）要审核以下内容。

①原始记录纸栏目填写是否齐全，有无差错；

②数据是否现场实验真实记载；

③计算公式的应用是否正确，有无差错，导出数据是否合理；

④有效数值表达、进舍规则、异常值处理是否符合有关标准；

⑤环境条件记录是否出自测试现场；

⑥平行双样是否超差，有没有较大误差；

⑦书写要清晰，使用法定计量单位；

⑧检验过程是否和标准要求一致。

12. 常见检验项目类型记录的具体内容可以参考附表1。

附表1　常见检验项目类型记录的具体内容

检验项目类型	原始记录内容（不限于）
外观性状	原料药应根据检验中观察到的情况如实描述药品的外观，不可照抄标准上的规定。如标准规定外观为"白色或类白色的结晶或结晶性粉末"，可依据观察结果记录为"白色结晶性粉末"。如遇异常时，应详细描述。制剂应描述供试品的颜色和外形，如：①本品为白色片。②本品为糖衣片，除去糖衣后显白色。外观性状符合规定者，应作出记录，不可只记录"符合规定"这一结论；对外观异常者（如变色、异臭、潮解、碎片、花斑等）要详细描述
相对密度	记录采用的方法（比重瓶法或韦氏比重秤法），测定时的温度，测定值或各项称量数据，计算公式与结果
熔点	记录采用熔点测定法中第几法，仪器型号或标准温度计的编号及其校正值，传温液名称，升温速度；供试品的干燥条件，初熔及全熔时的温度，熔融时是否有同时分解或异常的情况等。记录测定次数和每次测定值，取其平均值，记录其结果并与标准比较，再得出单项结论
旋光度	记录仪器型号，测定时的温度，供试品的称量及其干燥失重或水分，供试品溶液的配制，旋光管的长度，零点和供试品溶液旋光度的测定值各3次的读数，平均值，以及比旋度的计算等
显色反应或沉淀反应	记录简要的操作过程，供试品的取用量，所加试剂的名称与用量，反应结果（包括生成物的颜色，气体的产生或异臭，沉淀物的颜色，或沉淀物的溶解等）。采用药典未收载的试液时，应记录其配制方法或出处
pH	记录仪器型号，室温，校准用标准缓冲液的名称及其校准结果，供试品溶液的制备，测定结果
溶液的澄清度与颜色	记录供试品溶液的制备，浊度标准液的级号，标准比色液的色调与色号或所用分光光度计的型号和测定波长，比较（或测定）结果
干燥失重	记录分析天平的型号，干燥条件（包括温度、真空度、干燥剂名称、干燥时间等），各次称量及恒重数据（包括空称量瓶恒重及其恒重值，取样量，干燥后的恒重值）及计算等
崩解时限	记录仪器型号，介质名称和温度，是否加挡板，在规定时限（注明标准中规定的时限）内的崩解或残存情况，结果判断
容量分析法	记录供试品的称量，简要的操作过程，指示剂的名称，滴定液的名称及其浓度（mol/L），消耗滴定液的毫升数，空白试验的数据，计算公式与结果。电位滴定法应记录采用的电极；非水滴定要记录室温；用于原料药的含量测定时，所用的滴定管与移液管均应记录其校正值
重量分析法	记录供试品的称量，简要的操作方法，干燥或灼烧的温度，滤器（或坩埚）的恒重值，沉淀物或残渣的恒重值，计算公式与结果
紫外－可见吸收光谱特征	记录仪器型号，供试品的称量及其干燥失重或水分，溶剂名称与检查结果，供试品的溶解稀释过程，测定波长（必要时应附波长校正和空白吸收度）与吸收度值（或附仪器自动打印记录），以及计算公式与结果等
紫外－可见分光光度法	记录仪器型号，检查溶剂是否符合要求的数据，吸收池的配对情况，供试品与对照品的称量及溶解和稀释情况，核对供试品溶液的最大吸收峰波长是否正确，狭缝宽度，测定波长及其吸收度值，计算公式及结果。必要时应记录仪器的波长校正情况
红外光吸收图谱	记录仪器型号，环境温度与湿度，供试品的预处理和试样的制备方法，对照图谱的来源（或对照品的图谱），并附供试品的红外吸收图谱
原子吸收分光光度法	记录仪器型号和光源，仪器的工作条件（如波长、狭缝、光源灯电流、火焰类型和火焰状态），对照品溶液与供试品溶液的配制（平行试验各2份），每一溶液各3次的读数，计算结果
薄层色谱	薄层板所用的吸附剂，供试品的预处理，供试品溶液与对照品溶液的配制及其点样量，展开剂、展开距离、显色剂，色谱示意图；必要时，计算出 R_f 值
气相色谱法	记录仪器型号，色谱柱规格（柱长、内径及膜厚）、厂家及出厂序列号，载气和流速，柱温，进样口与检测器的温度，内标溶液，供试品的预处理，供试品与对照品的称量和配制过程，进样量，测定数据，计算公式与结果；并附色谱图。标准中如规定有系统适用性试验者，应记录该试验的数据（如理论板数，分离度，校正因子的相对标准偏差等）
高效液相色谱法	记录仪器型号，检测波长，色谱柱与柱温，流动相与流速，内标溶液，供试品与对照品的称量和溶液的配制过程，进样量，测定数据，计算公式与结果；并附色谱图。如标准中规定有系统适用性试验者，应记录该试验的数据（如理论板数，分离度，校正因子的相对标准偏差等）

附录七　药品抽样记录及凭证

抽样单位：　　　　　　　　　　检验单位：

抽样编号：　　　　　　　　　　抽样日期：　　　年　　　月　　　日

药品名称：　　　　　　　　　　生产、配置单位或产地：

规格：　　　　　　　　　　　　批号：

效期：　　　　　　　　　　　　批准文号：

抽样数量：　　　　　　　　　　生产、配制或购进数量：

库存数量：　　　　　　　　　　已销售或使用数量：

被抽样单位：　　　　　　　　　被抽样场所：

被抽样单位地址：　　　　　　　联系电话：

---

1. 药品种类　　　　　　　　注：是 √ 否 ×

进厂原料（包括化工原料、药用原料、辅料、包装材料等）□；中间体（半成品）□；制剂□；原料药□；药材（个子货、饮片）□。

2. 外包装情况

（1）硬纸箱□；麻袋□；木箱□；纤维桶□；蛇皮袋□；铁桶□；铝听□；牛皮纸袋□；其他＿＿＿＿＿＿。

（2）药品名称、批号、生产厂家、批准文号、商标是否相符□。

（3）包装无破损□；无水迹□；无霉变□；无虫蛀□；无污染□；其他＿＿＿＿＿＿。

（4）库存条件是否符合要求□。

3. 抽样情况

（1）样品包装：玻瓶□；纸盒□；塑料袋□；铝塑□；其他＿＿＿＿＿＿。

（2）抽样数量：＿＿＿＿＿＿。

（3）抽样说明：＿＿＿＿＿＿。

备注：

抽样单位经手人签名：　　　　　　　　　　检验单位经手人签名：

被抽样单位经手人签名（盖章）：

附录八　药品复验申请表

受理编号：　　　　　　　　检品编号：

申请复验单位	名称				（盖章）
	地址				
	联系电话			邮编	
	传真			E－mail	
	经办人			申请复验日期	
申请复验样品名称		通用名称：			
		英文名称：			
		商品名称：			
批号/编号				规格	
剂型/型号				包装规格*	
检品数量*				有效期至*	
复验样品标示生产或配制单位					
原检验机构名称（供样单位）				原检验报告编号	
供样单位地址					
供样单位电话				供样单位邮编	
供样单位传真				供样单位 E－mail	
检验依据*					
申请复验项目及理由					
所附资料					
受理复验的药品检验机构名称					
受理复验申请经办人				受理复验申请日期	
受理复验单位意见					
收款单位	全　称**				
	开户银行、账号				
	地址、邮编				
	联系人、电话				
备注：					

注"＊"：申请复验单位可不填写；"＊＊"：一般应由申请复验单位预付检验费。

附录九　药品检验原始记录

检品编号：＿＿＿＿＿＿＿＿＿＿＿　　检验依据：＿＿＿＿＿＿＿＿＿＿＿

检品名称：＿＿＿＿＿＿＿＿＿＿＿　　检品数量：＿＿＿＿＿＿＿＿＿＿＿

生产单位或产地：＿＿＿＿＿＿＿＿＿　剩余数量：＿＿＿＿＿＿＿＿＿＿＿

供样单位：＿＿＿＿＿＿＿＿＿＿＿　　有（失）效期：＿＿＿＿＿＿＿＿＿

批　号：＿＿＿＿＿＿＿＿＿＿＿＿　　收验日期：＿＿＿＿＿＿＿＿＿＿＿

规　格：＿＿＿＿＿＿＿＿＿＿＿＿　　报告日期：＿＿＿＿＿＿＿＿＿＿＿

包　装：＿＿＿＿＿＿＿＿＿＿＿＿　　仪器及型号：＿＿＿＿＿＿＿＿＿＿

检验记录：　　　　　　　　　　　　　＿＿＿＿年＿＿＿＿月＿＿＿＿日

检验者：　　　　　　　　　　　　校对者：

　　　　　　　　　　　　　　　　　　　　　　共　　页　　第　　页

附录十　药品薄层色谱鉴别原始记录

检品名称：＿＿＿＿＿＿　　检验编号：＿＿＿＿＿＿　　检验日期：＿＿＿＿＿＿

批　　号：＿＿＿＿＿＿　　规　　格：＿＿＿＿＿＿

【鉴别】

供试品溶液的制备：

对照品溶液的制备：

对照品来源：

薄层色谱条件与结果：详见附图（　　　　　）

结论：　□符合规定　□不符合规定

（标准规定：＿＿＿＿＿＿＿＿＿＿＿＿＿＿＿＿＿＿＿＿＿＿）

检验人：　　　　　　　　复核人：　　　　　　　第　页

附录十一　药品薄层色谱条件与结果附图

图号：＿＿＿

检品名称：＿＿＿＿＿＿＿＿＿＿＿＿　检验编号：＿＿＿＿＿＿＿＿＿＿　检验日期：＿＿＿＿＿＿＿＿

天气：＿＿＿＿＿＿＿＿＿　室温：＿＿＿＿＿＿＿＿＿　湿度：＿＿＿＿＿＿＿＿＿

薄层板：＿＿＿＿＿＿＿＿＿＿＿　展开温度：＿＿＿＿＿＿＿＿＿＿＿＿＿＿＿＿＿＿

展开剂：＿＿＿＿＿＿＿＿＿＿＿＿＿＿＿＿＿＿＿＿＿＿＿＿＿＿＿＿＿＿＿＿＿＿＿＿＿

显色剂及检视方法：＿＿＿＿＿＿＿＿＿＿＿＿＿＿＿＿＿＿＿＿＿＿＿＿＿＿＿＿＿＿＿＿＿

点样量（μl）：＿＿＿＿＿＿＿＿＿＿＿＿＿＿＿＿＿＿＿＿＿＿＿＿＿＿＿＿＿＿＿＿＿＿＿

点样顺序：　　1　　　　　　　　　　2　　　　　　　　　　3

结论：

检验人：　　　　　　　　　复核人：　　　　　　　　　第　页

附录十二　单剂量分装的颗粒剂装量差异检查原始记录

检品名称：＿＿＿＿＿＿＿＿＿＿＿　检验编号：＿＿＿＿＿＿＿＿＿＿＿　检验日期：＿＿＿＿＿＿＿＿＿＿

批　　号：＿＿＿＿＿＿＿＿＿＿＿　规　　格：＿＿＿＿＿＿＿＿＿＿＿

【装量差异】单剂量分装的颗粒剂，按《中国药典》2020 年版四部通则 0104 颗粒剂项下规定进行检查。

检查法：取供试品＿＿＿＿＿＿＿袋（瓶），分别称定每袋（瓶）内容物的重量。

天平：

规定：每袋（瓶）的重量与标示量相比较，超出限度的不得多于 2 袋（瓶），并不得有 1 袋（瓶）超出限度一倍。

标示装量：每袋（瓶）＿＿＿＿＿＿＿g

限度为：

标示装量	装量差异限度	标示装量	装量差异限度
□1.0g 或 1.0g 以下	±10%	□1.5g 以上至 6g	±7%
□1.0g 以上至 1.5g	±8%	□6g 以上	±5%

结论：□符合规定　□不符合规定

检验人：　　　　　　　　　复核人：　　　　　　　　　第　页

附录十三　药品含量测定原始记录

检品名称：_____检验编号：_____检验日期：_____

批　　号：_____规　　格：_____

【含量测定】

供试品溶液的制备：

对照品溶液的制备：

测定：

仪器：

结果：

结论：　　□符合规定　　□不符合规定

［标准规定：本品含_____，不得少于_____％］

检验人：　　　　　　　　复核人：　　　　　　　　　　第　页

附录十四 药品吸光度检验原始记录

样品名称		规格	
来源		检验员	
样品批号		复核人	
检验依据		检验日期	
所用仪器		检验波长	

称配过程：

显示值: 1.　　　　　　2.　　　　　　3.

计算：

结果：

检验人：　　　　　复核人：　　　　　　　第　页

附录十五　药品高效液相色谱检验原始记录

样品名称		规格	
样品来源		检验员	
样品批号		复核人	
检验项目		检验日期	
检验依据		仪器型号	
色谱柱		柱温/℃	
检测波长/nm		流动相	
流速/(ml/min)		进样量/μl	
柱效（塔板数）/n		分离度/R	
拖尾因子		重复性（相对标准偏差）	

分析方法：

称配过程：

计算过程：

结果：

检验人：　　　　　　　　复核人：　　　　　　　　第　页

附录十六　药品气相色谱检验原始记录

样品名称		规格	
样品来源		检验员	
样品批号		复核人	
检验项目		检验日期	
检验依据		仪器型号	
色谱柱		柱压	
检测器		进样量	
载气流速		色谱柱温度/℃	
氢气流速		检测器/℃	
空气流速		进样器温度/℃	
柱效（塔板数）/n		分离度/R	
拖尾因子		重复性（相对标准偏差）	

分析方法：

称配过程：

计算过程：

结果

检验人：　　　　　　复核人：　　　　　　　　第　页

附录十七　药品检验报告书

报告书编号：

检品名称：				
批　　号		规　　格		
生产单位或产地		包　　装		
供样单位		效　　期		
检验目的		检品数量		
检验项目		收检日期	年　月　日	
检验依据		报告日期	年　月　日	

检验项目　　　　　　　标准规定　　　　　　　检验结果

[性状]

[鉴别]

[检查]

[含量测定]

结论：

检验者：　　　　　　校对者：